新版 **4D概念下的口腔种植治疗**

达到美观与功能目的所必要的组织保存与重建技术及时机

（日）石川知弘 （日）船登彰芳 著 吕 达 张海东 译

4-D CONCEPT

北方联合出版传媒（集团）股份有限公司

辽宁科学技术出版社

沈 阳

图文编辑

刘　菲　刘　娜　康　鹤　肖　艳　王静雅　纪凤薇　刘玉卿　张　浩　曹　勇　杨　洋

图书在版编目（CIP）数据

4D概念下的口腔种植治疗/（日）石川知弘，（日）船登彰芳著；吕达，张海东译. —沈阳：辽宁科学技术出版社，2022.4

ISBN 978-7-5591-2417-3

Ⅰ．①4… Ⅱ．①石… ②船… ③吕… ④张… Ⅲ．①种植牙—口腔外科学 Ⅳ．①R782.12

中国版本图书馆CIP数据核字（2022）第015000号

出版发行：辽宁科学技术出版社
　　　　　（地址：沈阳市和平区十一纬路25号　邮编：110003）
印　刷　者：凸版艺彩（东莞）印刷有限公司
经　销　者：各地新华书店
幅面尺寸：210mm×285mm
印　　张：19
插　　页：4
字　　数：400千字
出版时间：2022年4月第1版
印刷时间：2022年4月第1次印刷
策划编辑：陈　刚
责任编辑：张丹婷　殷　欣
封面设计：袁　舒
版式设计：袁　舒
责任校对：李　霞

书　　号：ISBN 978-7-5591-2417-3
定　　价：298.00元

投稿热线：024-23280336
邮购热线：024-23280336
E-mail:cyclonechen@126.com
http://www.lnkj.com.cn

著者简介

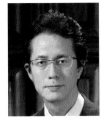

石川知弘 （いしかわ・ともひろ）

1988年　広島大学歯学部卒業
　　　　広島大学歯学部口腔外科第一講座
1990年　静岡県浜松市内勤務
1996年　静岡県浜松市にて石川歯科開業
2008年　船登彰芳，北島一，福西一浩，南昌宏とともに5-D Japan 設立

現在，5-D Japan ファウンダー，日本臨床歯周病学会指導医
日本歯周病学会会員，日本口腔インプラント学会会員
日本補綴歯科学会会員，米国歯周病学会(AAP)会員
米国インプラント学会(AO)会員
ヨーロッパ審美学会 Affiliate member(EAED)
OJ(Osseointegration Study Club of Japan)副会長
静岡県口腔インプラント研究会会長

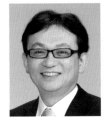

船登彰芳 （ふなと・あきよし）

1987年　広島大学歯学部卒業
1991年　石川県羽咋市にてなぎさデンタルクリニック開設
1998年　石川県金沢市にてなぎさ歯科クリニック移転開院
2008年　石川知弘，北島一，福西一浩，南昌宏とともに5-D Japan 設立

現在，5-D Japan ファウンダー
米国歯周病学会(AAP)会員，米国インプラント学会(AO)会員
ヨーロッパインプラント学会(EAO)会員
ヨーロッパ審美学会 Affiliate member(EAED)

译者简介

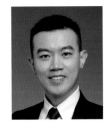

吕　达

北京大学牙周病学博士
深圳友睦口腔牙周专科医生、副主任医师
中华口腔医学会牙周病专业委员会委员
华人美学牙科学会理事

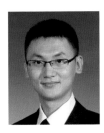

张海东

北京大学牙周病学博士
北京大学口腔医院牙周科主治医生

中国語版の序

中国のインプラント治療に携わる歯科医師の皆様

　　私たちのインプラント治療に興味を持って頂きありがとうございます。本書はインプラント治療において、審美的で、機能的な結果を、できるだけ効率良く、また侵襲を抑えつつ獲得する事を目標にしています。現存する組織をどの様に評価し（1，2章）、どの様に保存（3，4章）、増大（5，6章）するかについてまとめ、また、インプラント治療と矯正治療をどの様に組み合わせるか（7章）、無歯顎患者をどの様に治療するか（8章）について、治療のタイミングを考慮して解説しています。私たちの前著をご覧になると約10年間で私たちの治療が、どの様に進歩したかを見て頂けると思います。本書に示されている結果は著者の二人が個々で独立して成し遂げたものではありません。5－Dジャパンをはじめとする、仲間、国境を越えた師、友人と共に知識、技術、経験、を共有して達成できたと思っております。この度、呂達先生、張海東先生のご尽力で中国語版が上梓されました。パンデミックが進行する中、大変なご苦労をされたと思います。心より感謝いたします。著者らの経験が、読者は勿論、中国のインプラント治療を必要とする人々の、お役に立てれば、望外の喜びです。これからも、同じ分野で、同じ目標を持って、精進し続ける歯科医師と国境を越えて、共に歩んでいきたいと思っております。

石川知弘　船登彰芳

2021年12月

中文版序

致从事种植治疗的广大中国医生：

大家能对我们在种植领域的技术产生兴趣，笔者深为感谢。本书在种植修复方面提出的目标是，尽可能高效、微创地实现美学效果并恢复功能。基于此，本书分为8章，结合种植治疗的时机依次展开。这8章分别是：如何评估现存的组织（第1章、第2章）、如何保存组织（第3章、第4章）、如何实现组织增量（第5章、第6章）、如何进行种植–正畸联合治疗（第7章），以及如何治疗无牙颌患者（第8章）。如果各位读过我们上一版书，对比来看，就会知道，这10年间，我们的治疗有了怎样的进步。需要指出的是，本书展示的病例，并不是我们二人闭门造车的产物，而是得益于"5–D Japan"里所有彼此友善、超越国界、亦师亦友的成员们，经常在一起坦诚分享知识、技术、经验，方能有现今的成果。这次在吕达医生和张海东医生的辛勤帮助下，本书的中文译本得以出版。在这疫情的特殊时期，我们想对二位译者表示衷心的感谢。倘若摸索出的经验，能对读者有所启发，从而帮助到中国接受种植治疗的患者，我们将倍感欣慰。今后，我们还会在这一领域，抱着不变的坚定目标，与精益求精的同行们跨越国界、携手前行。

石川知弘　船登彰芳

2021年12月

前　言

　　笔者在2008年出版了本书的上一版。当时无论是口腔医生还是患者，都高度认可种植治疗，认为这是修复牙齿缺失的一个重要选择，尤其对美观与功能有高追求的患者更是如此。为了提高治疗质量，大家开始关注种植体植入位置及种植体周围软硬组织的三维精细处理，也开始思考如何把握组织处理的时机以及提高效率。具体来说，就是从患者的颜面部出发，对现有组织进行三维评估，制订最优的治疗目标。为此可选择正畸、即刻种植、根留置术（RST）、引导骨再生术（GBR）、软组织移植等方法。我们还讨论使用平台转移技术，减少基台装卸的修复方法，用冠与桥高质量地完成从单牙缺失到无牙颌的病例。

　　此后10年间，种植的大环境发生了变化，这并不完全是好事。由于口腔种植被市场过度推崇，一些不能称为"医疗"的行为的出现，动摇了社会对种植治疗的信任。另外，过于将美观与舒适摆在首位，也可能牺牲种植修复体清洁的便利性。加之残留粘接剂现象，种植体周围炎已成为当今严重的问题。此外，近年来，人们认识到颌骨的发育是一个终身现象，口腔内的变化会对种植产生影响，由此引发的问题陆续出现。这些都需要我们在今后去寻求解决办法。

　　尽管如此，种植仍然是修复缺牙的高效且无可取代的治疗手段。一些多牙缺失的患者，人生由于牙齿美观和功能的丧失而受到重大影响。治疗前患者的情况越是糟糕，治疗目标达成时的喜悦感越是强烈。作为一名专注于牙周与种植领域的医生，笔者已年过五旬。旧版著作中的病例，现如今也有了中长期的复查结果。此外，近10年来我们通过不断学习新的技术，积累了更多的经验。兼顾功能、美观及舒适的长期稳定性的治疗，是我孜孜以求的。于是，我写了这部新版《4D概念下的口腔种植治疗》。希望能对从事种植治疗的广大同道们提供一些临床参考。

石川知弘

2018年9月

Recommendation

Unfortunately I do not understand the Japanese language, but I had a chance to look at the new book by Tom Ishikawa and Aki Funato and I think I got a good impression of a great book. It's very impressive to see the many detailed documentations, which show many important steps as well as the final results. Looking at the different chapters it is obvious that the authors cover the entire topic of modern implant dentistry. In many books the authors publish only easy cases but in this book a big number of the documented cases are really complex ones. I would like to congratulate the authors for this extraordinary work.

Ueli Grunder

5-D Japan is a well-known, sophisticated group of Japanese dental professionals that has been working together following a comprehensive approach for many years, and striving for excellence and perfection in dentistry.
With their brand-new second edition entitled: "4D Implant Therapy: Esthetic considerations for implant therapy", they have set the standard for anterior implant treatment considerably high. Throughout the eight chapters of the book they cover all the relevant topics from immediate implant placement to hard and soft-tissue augmentation, with current concepts and excellent quality. The scientific background of the treatment concepts is illustrated with beautifully documented cases, and the reader will be taught timing and protocols in contemporary implant treatment. The practitioner will gain an understanding of the fundamentally different biological parameters around natural teeth and dental implants. Moreover, they will learn to identify risk factors that could possibly jeopardize the treatment goal. In addition, advanced colleagues who place implants on a regular basis will be inspired by the outstanding quality of the surgical and restorative treatments, and the beauty of the results, even in very complex cases. I strongly believe that this book should be available in many different languages in order to inspire colleagues all over the world, and to enhance the quality of esthetic implant treatment for many patients.

Arndt Happe

The book "4D Implant Therapy: Esthetic considerations for implant therapy" represent the state of the art in contemporary implant dentistry.
With this book the reader enters in the new era of implant rehabilitation.
Innovative concepts and revolutionary techniques are described in details explaining step by step in a very clear and explanatory way each procedure for every single clinical condition from simple straight forward case to the most extreme conditions.
Optimal Esthetics is always the main goal in the 5-D Japan philosophy.
Diagnosis and treatment plan that are the key for success are always analyzed thoroughly and the surgical and prosthetic parts are described visually with excellent clinical images.
This allows the readers of the book to learn and apply the techniques immediately.
This book gives practical guidelines to face real clinical conditions following clear evidence supported information.
The 5-D Japan represents the excellence worldwide.
Their strength is based on the attention to details and the constant focus on esthetics, but what enriches the most the information contained in the book is the interdiscliplinary approach that allows the readers to overcome even the most challenging clinical scenarios; in fact in the group highly trained and qualified specialists converge and bring their skill and knowledge adding a plus to each treated cases.

Francesco Amato

推荐序

很遗憾不会日语，但石川知弘和船登彰芳两位医生的新作还是给我留下了良好的印象。令人印象深刻的是对于病例细节的完整记录，展现出最终效果的同时，也将许多重要的步骤呈现给读者。纵览全书，可见作者的本著作涉及了几乎现代口腔种植学的全部热点话题。许多同类图书的作者仅仅发表一些相对容易的病例，而本书则纳入了非常多的复杂病例。谨对写这部杰出著作的两位医生致以热烈的祝贺。

Ueli Grunder（瑞士苏黎世近郊的开业医生。发表过许多种植外科与修复相关的文章。曾多次发表美观区种植修复治疗的演讲，可谓是美学种植治疗的先锋人物。他是瑞士口腔种植学会、欧洲美学牙科学会的前任会长）

"5-D Japan"是一个著名的口腔医生组织，长期以来坚持其独有理念，以卓越、完美的治疗效果为其目标。

在他们的新版《4D概念下的口腔种植治疗》中，作者为前牙区种植设定了一个很高的治疗标准。本书的8个章节，叙述了从即刻种植到软硬组织增量的各个领域中的最新概念，并展示了高质量的病例。作者用记录详细的出色的病例，全面解读了上述治疗的科学背景，读者可以学习到现代口腔种植治疗的时机与方法，并且了解天然牙和种植体周围显著不同的生物学指标。此外，他们也能学会判断可能影响治疗目标的风险因素，甚至在一些复杂病例中。我坚定地认为这本好书应该被翻译成不同语言以飨全球读者，从而使更多的患者享受到更为优质的美学区种植治疗。

Arndt Happe（在意大利卡塔尼亚开设以口腔外科、牙周病治疗、种植治疗为专科特色的诊所，师从Dennis Tarnow医生，同时在纽约大学执教）

《4D概念下的口腔种植治疗》代表了现代口腔种植学的最新进展。

通过阅读本书，读者进入了种植修复的一个全新时代。

本书通过清晰和易于理解的方式，一步一步详细地阐释了从简单病例到极端临床状况下的应对方式，以及其背后诸多创新的理念和技巧。

理想的美学效果一直是"5-D Japan"的宗旨。

诊断与治疗计划，作为治疗成功的关键因素，在本书中得到了详细的分析。而外科与修复步骤则通过精美的临床照片进行了直观的展示。

这些特点使得读者可以学习并立即将所学到的理念加以应用。

依照清晰的循证医学理念，本书为面对各种真实临床状况的种植医生们提供了切实可行的指南。

放眼全球，"5-D Japan"在这一领域也堪称翘楚。

他们的强大源于对美学及细节的持续关注，然而更令此书洛阳纸贵的是书中展现的应对各种颇具挑战性的病例时，采用的多学科联合治疗理念。事实上，在这样一个经过良好培训并拥有优秀资质的团队中，不同专科的医生得以各尽所能地使每一个病例得到更好的治疗。

Francesco Amato（德国明斯特开业医生。他在临床工作中，专注美学种植相关的显微整复性手术、骨增量和瓷修复。同时在科隆大学执教）

目　录

第**3**章　美学区的整牙拔除术：理论基础与临床改进
　　　　—即刻种植与牙槽嵴保存术—

Total Extraction Therapy in Esthetic Area: Its Verification and Evolution
—Immediate Implant Placement, Ridge Preservation—

第 **6** 章　种植体周围软组织处理
Management of Implant Soft Tissue

第 **7** 章　种植–正畸联合治疗
Combination between Implant Therapy and Orthodontic Treatment

第 **8** 章　基于4D概念的无牙颌种植修复治疗
—应用计算机辅助手术—
4-D Concept Implant Therapy for Edentulous jaw—Clinical Application of Computer Guided Surgery—

结缔组织移植（connective tissue graft，CTG）	从腭侧获取结缔组织移植物的方法。它是根面覆盖术中使用到的术式。可以在供区保留上皮部分，关闭创面以利愈合。将移植物放置于受植床的骨膜与龈瓣之间，可获得来自内外两侧的血供。通常是出于美观目的，改善牙龈、种植体周围软组织形态和生物型。在需要增加角化组织的病例上，也会用到带上皮的结缔组织移植物。
减张切口（releasing incision）	在牙槽嵴增量术中，为一期关闭软组织瓣，需要将瓣根方附近的骨膜划开，增加瓣的松弛度，实现冠向复位。
外侧性GBR	在拔牙后骨愈合的区域，利用邻近骨壁，增加骨量并恢复侧方轮廓外形的GBR。
引导骨再生术（guided bone regeneration，GBR）	对缺损的牙槽嵴进行增量时，为防止软组织长入骨缺损区，使用屏障膜材料作为阻挡，维持组织再生的空间，单纯引导骨组织再生的方法。采用相对微创的方法，实现三维空间上的牙槽骨再生。
牙槽嵴增量术（ridge augmentation）	为了解决由牙槽嵴缺损带来的美观与发音受损、不利清洁的问题，所施行的改善牙槽嵴外形的方法，包括GBR、自体骨块移植、牵引成骨等。
膜龈联合（muco-gingival junction，MGJ）	牙龈与牙槽黏膜交界处，即角化龈与牙槽黏膜的界线。
根向复位瓣术（apically positioned flap，APF）	是将软组织瓣向根方移动的术式，其目的是让角化组织得到保存或者增宽，同时去除或减小牙周袋。制备的半厚瓣可以缝合于骨膜处，固定在任意位置。在种植治疗时，如果软组织有足够厚度且存在一定量的角化组织，为保证美观效果且获得更多角化组织，可使用此术式。
屏障膜（barrier membrane）	GBR时，为阻挡软组织长入以确保骨再生所使用的材料。大致分为可吸收膜与不可吸收膜两类。可吸收膜主体是胶原制成，分为非交联型与交联型两种。用在GBR的可吸收膜，更多是作用持久的交联型。
柱形种植体（straight implant）	轴面平行的种植体。基本形状为圆柱形，即从侧方看种植体主体的轴向非锥形。也叫平行壁种植体。
锥形种植体（tapered implant）	通常指的是从肩台到尖端逐渐变细的种植体。它整体呈锥形，与柱形种植体相比更近似牙根的形状，不容易受解剖形态的限制，避免种植体间距过近，也容易获得良好的初期稳定性。但因为是锥形，如果植入过浅，初期的种植体与骨之间接触面积可能过小。为此，应控制植入的深度，这一点并非易事。究竟用直形还是用锥形的种植体，要根据牙位与骨质综合考虑。
组织塑形（tissue sculpting）	因为种植体剖面是圆形的，穿龈部分需要变换成牙根形态。通常的方法是安装圆柱形临时基台，上面添加树脂，反复塑形使穿龈部分变成根形。
过渡性桥修复	在种植体开始负重前，为了维持功能与美观，余留牙作为基牙做临时桥修复。

内侧性GBR	拔牙同期或拔牙后早期的位点上，利用牙槽窝骨壁或邻近的骨壁维持外形，在其内侧行GBR。
生物型 （biotype）	对牙龈缘位置产生影响的牙槽骨、牙龈厚度性状的分型。具代表性的分型为薄–扇贝型、厚–平型。薄–扇贝型的特点是，牙龈、牙槽骨较菲薄，龈缘呈现明显的扇贝形，唇侧牙龈容易发生退缩，当附着丧失发生后，多表现为牙龈退缩。厚–平型的特点是，牙龈、牙槽骨较宽厚，龈缘比较平坦，当附着丧失发生后，多表现为深牙周袋形成。为了让种植体周围组织稳定，需要进行软硬组织增量，将薄生物型转变成厚生物型。
拔牙窝保存术 （socket preservation）	在拔牙窝内植入骨替代品或自体骨，以预防拔牙后牙槽骨吸收的方法。在血液充盈的拔牙窝内植入植骨材料，用胶原膜、结缔组织等封闭创口。拔牙后即刻安装卵圆形桥体塑形，可预防邻间软组织变平。术后要等待足够长的时间，再植入种植体。
即刻种植 （immediate implant placement）	拔牙后即刻植入种植体的术式，叫即刻种植。根据拔牙到植入种植体的时间的不同，还有以下分类：拔牙后1.5～2个月植入，叫早期种植；拔牙后2个月以上植入，叫延期种植。
平台对接/锥度连接 （butt joint/conical seal joint）	描述的是种植体与基台对接的方式。平台对接是对接面呈平面，分为外连接与内连接两种。而锥度连接，基台锥形部分进入种植体内部形成对接。也可用"depart joint"一词来描述。
腭侧移行瓣术	从腭侧制备可移行的软组织瓣，展开向冠方移动的方法。
平台转移 （platform switching）	种植体–基台连接处的直径小于种植体肩台的直径，这样基台与种植体连接处离开骨缘。这是一种两段式种植体特有的、为减少种植体周围骨吸收而进行的改良设计。这个词本来是3i公司注册商标的用词（Platform Switching™）。所以这个概念有时也被叫作"水平转移"。这个技术的目的是有效抑制种植体周围的骨改建。
游离龈移植 （free gingival graft，FGG）	为了增加天然牙或种植体周围角化组织的量以及口腔前庭沟深度所行的术式。与结缔组织移植术相比，该术式能增加角化组织。从腭侧供区连带上皮一起取下移植物，在供区留下开放的创面。移植物的血供仅来自受区下方骨膜。移植部位的色泽和表面性状与周围组织并不协调，很多时候呈现一个移植岛的形态，所以会产生美观问题，多用于磨牙区。
游离龈缘 （free gingival margin，FGM）	意为牙龈的边缘。天然牙唇侧面的FGM根方3mm为牙槽嵴边缘。在美学区进行种植时，种植体肩台位置应位于最终的上部结构的FGM根方3mm处。
计算机辅助的手术	拍CT后，采用模拟软件做术前的植入计划，以此为基础制作出手术导板，用于指导种植体植入的外科手术。导板分为牙支持、黏膜支持、骨支持三种。
脱蛋白小牛骨矿物（DBBM）	以牛的骨松质为基础，经过300℃或950～1000℃的高温处理后，蛋白质被除去形成的骨移植材料。该材料具备骨传导性。因为经过了高温处理，促进了HA的结晶化，在机体内不易被吸收。
去上皮结缔组织	将获取的游离移植物修剪掉上皮组织，从而获得高质量的结缔组织移植物的方法。

翻瓣术，无垂直切口（如信封法、口袋术）或带垂直切口	翻瓣并植入结缔组织的增量方法。可附加垂直切口，让移植物能更精确地固定于受区。
种植体-天然牙混合植入术（HIT）	船登医生创作的词汇。在唇侧骨发生吸收的拔牙窝内，将腭侧牙根片与种植体同时植入的方法。
种植体支持的固定义齿	在无牙颌病例里，用义齿基托树脂与人工牙制作成。有的也使用金属、瓷、氧化锆。
种植体支持的覆盖义齿	种植体与黏膜共同支持的可摘式义齿，也称为IOD。
嵌入性移植	含上皮的结缔组织移植增量方法，可修正膜龈联合的位移。
局部环切术	在种植体的稍舌侧，切一个比愈合基台更小的孔，松弛软组织，使之能向颊侧移动，把愈合基台连接上的方法。
微创可吸收膜环切技术	船登医生提倡的方法。在美观区的单牙缺损处，微小水平切口的GBR。翻半厚瓣，翻骨膜呈袋状，放置可吸收膜，行内侧水平向的GBR。而且，有时还需同期植入结缔组织移植物。
内源性胶原膜	原材料是活体组织的胶原纤维，制成膜并非做支架用，而是做屏障用。
种植位点的正畸处理（OISD）	通过正畸手段，将腭侧有成骨能力的牙根（利用其根周膜），向颊侧转矩，移动根尖实现成骨的方法。
带蒂结缔组织移植	带蒂的结缔组织移植，增厚软组织的方法。增量术后组织较少缩减。
部分牙拔除术（PET）	如果种植体间有桥体，在桥体下方的牙根完全保留的方法叫根留置术（RST）。而如果根尖有病变，桥体处只留下唇侧牙片的方法，叫桥体盾牌术（ponticshield）。此外，在种植体植入的位点，采用同样的、只留下唇侧牙片的方法，叫拔牙窝盾牌术。Gluckman H, Salama M等学者将上述三种方法总称为PET。
修复体封闭拔牙窝	用修复体封闭拔牙窝开口处或穿龈部位的方法。可选择用与牙根的直径相当的个性化临时基台，或者用模仿天然牙的即刻临时修复体。
富血小板血浆（PRP）	取自体血做离心，得到富含血小板的血浆成分。手术时血小板被活化，因此释放出PDGF、IGF、VEGF、TGF-β等生长因子，可用于组织再生手术中。
卷瓣技术（roll technique）	从同一部位的腭侧，进行小范围的带蒂瓣卷向唇侧的软组织增量法。
嵴顶上组织附着	美国牙周病学会（AAP）与欧洲牙周病学会（EFP）主办的2017年牙周病新分类研究会上提出，将以往所用的"生物学宽度"概念变更为嵴顶上组织附着。
整牙拔除术（TET）	与部分牙拔除治疗相区别，常规的拔牙后即刻植入种植体和牙槽嵴保存术的合称。
VISTA技术	由Zadeh HH在2011年提出将口腔前庭纵切口作为入路，形成隧道的方法，是vestibular incision subperiosteal tunnel access的缩写。它也是一种隧道技术。

第 **1** 章

4D概念与策略

4 –D Concept & Strategy

本章为总论。为了让读者能大致地理解4D概念，笔者将围绕美学区种植治疗相关的拔牙、种植体植入和软组织处理这三个方面，谈谈如何与本书的关键词"时机"关联起来。这种相关关系将用图表来解释。

我们还将揭示如何在临床治疗中实现4D概念。

1. 什么是真正的以修复为导向的种植治疗

现代种植治疗要求：

①尽量微创，并且短时间内恢复美观和功能。

②尽量恢复接近自然美的外观，恢复患者心理和社交活动的自信。

③结合患者的年龄特征，让种植体陪伴患者终生，有效行使功能。

以上三点的提出是基于经过10~20年的观察，种植治疗已成为广泛认可的修复缺失牙的手段。越来越多的人因种植受惠，提供治疗服务的一方也积累了大量经验。

根据目前经验，我们认为花时间多做一些准备，可能会有更好的结果。如果过分地追求微创与治疗时间的缩短，反而会绕弯路，有时甚至会被迫增加一些有创的操作。例如，超出适度的三维形态范围，过度地行GBR，不但得不到良好的软组织支持，反而由于膜龈联合的移位引发新的问题。另外，超出适应证范围去做牙槽窝保存术，骨吸收仍会发生，骨壁面积有限，骨引导不足，拔牙窝内植入的骨移植材料被软组织包裹，结果在愈合期间还需重复植骨。此外，对于高龄患者，为了能降低创伤、缩短治疗时间，将来逐渐过渡到活动修复，提出将种植体植入体内的对策。

在过去，组织处理技术比较落后，剩余骨量与形态限制了种植体的植入，这是以外科为导向的种植。以修复为导向的种植则与之不同，在术前先设计修复体，整个种植治疗均围绕着修复的目标来进行。

例如，成功种植治疗的基准之一是"种植体支持的美学修复体，为医患双方所满意"。笔者尝试重新考虑其意义。我们认为，术者应向患者展示全部的治疗计划，告知其优缺点，包括治疗时间、内容、预后。患者在充分理解的基础上，从各种治疗方法中选择医患双方都满意的种植方案。术者不能单方面地诱导患者，患者也不该对美观治疗产生过高的期望。总之，术者应多思考究竟能提供哪些种植方案，最后才能做出医患双方都满意的修复体。

因此，真正的以修复为导向的种植治疗，应该是"医生为了做出兼顾美观与功能的修复体，在详细的检查与正确的诊断之后，和患者共同决定治疗内容，在患者同意的基础上，从多种选项中选择种植治疗方案"。这可能也是真正的以患者为导向的种植治疗（**表1-1**）。

表1-1 真正的以修复为导向的种植治疗

真正的以修复为导向的种植治疗
⬇
医生应给予患者不同选择，双方共同选择治疗方案，并得到患者同意。然后实施这项医患双方共同担责的治疗。
⬇
真正的以患者为导向的种植治疗

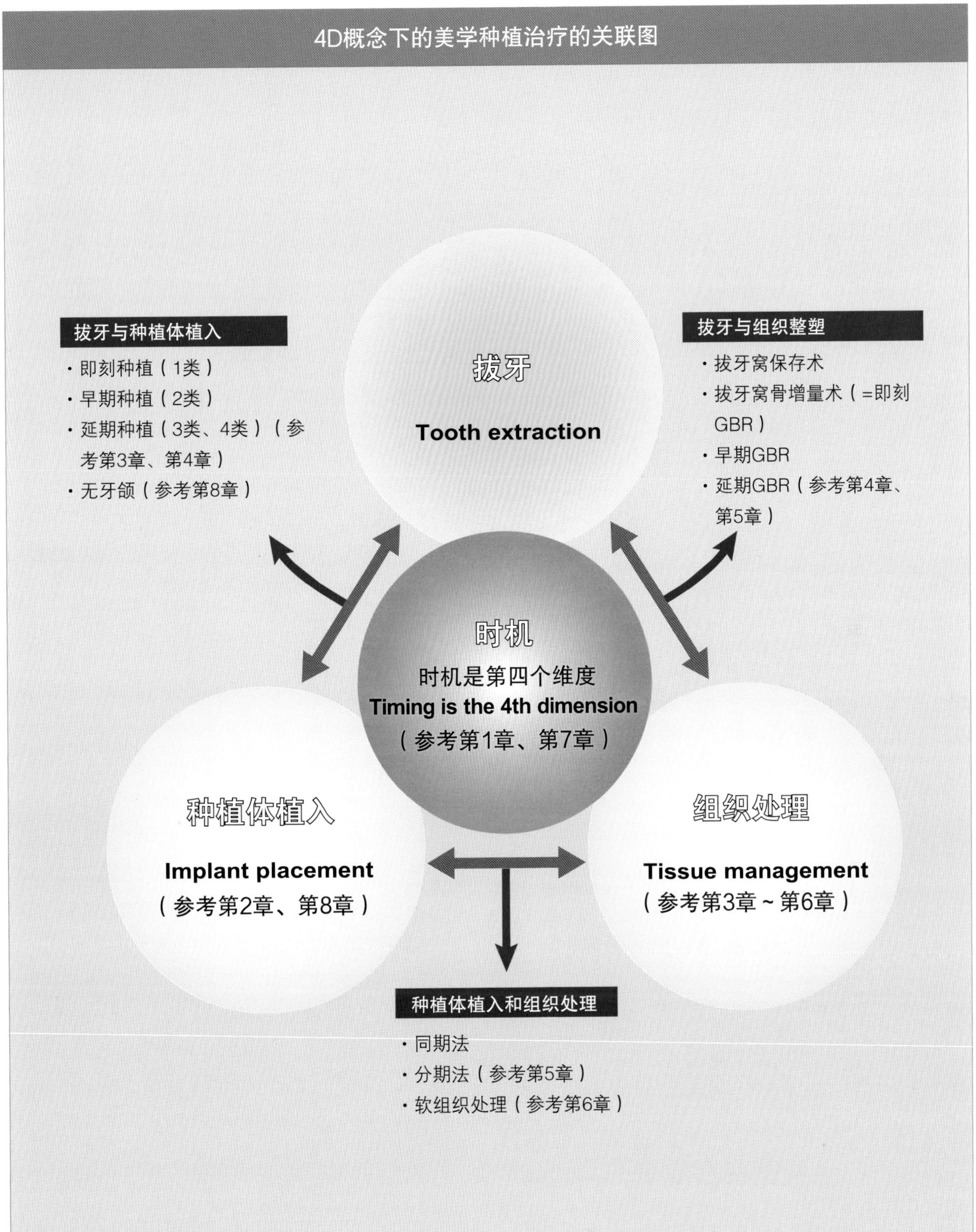

4D概念下的美学种植治疗的关联图

拔牙与种植体植入

· 即刻种植（1类）
· 早期种植（2类）
· 延期种植（3类、4类）（参考第3章、第4章）
· 无牙颌（参考第8章）

拔牙
Tooth extraction

拔牙与组织整塑

· 拔牙窝保存术
· 拔牙窝骨增量术（=即刻GBR）
· 早期GBR
· 延期GBR（参考第4章、第5章）

时机
时机是第四个维度
Timing is the 4th dimension
（参考第1章、第7章）

种植体植入
Implant placement
（参考第2章、第8章）

组织处理
Tissue management
（参考第3章～第6章）

种植体植入和组织处理

· 同期法
· 分期法（参考第5章）
· 软组织处理（参考第6章）

图1-1　以修复为导向的种植治疗的核心是种植体植入的三维位置，以及组织处理。新提出的第四维度是指要考虑适当的时机。应理解拔牙、牙槽嵴保存与组织增量术、种植体植入的相关关系，这些对美学区种植治疗来说同样是重点。

基于4D概念的种植体植入的流程

第1步	（1）评估缺损部位（使用诊断蜡型，明确水平向与垂直向的组织吸收量）。 （2）评估余留牙，决定待拔牙。 （3）确定目标骨量。

①拔牙部位

　　牙槽骨的吸收量、龋坏程度、牙体牙髓治疗状况、余留牙位置等作为依据，确定待拔牙。

②留牙部位

　　考虑目标骨量，评估牙周治疗（再生性、切除性治疗等）、龋病及牙体牙髓治疗、正畸治疗（正畸治疗相关的种植时机，参考第7章）等方面的必要处置。

第2步	确定种植体植入的部位。

①最终修复体的设计（力学与美学方面的考量）

　　特别是在连续多牙缺失区，考虑用桥体修复，虽然种植体数量减少对美学更有利，但是也要考虑力学方面的潜在风险，综合确定种植体植入的部位（参考第8章）。

②治疗期间的临时修复体的设计

　　治疗期间，需要在一定允许范围内恢复美观与功能，即使存在待拔牙，只要其感染得到控制，也可作为临时修复基牙。之后的处置时机与内容也要进一步确定。

第3步	待拔牙是否适合作为临时修复基牙的评估。

最关键的是，对于能控制感染但最终计划拔除的牙，其拔牙时机以及术式的确定。
·再次评估确定某一位置，是植入种植体，还是制作桥体。
　待拔牙的处置。

种植体	桥体
·探讨是整牙拔除后即刻种植，还是部分牙拔除、采用盾牌术。 ·2个月后行GBR，同期植入种植体。（早期种植） ·拔牙后即刻GBR，6个月后植入种植体。 ·或者拔牙2个月后GBR，6个月后植入种植体。 ｝（延期种植）	·位点保存。 ·拔牙后即刻GBR。 ·部分牙拔除。 　根留置技术。 　桥体盾牌术。 ·拔牙2个月后GBR。

①拔牙后即刻种植的适应证（1类或2类）

→ 拔牙后即刻种植，还是采用拔牙窝盾牌术

3类→ 探讨拔牙后即刻种植 ＋ 探讨牙槽嵴保存术

如果是桥体部位

→ 探讨部分牙拔除术，包括根留置术及桥体盾牌术

②拔牙后即刻种植的非适应证→ 探讨牙槽嵴保存术

　　　　处在学习阶段的医生，选择牙槽嵴保存术、延期植入种植体的方法可能更加安全。但是临床上，我们通常不在计划种植的部位行牙槽嵴保存术，而更多地把这种术式用在桥体部位。

③GBR，同期还是分期

　　　　对于大多数病例，拔牙后常规等待软组织愈合约2个月，再行GBR。GBR同期植入种植体，还是分期植入种植体，要根据缺牙区的形态来定。

> 　　总之，拔牙后即刻种植的适应证是1类或2类，也可以探讨是否行拔牙窝盾牌术。然而，我们在临床上，更多的病例选择采用的是GBR。

| 第4步 | 综合第1步至第3步，制订出效率更高、美观效果更好的治疗计划。 |

决策相关的因素

■局部因素

●感染是否能控制（如果感染不能被控制，应立刻拔牙）。

●拍CBCT了解能利用的剩余牙槽骨的形态。

●软组织情况（牙龈缘形态协调、角化龈的生物型、宽度与厚度的把握）。

　→我们常常会考虑能不能即刻种植。但是，考虑了上述事项并结合实际临床状况，很少会做即刻种植。

　　牙齿拔除后等待软组织愈合、具备一期关闭术区的条件是GBR成功的基础。

■口腔整体因素

●临时修复体的作用→参考后文病例。

●修复设计：在种植联冠修复的病例，出于保存邻近组织的需要，即刻种植的时间要有意识地延后。

●翻瓣设计：做组织增量术时，设计大且简单的翻瓣术，可预期性更高。所以在连续多牙缺失的病例中，即使能即刻种植，也优先做翻瓣设计。有时也会让拔牙处的软组织先愈合，再做后期处理。

●种植体植入：连续多牙缺失的病例中，多颗种植体植入的位置尤其重要。利用手术导板，或者计算机辅助手段，能精确地控制多颗种植体的同期植入（参考**第8章**）。

2. 基于4D概念的美学种植治疗

大多数接受前牙种植的患者会期待修复完成后，在美观上与天然牙相比毫不逊色。想达到这种期待，需克服不少困难。Ueli Grunder在《Implants in the Esthetic Zone：A step-by-step treatment strategy》（德国精萃出版社）里列举了美学区种植失败的五种可能（**表1-2**）。

为了战胜这些困难，我们从众多的治疗方法中做出选择，积累了不少经验。为了让手术更微创、种植治疗的完成度更高，需要在原来备受瞩目的以修复为导向的三维种植理念（即植入位置和周围组织的三维考量，参考**第2章**）基础上，加

入第四个维度，即处置时机的考虑。"基于4D概念的美学种植治疗"应运而生（**图1-1**）。

总之，为达到美学种植修复的效果，在时间轴上应给予适当考虑，以确定治疗计划。需要考虑的因素参考**表1-3**。

考虑得再具体些，若缺牙区有骨吸收，那么单纯植入种植体很难达成美学效果。另外，如果还有待拔牙，治疗计划里必须涵盖该牙合适的拔除和种植的时机。即刻种植病例里有的效果良好，有的在美观性上却不尽如人意。

表1-2 基于前牙区种植治疗成功标准考虑的指标：美学区种植"失败的可能性"

1	临床冠过长（不规则的软组织外形）
2	瘢痕组织
3	龈乳头丧失
4	颊侧组织量不足
5	软组织的变色

表1-3 基于4D概念应考虑的时间轴（时机与时长）

1	拔牙时机（尤其是多牙缺损时，不同患牙拔除的时机）
2	牙槽嵴保存术或软硬组织增量术的时机，及所采用的术式
3	种植体植入的时机（拔牙时即刻植入，部分牙拔除术，早期植入和延期植入）
4	二期手术的时机
5	牙龈塑形的时机与时长
6	最终修复体戴入的时机

表1-4 基于4D概念的前牙种植治疗的内容

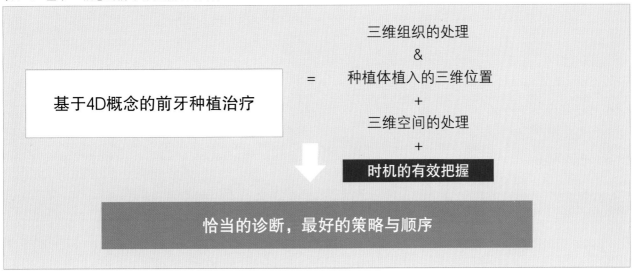

这时需要考虑如下因素：①拔牙后立刻做拔牙窝保存术，还是等软组织愈合后再行牙槽嵴增量术，这个判断是很有必要的；②拔牙前做正畸牵引；③不做整牙拔除，而是考虑将无感染的牙根全部保留，或者部分保留（参考第3章、第4章）；④在已有的缺损部位做牙槽嵴增量术，是同期植入种植体，还是分期植入种植体，这需要合理的判断（参考第5章）；⑤软组织的处理时机（参考第6章）；⑥软组织的塑形时机。除此以外，还有牙列缺损病例里，当天然牙需要做正畸治疗时，种植体植入的恰当时机（参考第7章），无牙颌患者的种植体植入的思路（参考第8章）。我们常常要思考每一步在时间轴上的定位，综合考虑制订高效的种植治疗计划，然后逐步执行，才称之为成功的美学种植治疗。"拔牙""植入种植体""处理软组织"的相关关系，参考图1-1。

为达到美学目的，制订以修复为导向的种植方案时，检查与诊断是很重要的，尤其多牙缺失的病例。从颜面与口唇出发，先确定上前牙切端的三维位置，还有牙齿长宽径的允许范围。接着按制作活动义齿的程序，试排牙，确定牙弓形态，制作诊断式临时修复体，分析是否需要进行组织再生手术。然后，让患者试戴、大致了解修复结果，获取患者的知情同意。最后，利用上述三维评估方法，判断诊断义齿的基托树脂所对应的组织缺损，能否用组织再生的方法恢复。涉及必要的处置、时间、费用、风险，要充分告知，让患者对治疗有合理期待。这是我们所提倡的基于4D概念，也是美学种植治疗重点。

正因为我们认识到种植治疗中特有的骨改建现象（参考第2章），才需要确定种植位点，最大限度地利用现存的组织，把握适当的时机，做出合理的处置（表1-3），对关键步骤应有所预知，逐步实施计划。应对多牙缺失的病例时，往往需要很长的治疗时间。我们应思考如何既能维持可以被患者所接受的功能与美观，以助其应对日常生活，又能在最后达到理想的美学效果（表1-4）。

笔者提倡的基于4D概念绝不是草率地结束治疗，而是步步为营达到最优结果。

3. 基于4D概念的种植治疗的策略与原则

图1-2所列的,是美学区种植治疗的策略与原则,是我们所提的4D概念的核心成分。后面的章节将通过文献回顾与病例来说明。

基于4D概念的种植治疗的策略与原则（石川与船登提出）

❶利用CT影像评估剩余骨量,做出种植体植入的计划
（Plan implant placement in original bone using CT images）

❷尽量多地利用平台转移、锥度连接的种植体
（Use platform switching or conical seal implants as much as possible）

❸积极把握即刻种植的适应证,尽量选择即刻种植
（Immediately place implant as much as possible）

❹有效地使用部分牙拔除术
[Effectively use PET（partial extraction therapy）as much as possible]

❺种植体周围组织的三维保存与增量术
（3-Dimensionally preserve and augment around peri-implant tissue）

❻相邻种植体间保留安全距离
（Keep safe distance between adjacent implants）

❼美学区尽量使用桥体（Use pontics in the esthetic zone）

❽减少基台装卸次数（Reduce the number of abutment disconnections/reconnections）

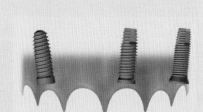

图1-2 基于4D概念的种植治疗的策略与原则。

4. 4D概念的病例详析

在这里我们汇报两例基于4D概念的种植治疗的病例。根据这两个病例的实际情况,我们也许可以选择拔牙后即刻种植。但是这样做,能达到美观效果的可能性是很低的。我们认为,在确保咬合与美学效果的同时,有必要选择适当的时机,运用技巧进行组织保存和增量。有的牙将来是要拔除的,但可作为暂时的基牙使用。等到可以用种植体取代这些待拔牙时,再戴入美观的修复体。

另外,本书所提供的病例中,使用了各种生物移植材料,包括部分尚未在日本注册的商品,这些全都得到了患者的知情同意。在此特别注明。

5. 基于4D概念的少数牙缺失的治疗顺序与技术

外伤造成的牙列缺损同时伴有严重的组织缺损，如果原本的颌骨存在问题，伴有牙列不齐，那么间隙管理与种植体周围组织的处理，便成为决定治疗成败的关键。为此，需进行多学科协作。

1 病例概要

患者，20岁，女性，以"美观受损"为主诉就诊。全身无特殊既往史，没有吸烟习惯。5个月前因交通意外，13、12缺失。患者就近就医，做了暂时处理。根据前次就诊记录，11、21均发生全脱位，接诊医生对其进行了牙槽窝再植术。但是两牙左右放反了，笔者接诊时，两牙已发生骨粘连。初诊检查可见患者为高笑线，牙龈部分需要修复，加之邻接处的龈乳头有问题，增加了这个病例的治疗难度。所以，治疗的目标是尽可能地改善不良的咬合，使磨牙区咬合稳定。在前牙的牙列缺损区采用种植支持的固定桥修复，确定前导，重建美学效果与功能，让这位20岁的女性能恢复自信的生活。

2 第1步：评估缺牙区和余留牙，确定目标骨量

患者本人对容貌有不满意的地方（颏部突出、下颌前突）希望得到改善。我们观察到患者有牙列拥挤，牙弓狭窄，前牙到前磨牙开𬌗。由于11、21发生了骨粘连，可作为支抗，优先行外科及正畸治疗，分配好间隙。正畸后关注13（由14取代）近中和22近中的骨量，这两处将是未来种植的位点。

应对本病例的策略与原则

❶利用CT影像评估剩余骨量，做出种植体植入的计划
（Plan implant placement in original bone using CT images）

❷尽量多地利用平台转移、锥度连接的种植体
（Use platform switching or conical seal implants as much as possible）

❸积极把握即刻种植的适应证，尽量选择即刻种植
（Immediately place implant as much as possible）

❹有效地使用部分牙拔除术
（Effectively use PET as much as possible）

❺种植体周围组织的三维保存与增量术
（3-Dimensionally preserve and augment around peri-implant tissue）

❻相邻种植体间保留安全距离（Keep safe distance between adjacent implants）

❼美学区尽量使用桥体（Use pontics in the esthetic zone）

❽减少基台装卸次数（Reduce the number of abutment disconnections/reconnections）

病例1-1 少数牙缺失的病例（图1-3～图1-25）

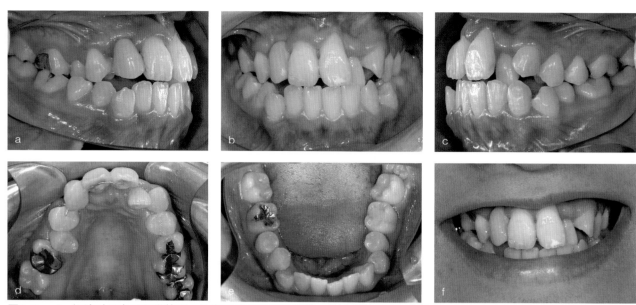

图1-3a～f 初诊时口内照和微笑照。见磨牙关系呈安氏Ⅲ类，前牙拥挤开𬌗，前导缺失。

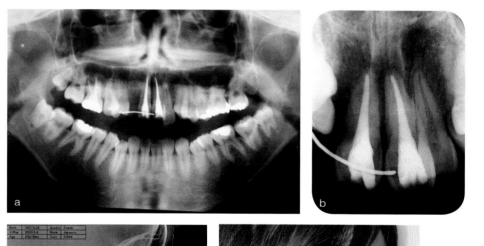

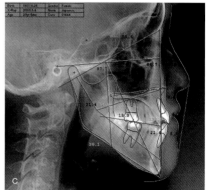
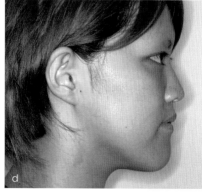

图1-4a～d 初诊时的曲面断层片（a），上颌前牙根尖片（b），头颅侧位片分析为SNA 84°，SNB 82.5°，ANB 1.5°（c）。相对于头颅来说，虽然颌骨前后向没有问题，但是Wits-7mm，负值比较大。侧位照（d）显示下颌略前伸，原因是颏部较大（正畸治疗负责医生：喜田牙齿矫正医院的喜田贤司医生）。

3 第2步：确定种植体植入部位

因为是连续3颗牙缺失，做种植体支持的固定桥修复对美观恢复有利。要等正畸结束后，评估间隙，确定植入位置。

图1-5a　正畸治疗中的口内照。发生骨粘连的11、21起到正畸支抗的作用。为了改善颌骨偏斜的问题，计划行下颌骨升支矢状劈开术，将下颌骨后移，下颌前部上移（颌面外科负责医生：浜松医疗中心齿科口腔外科，内藤克美医生）。

图1-5b　正畸结束后，14替代了13的位置。

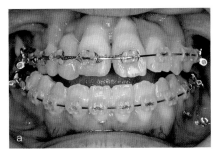

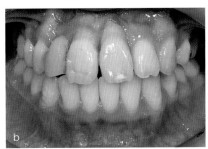

图1-5c，d　拔牙后，愈合期历时6个月。发现软组织边缘不协调的问题，诊断式临时修复体用到了义龈。

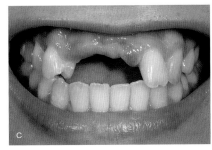

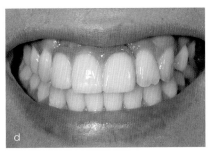

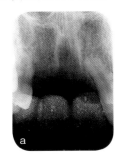

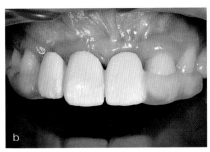

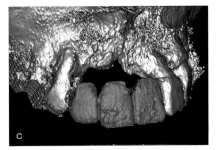

图1-6a～g　佩戴诊断导板进行CBCT检查，发现如果仅利用剩余的组织，无法制作出合适的牙冠外形。因为牙槽骨吸收，原有软组织的形态与理想形态之间相距甚大。如果探讨种植体植入位置，发现切牙管也影响种植体的植入。另外，14与22牙冠向远中倾斜，所以不容易在12与21正确的位置植入种植体。为此，需把倾斜的22立直，将来在11、21处植入种植体。

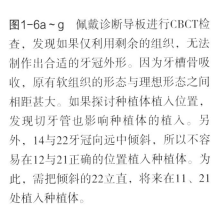

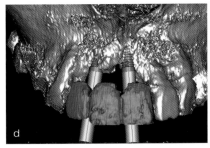

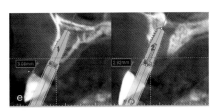

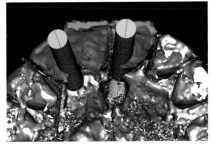

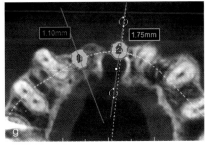

4　**第3步：正畸过程中骨粘连牙会有置换性吸收，还可能出现进行性的软组织退缩，不适合拔牙后即刻种植**

拔牙后，需要等软组织与骨的愈合完成后，再行评估。为了让种植治疗能达到美观的效果，而且可以长期维持，需要进行软硬组织的三维重建。在水平向上，种植体肩台的唇侧至少应有2mm厚的骨量。在垂直向上，将健康邻牙的骨嵴顶作一连线，未来的邻间乳头应位于此连线冠方4mm。本病例需采取分期GBR，先进行垂直向与水平向的牙槽嵴增量，然后才能植入种植体。行GBR时，自体骨主要来自前鼻棘，取出骨屑与DBBM以1∶1的比例混合，盖上胶原膜。愈合期间，22的轴向得到改善。

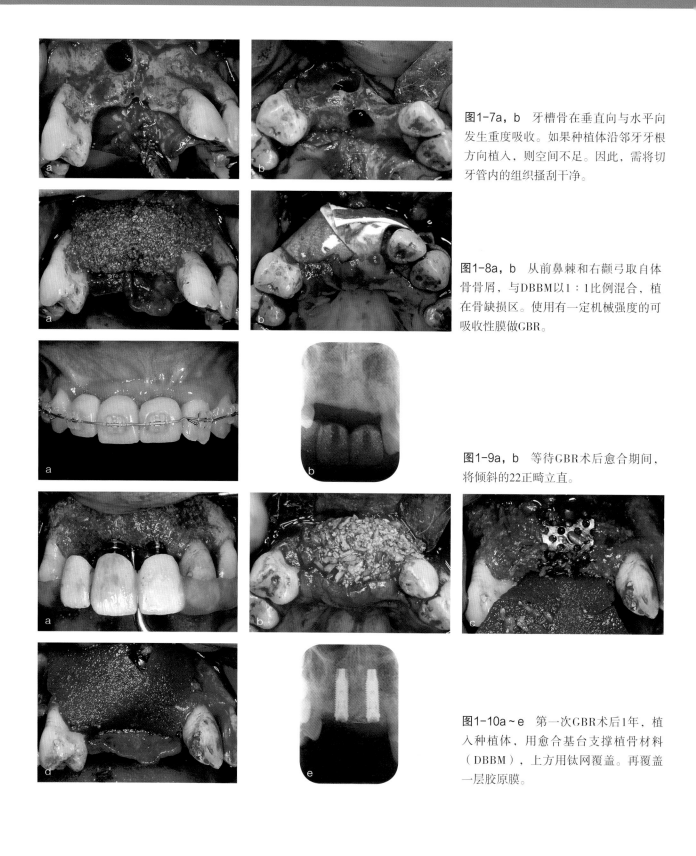

图1-7a，b　牙槽骨在垂直向与水平向发生重度吸收。如果种植体沿邻牙牙根方向植入，则空间不足。因此，需将切牙管内的组织搔刮干净。

图1-8a，b　从前鼻棘和右颧弓取自体骨骨屑，与DBBM以1∶1比例混合，植在骨缺损区。使用有一定机械强度的可吸收性膜做GBR。

图1-9a，b　等待GBR术后愈合期间，将倾斜的22正畸立直。

图1-10a～e　第一次GBR术后1年，植入种植体，用愈合基台支撑植骨材料（DBBM），上方用钛网覆盖。再覆盖一层胶原膜。

GBR后1年，植入种植体。种植体肩台大约位于重建后的牙槽嵴顶处。出于美观考虑，应以邻牙近缺牙区邻面的骨嵴顶连线为目标，再增高2～3mm，于是利用钛网和胶原膜再进行一次GBR。

待愈合7个月，再行多次GBR，还有结缔组织移植以增大软组织量。2个月后，开始软组织塑形。用了最小侵入的手术方法，安装无边缘基台，避免多次装卸，使用临时冠粘于龈下，塑造穿龈轮廓。

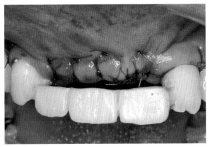

图1-11　术后修整临时修复体，预留组织肿胀空间。

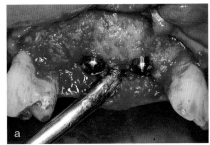
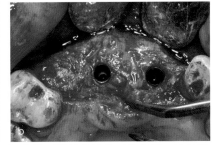

图1-12a，b　种植体植入且第二次GBR后7个月，可见充足的三维骨量，这是确保最终美学效果的关键。

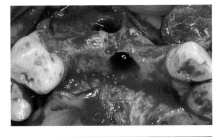
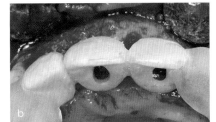

图1-13a，b　种植体植入7个月后与第一次GBR术前的水平骨量对比（参考第5章）。

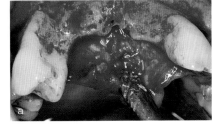
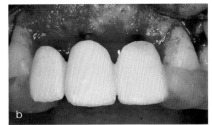

图1-14a，b　同样在垂直向上，较第一次GBR前也有了显著的骨量增加（参考第5章）。

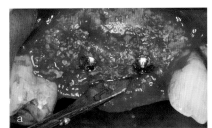
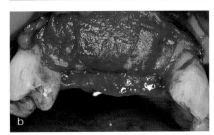

图1-15a，b　为了补偿术后的骨吸收，再进行一次GBR。

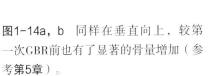
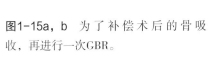

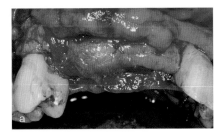
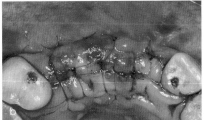

图1-16a，b　在可吸收膜上放置结缔组织移植物，严密缝合。这是骨增量后的软组织增量技术。

用14、22、23做粘接桥临时修复，修整牙冠外形（直接粘接修复医生：鹫野崇医生）。

临时修复后持续观察8个月，转最终修复。使用CAD/CAM制作粘接固位的氧化锆三单位桥。与术前相比，术后美观与功能得到显著改善，患者非常满意。由于间隙不足，加之外伤所致重度组织缺损，使得本病例较为复杂。通过多学科协作治疗，问题得到了解决。需要指出的是，尽管修复体周围软硬组织的量充足，今后仍必须进行严格的维护。

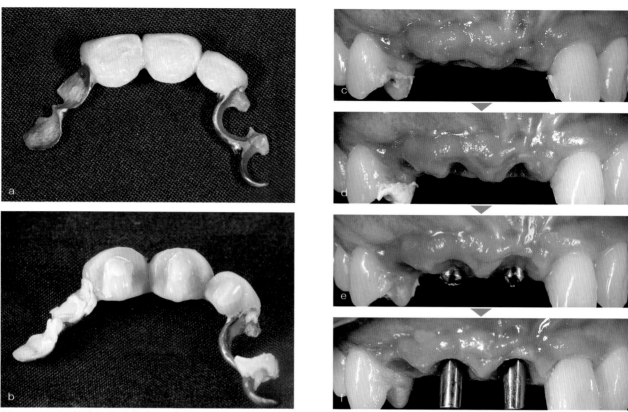

图1-17a~f 结缔组织移植术后2个月,开始用临时修复体进行软组织塑形。每1~2周进行1次调整,连接基台前做了3次调整,连接基台后做了4次调整(参考**第6章**)。

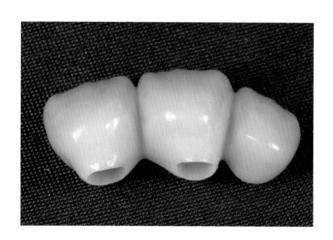

图1-18 完成最终修复体。牙龈塑形后,做了临时桥修复。形成的龈下轮廓信息,转移到计算机辅助设计中,制作氧化锆支架。

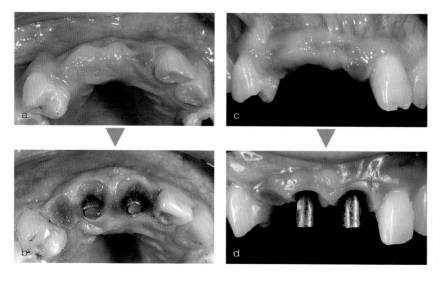

图1-19a~d 术前(a,b)和软组织塑形后(c,d)的比较。显示骨量与软组织增量是有必要的,也是有效的。

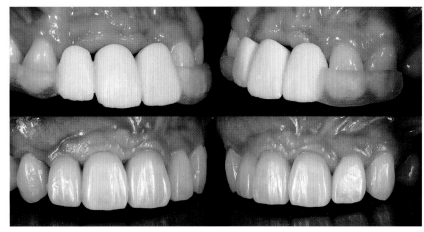

图1-20　戴入最终修复体的口内照。种植体间距把握好，软组织形态自然。

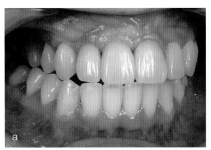

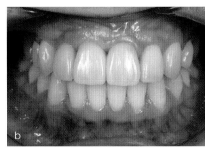

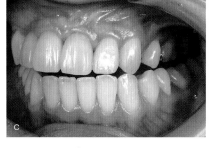

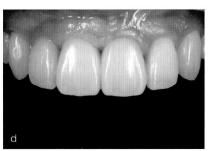

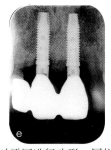

图1-21a～e　戴入最终修复体的口内照与根尖片。以14替代了13行使功能，用粘接修复体对牙冠进行改形。同样，22-23也通过粘接修复体改形，恢复其形态与功能。另外，通过正畸治疗与修复治疗管理好间隙，让牙列恢复功能与美观。把握好种植体间距，软组织形态自然。根尖片显示，种植体间的骨得到很好的维持（技工负责：KN牙科技工室的日下雅晓和木村法彦技师）。

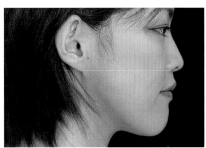

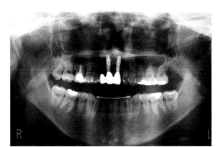

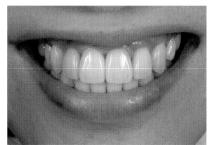

图1-22　术后侧貌。

图1-23　术后曲面断层片。

图1-24　术后微笑照。实现了自然与健康的微笑。

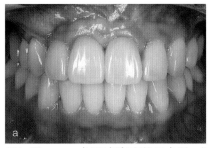

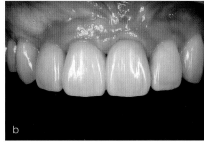

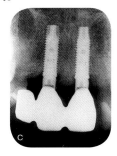

图1-25a～c　术后3年复查的口内照、根尖片。

6. 基于4D概念的多牙缺失的治疗顺序与技术

由曲面断层片（**图1-26a**）可见，口内的牙齿几乎无法保留。为了提高种植修复治疗的可预期性，应拔除口腔内全部余留牙。为了达成美观的种植修复效果，制订治疗计划、明确实施的顺序是很重要的。基于以下标准，对本病例的治疗计划进行分析。

1 骨嵴顶水平设定在什么位置？能否通过增量术实现？能否通过保存术实现？

病例1-2中13、12有水平向与垂直向骨吸收，能否增加骨量是关键点。

下颌磨牙缺失区，经历过牙齿的伸长和牙齿自然脱落。术前用诊断蜡型，大致可以判断磨牙区的牙槽骨与牙齿一起伸长，剩余骨量充足。所以，将下磨牙区进行部分牙槽骨切除，在下前牙区做牙槽嵴保存术，就能实现骨量的前后连贯。

2 确保咬合

植入位置的选择，对实现美学种植修复方面有重要影响。进行软硬组织增量术的前牙区并非负重区域，主要是确保咬合关系。因此，在前牙区应多采用桥体，尽量避免连续植入多颗种植体。

3 治疗

①为了让13-23后期种植时不负重，要先在16-14与24-26植入种植体。在此期间，确保下前牙与上颌余留牙的咬合。

②种植后4个月，二次手术，拔除残余的前牙，戴螺丝固定的临时修复体。

本病例16-14与24-26已植入种植体，一度考虑前牙区的植入部位是13、21、23。但是考虑到女性患者咬合力小，为了更容易进行桥体区的软组织塑形，笔者决定在12与22这两个位置植入种植体。

应对本病例的策略与原则

❶参照CT影像，利用原有骨量计划植体植入
（Plan implant placement in original bone using CT images）

❷尽可能利用平台转移，锥度连接
（Use platform switching or conical seal implants as much as possible）

❸把握即刻种植的适应证，尽量即刻种植
（Immediately place implant as much as possible）

❹有效地使用部分牙拔除技术
[Effectively use PET（partial extraction therapy）as much as possible]

❺行种植体周围组织的三维保存与增量术
（3-Dimensionally preserve and augment around peri-implant tissue）

❻种植体间保留安全的距离（Keep safe distance between adjacent implants）

❼美观区域使用桥体（Use pontics in the esthetic zone）

❽减少基台装卸次数（Reduce the number of abutment disconnections/reconnections）

病例1-2　多牙缺失的病例（图1-26～图1-35）

初诊时	·制订一个顺序合理的治疗计划

本病例的关键点：
①先进行磨牙区种植。
②依靠上颌磨牙区的种植体，确定咬合。
③同时确保上颌前牙区GBR的可预期性。
④下颌磨牙区的种植体植入和下切牙的拔除，同期进行牙槽嵴保存术。

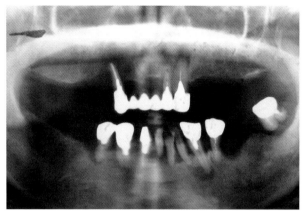

图1-26a　初诊时的曲面断层片。

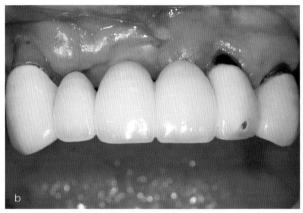

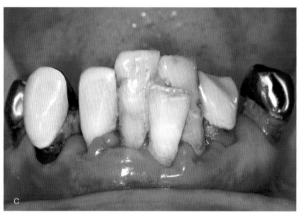

图1-26b，c　初诊时的上颌、下颌正面照。以"全口牙松动"为主诉就诊。患者希望获得美观的种植修复。

2个月后	·在16-14与24-26处植入种植体，靠余留的前牙确保咬合关系，下颌前牙拔除后，行牙槽嵴保存术

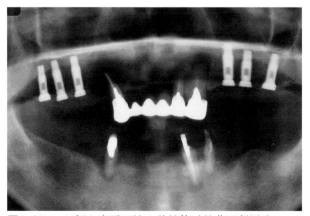

图1-27a　双侧上磨牙区植入种植体时的曲面断层片。

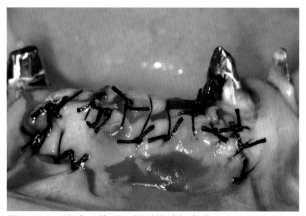

图1-27b　拔除下前牙，行牙槽嵴保存术。

| 6个月后 | • 二期手术，拔除上前牙，使用螺丝固位的临时修复体 |

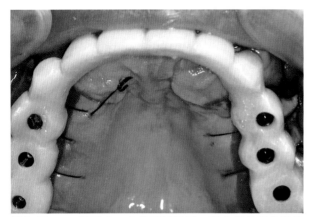

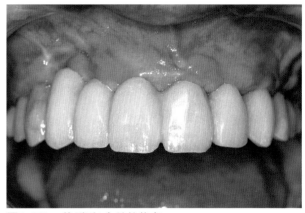

图1-28a　二期手术，上前牙拔除后，戴入螺丝固位的临时修复体。

图1-28b　拔牙后2个月的状态。

| 8个月后 | • 在46、45、35、36和31处植入种植体 |

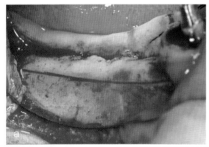

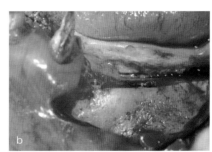

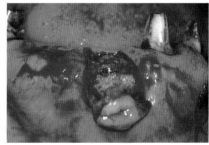

图1-29a，b　下颌双侧牙槽嵴顶做骨切除术，在46、45和35、36处植入种植体。将切除的自体骨移植到上颌。

图1-29c　31牙槽嵴保存术达到预期目的，此时植入种植体。

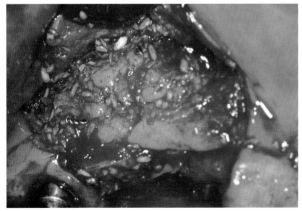

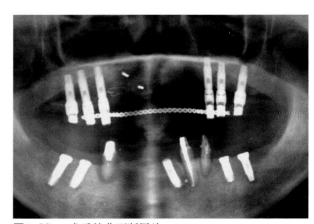

图1-29d　13、12自体骨块移植，以金属丝与螺钉固定，用移植物充填间隙，没有盖膜。

图1-29e　术后的曲面断层片。

11个月后	·12与22植入种植体。同期用可吸收膜行GBR。拔除下颌余留牙，同期行拔牙窝保存术 ·纯种植体支持的螺丝固位临时义齿完成下颌的过渡修复

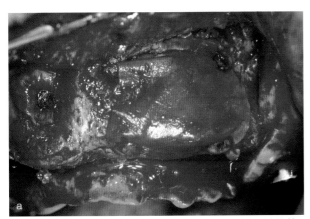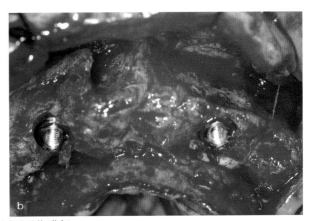

图1-30a，b　自体骨块移植3个月后，12和22植入种植体，同期用可吸收膜行GBR。

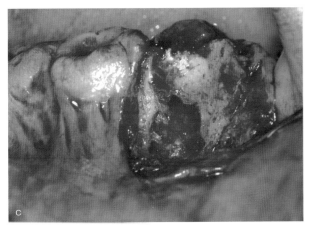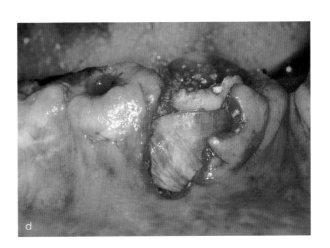

图1-30c，d　拔除下颌残余牙，行拔牙窝保存术。

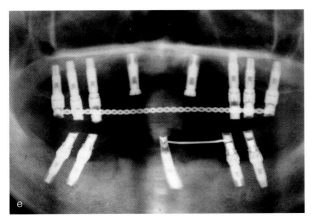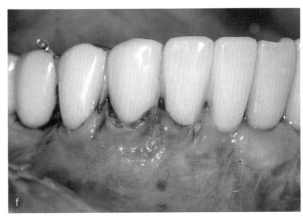

图1-30e，f　术后曲面断层片。在下颌戴入纯种植体支持的螺丝固位临时义齿。

1年3个月后 · 12与22进行二期手术,同期结缔组织移植。43结缔组织移植

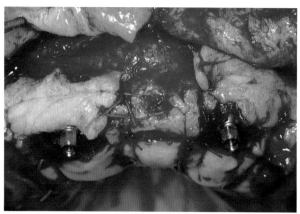

图1-31a 12与22二期手术,同期结缔组织移植。

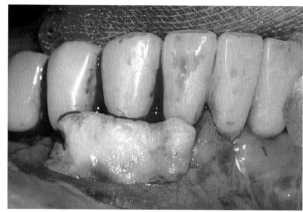

图1-31b 43为未来植入种植体的牙位,预先行结缔组织移植。

1年8个月后 · 43和33不翻瓣种植,安装临时修复体

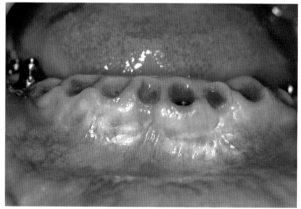

图1-32a 用螺丝固位的临时修复体完成组织塑形。

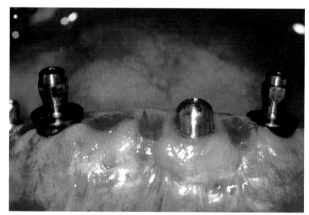

图1-32b 43和33不翻瓣种植。

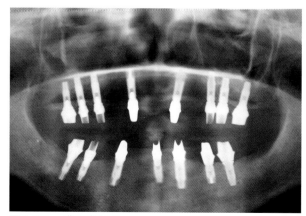

图1-32c 曲面断层片。

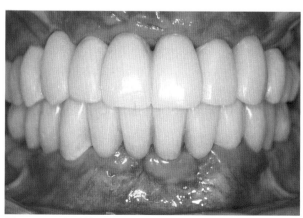

图1-32d 在最终基台上安装临时修复体。

2年6个月后 · 安装最终修复体

图1-33　戴上最终修复体后的曲面断层片。种植修复体如下：16-15种植联冠修复，14、12、22、24四颗种植体支持14-24固定桥修复，25、26种植联冠修复，46、45两颗种植体支持46-44固定桥修复，43、31、33三颗种植体支持43-33固定桥修复，35-36两颗种植体支持34-36固定桥修复。

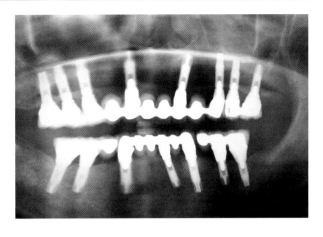

4年6个月后

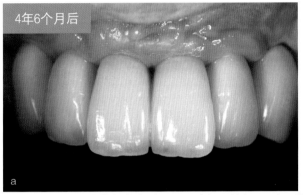

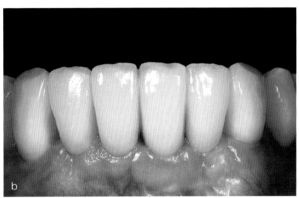

图1-34a，b　最终修复完成2年后的上颌、下颌正面照。基于4D概念的治疗达到美观的效果。

14年后

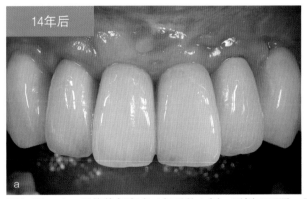

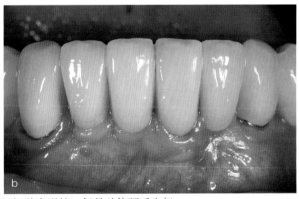

图1-35a，b　最终修复完成12年后的上颌、下颌正面照。虽然软组织稍有退缩，但是总体预后良好。

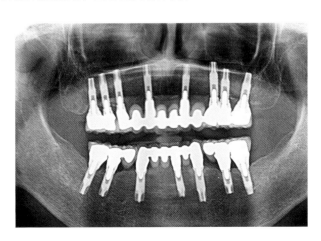

图1-35c　最终修复完成12年后的曲面断层片。

第**2**章

种植体的三维位置与间隙管理

3 –Dimensional Implant Placement & Space Management

如今的口腔种植治疗已发展成一项极为严谨的工作，对于前牙区种植而言，拍摄CBCT、进行正确的诊断成为成功治疗的前提。通过CBCT把握植入部位的牙槽骨形态，更能确定最佳植入方向。为了达到美观效果，除了植入部位的骨量，需要关注的点还有很多——邻牙是天然牙、桥体，还是种植体；近远中牙槽骨高度如何。这些都很大程度地影响术后结果。本章将综合阐述种植体的三维植入位置和间隙管理。

1. 了解骨的三维形态，把握三维植入位置与处理方法

4D概念中"处理时机"固然重要，但要实现远期美观与功能，先要了解骨的三维形态，确定植入位置。本章将梳理相关知识点[1-3]。

1 最大限度地利用剩余骨量植入

众所周知，种植体的位置在很大程度上会影响最终的修复[4-7]。

前文提到，随着CBCT的普及，我们可以在术前根据诊断蜡型制作手术导板，根据CBCT影像把握牙槽骨的形态。接着要确定理想的植入位置。在外科导板（或者说最终修复体）限制范围之内，最大限度地利用剩余骨量，适当偏舌侧植入。如果希望最终修复体是螺丝固位，那么种植体长轴方向不应从最终修复体切端或切端偏唇侧的位置穿出（病例2-1，图2-1c）。但是，从CBCT的影像上看，如果为了达到最佳初期稳定，就无法在理想的位置和角度植入种植体，那么以种植体颊侧肩台作为起始点，冠方的轴向略偏唇侧，则优先考虑在剩余骨量内植入种植体（病例2-2，图2-2f）。通常拔牙后即刻种植，冠方的轴向多偏唇侧。如果使用计算机辅助手术，更容易在理想的位置植入种植体。接下来需要考虑的是颊侧软硬组织的保存或增量手术。

以下将列举基于CBCT的诊断的注意事项。

2 近远中间隙管理和植入位置

（1）近远中向的植入位置

种植体近远中向的植入位置，应位于最后修复牙冠近远中向的中心点（图2-3e，f）。使用外科导板可以确定位置。但是上颌侧切牙和下颌切牙的近远中径仅有7mm，即使用小直径的种植体，也不允许任何植入偏差（病例2-3~病例2-5）。

病例2-1 种植体植入轴向设计在最终修复体切端偏舌侧的病例（图2-1）

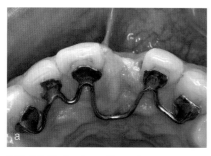
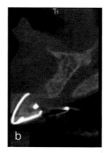

图2-1a，b 正畸治疗结束后，计划植入种植体。术前拍CBCT，计划的植入轴向不可经过最终修复体的切端位置。

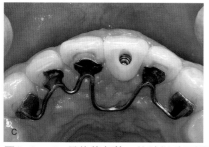
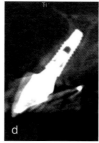
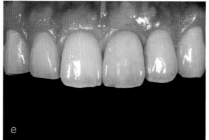
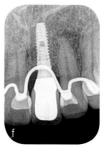

图2-1c~f 最终修复体，按计划采用螺丝固位。

病例2-2 种植体植入轴向设计在最终修复体切端偏唇侧的病例（图2-2）

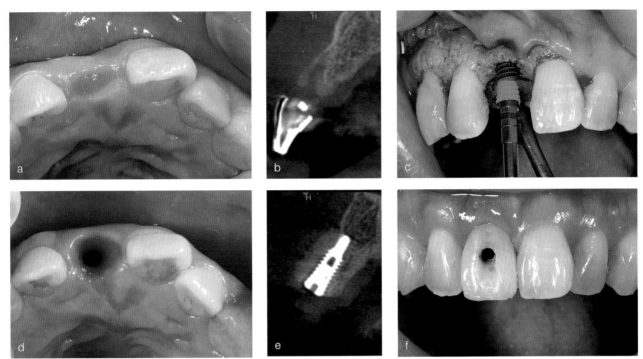

图2-2a~f 计划尽可能地利用剩余牙槽骨植入种植体。当然，这样的结果是螺丝孔位于唇面。

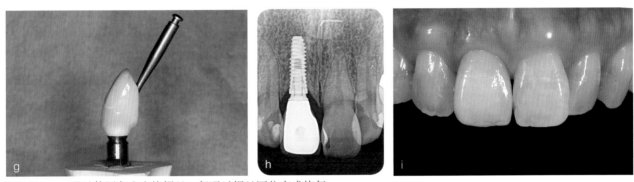

图2-2g~i 通过使用角度变换螺丝，仍通过螺丝固位完成修复。

病例2-3 在狭窄的上牙槽嵴，利用剩余的腭侧剩余骨量种植的病例（图2-3）

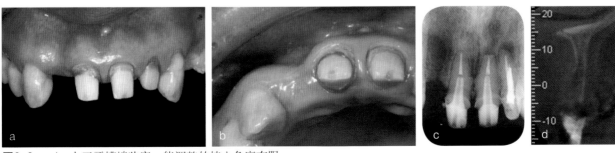

图2-3a~d 由于牙槽嵴狭窄，能调整的植入角度有限。

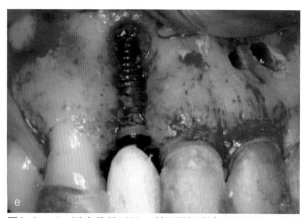
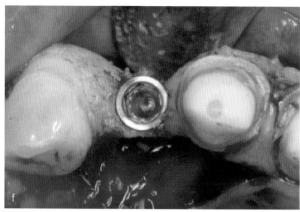

图2-3e，f　因为骨量不足，利用腭侧剩余骨量种植，螺丝孔偏唇侧。

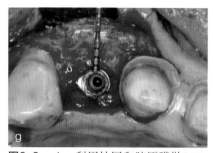
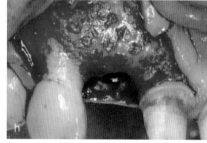
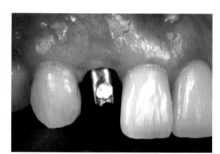

图2-3g，h　利用钛网和胶原膜做GBR，术后10个月复查，种植体唇侧有可观的硬组织再生。因为邻牙提供了支架作用，所以能实现显著的水平向骨增量。

图2-3i　基台的螺丝孔位于唇侧。

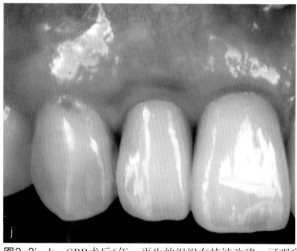
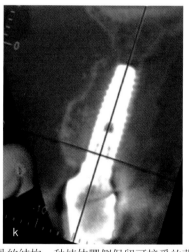

图2-3j，k　GBR术后6年。再生的组织在持续改建。可观察到皮质骨与松质骨的结构。种植体腭侧保留可接受的薄层骨量，而唇侧获得了可观的骨量。

（2）近远中向的间隙管理：邻间软组织重建

种植牙相比天然牙有两个最大的不同点。第一个不同点是种植体周围的骨改建。据Tarnow等的报告，水平向骨改建范围为1.3~1.4mm[8]。也就是说，如果种植体太靠近天然牙，天然牙的支持骨会有吸收的风险。种植体与天然牙的安全距离为1.5mm（病例2-6）[9-10]。此外，有文献报道，种植体间距小于3mm，邻间的骨水平也会下降（病例2-7）[11-12]。为了保存骨嵴顶高度，种植时应尽可能满足种植体间距的要求（表2-1，病例2-4）。

表2-1　以下六种毗邻关系的最小距离与期望能达到的软组织高度

种类	修复关系	相邻距离	最大软组织高度
1	牙–牙	1mm	5.0mm
2	牙–桥体	N/A	6.5mm
3	桥体–桥体	N/A	6.0mm
4	牙–种植体	1.5mm	4.5mm
5	种植体–桥体	N/A	5.5mm
6	种植体–种植体	3mm	3.5mm

引自参考文献14 Timing, positioning, and sequential staging in esthetic implant therapy: a four-dimension perspective。

病例2-4　用单端桥解决修复空间的病例（图2-4）

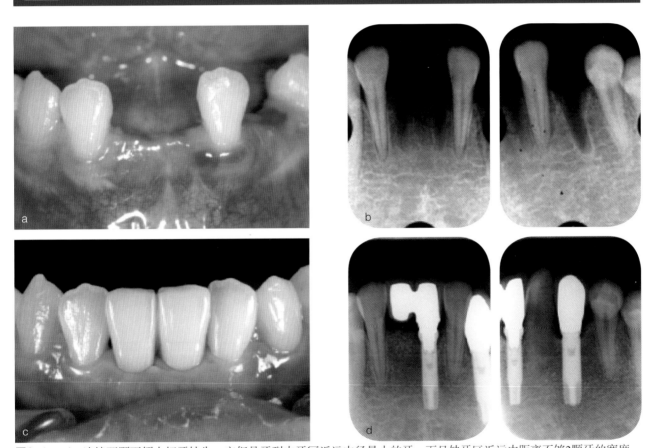

图2-4a～d　连续两颗下颌中切牙缺失，它们是牙列中牙冠近远中径最小的牙，而且缺牙区近远中距离不够2颗牙的宽度。在唇侧做了充足的组织增量。以单端桥修复，且牙冠稍重叠，解决了空间不足问题。治疗后5年回访的口内照及X线片。

第二个不同点是血供来源。天然牙有来自牙周膜的血供，而种植体作为一个异物阻断了周围组织的血供。如果种植体相距较近，种植体之间的软组织血供不足，可以想象邻间软组织的高度会下降。支持邻间乳头的是邻间的骨嵴，它的状态对于美学区软组织形态的维持是最重要的。

Salama等把邻间骨高称为IHB（interproximal height of bone），以此做分类[13]，另设定了六种修复体毗邻关系，每种关系均有最小间距，和期望达到的软组织高度（表2-1）[14]。具体地说，关键要看与种植体相邻的是天然牙、桥体、种植体中的哪一种。与种植体相邻，牙槽骨会发生改

病例2-5 4颗下切牙缺失的种植体支持固定桥修复的病例（图2-5）

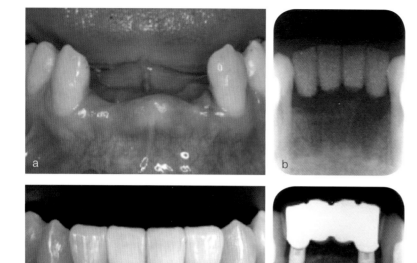

图2-5a~d　4颗下切牙缺失。修复空间不足，所以用桥修复。在侧切牙位置植入种植体。从X线片上看，种植体与天然牙之间的距离没有达到允许范围。为了得到良好的形态，应该在适当的位置植入种植体。

病例2-6 没有达到最小间距的病例（图2-6）

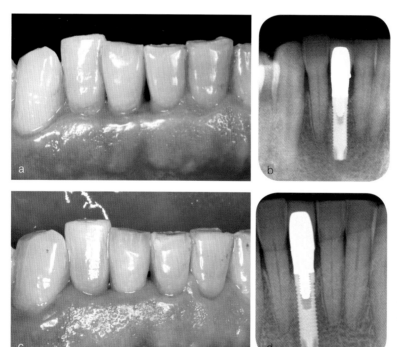

图2-6a~d　下切牙单颗牙缺失的病例，在术后近期（a，b）与术后13年（c，d）做比较。虽然能看到邻间乳头高度有部分恢复，但是因为种植体与天然牙之间的距离不足1.5mm，邻间乳头没达到理想状态。

建，容易有骨丧失，可支撑的软组织高度就会比其他情况的低。做连续多牙缺失的修复设计时，应该考虑到这一点，尽量避免种植体与种植体相邻（病例2-4、病例2-5）。

影响种植体与邻牙之间的软组织形态的因素，不是缺牙区的骨的形态，而是邻牙的牙周组

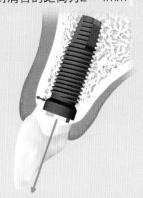

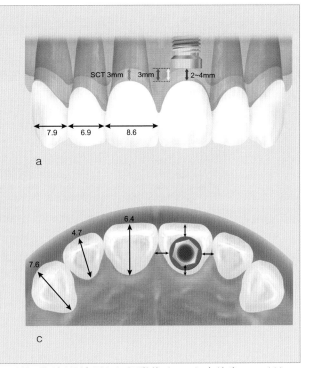

- 天然牙唇侧的嵴顶上组织附着（SCT），即游离龈缘至中央骨嵴顶的距离为3mm ↕
- 天然牙牙槽骨的高度差，即中央骨嵴顶与邻间骨嵴顶在水平向上的落差（OS）为3mm ↕
- 种植体的植入深度，即游离龈缘到种植体肩台的距离为2～4mm ↕
- 邻间骨嵴顶到肩台的距离为2～4mm ↕

图2-7a　天然牙牙槽骨在中央和邻面的高度差大约为3mm（↕），天然牙唇侧的嵴顶上组织附着（SCT）大约为3mm（↕），种植体肩台与未来牙冠颈缘线（即游离龈缘）为2～4mm（↕）。如此计算，种植体肩台位于邻接面骨嵴顶下方2～4mm的位置（）。

图2-7b　种植体植入的位置，在唇舌向看，种植体肩台唇侧边缘应位于未来修复体唇侧颈缘线内侧2mm。

图2-7c　植入时，唇侧应保留尽可能多的组织，且在腭侧不超过牙颈部边缘。

织的状况，或者说，邻牙附着水平决定了邻间乳头的形态[15-16]。实际临床上，有时候在术前已发生了附着丧失，尽管术前邻间乳头还在，术后仍会丧失。所以，要做好术前诊断，想好对策。

如果炎症严重，骨吸收已明显波及邻牙。有的病例在做翻瓣时发现邻牙的邻面有骨吸收，但是尚有部分附着残存[17]。遇到这种情况，应先做术前探诊，明确邻牙的附着水平，在这样的部位有可能实现骨再生、维持邻间乳头高度。邻牙相应的"邻面牙周附着高度"（interproximal height of periodontal attachment）或者说"邻面附着水平"（interproximal attachment level），比"邻间骨高度"（interproximal height of bone；**图2-10**）更能决定邻间乳头能否恢复（**病例2-8**）。

③ **唇舌向的位置及唇侧的考察**（**图2-7**）

（1）唇舌向的植入位置

种植体肩台唇侧边缘，应位于未来修复体唇侧颈缘线内侧至少2mm。

（2）唇舌向的考量：防止唇侧黏膜退缩

正如前文所述，以往的平台对接的种植体，植入式愈合后，其肩台水平会有1.3～1.4mm范围的浅碟状骨吸收[1]。另外，据Spray等的报告，翻瓣植入种植体后，如果唇侧骨板厚度不足1.8～2.0mm，会发生骨吸收，造成骨板厚度进一步减少[18]。所以，Grunder等提到，为了达到美观的效果，种植体唇侧的水平向骨板厚度至少要

病例2-7 能达到最小邻间距的病例（图2-8）

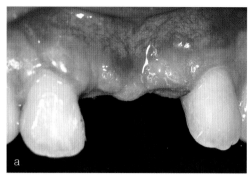
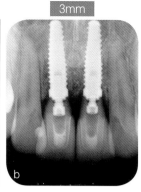
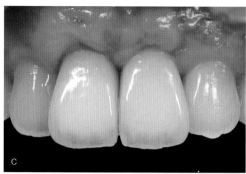

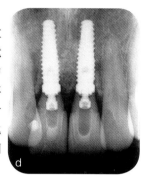
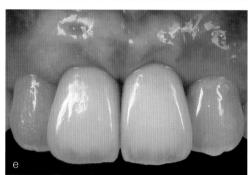

图2-8a～e　a～c：37岁，女性。因外伤导致11、21缺失，唇侧骨板丧失，1个月后来院就诊。种植体植入同期行软硬组织增量。近远中向空间有限，种植体间距仅3mm。治疗结束1年复查，唇侧的组织充足，但是种植体之间的骨嵴高度仅平齐肩台，所以种植体邻间的乳头比天然牙龈乳头低。d、e：11年后，种植体周围组织稳定。

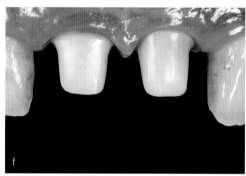
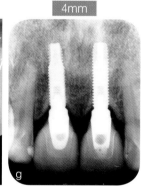
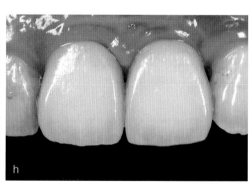

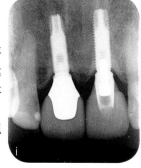
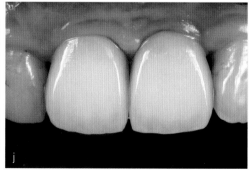

图2-8f～j　f～h：55岁，女性。11、21负重6年的状态。近远中向空间充足，种植体间距可达4mm。因此，6年来种植体之间骨嵴高于种植体肩台水平，邻间乳头形态与周围组织协调。i、j：7年后基台折裂，11重新修复，5年后未发现种植体周围组织变化。

2mm，最好达到4mm[19]。为了确保唇侧骨板达到这个厚度，种植体应偏舌侧植入。

- 不同牙位的唇舌向宽度。

- 如果考虑上部修复组成部分所需要的颊舌向宽度，种植体肩台应位于未来修复体颈缘线内侧2mm。这是其中一个目标。

考量了邻近天然牙的邻面附着水平的病例（图2-9）

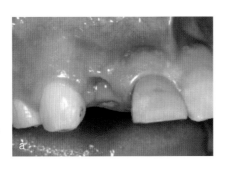
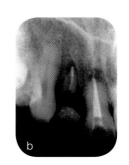

图2-9a，b　12牙周炎症严重，13近中骨吸收。但是探诊深度正常。

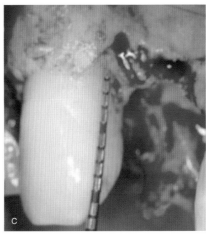
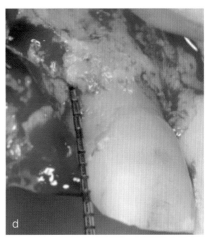

图2-9c，d　虽然翻瓣后可见13近中骨吸收，但该位点保留了附着组织。

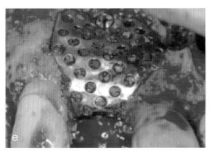
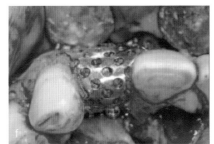
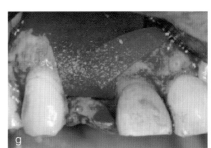

图2-9e～g　将钛网放置在平齐附着水平处，合并使用胶原膜行GBR。

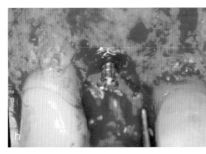
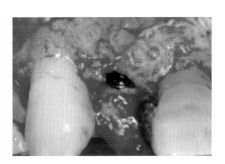

图2-9h，i　9个月后，组织再生达到原剩余的附着水平的高度。

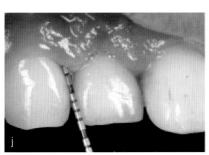
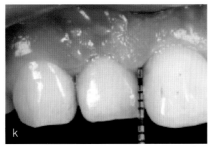
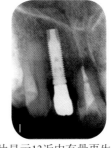

图2-9j～l　最终修复完成3年、GBR术后5年。邻牙探诊深度正常，邻间乳头健康完整，牙尖片显示13近中有骨再生。

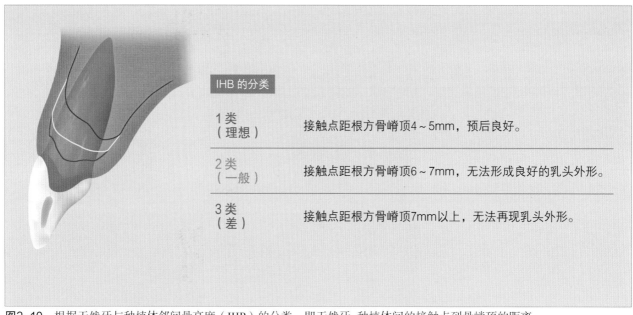

IHB 的分类	
1类（理想）	接触点距根方骨嵴顶4～5mm，预后良好。
2类（一般）	接触点距根方骨嵴顶6～7mm，无法形成良好的乳头外形。
3类（差）	接触点距根方骨嵴顶7mm以上，无法再现乳头外形。

图2-10 根据天然牙与种植体邻间骨高度（IHB）的分类，即天然牙–种植体间的接触点到骨嵴顶的距离。

④ 深度与长轴方向的把控

（1）植入深度与方向

种植体肩台位于修复体唇侧中央顶点根方2～3mm。而且，种植体长轴方向不穿过修复体切端的位置。这样的植入位置是最理想的。

（2）植入深度的考量

从横断面为3～5mm直径的圆形的种植体颈部开始，向冠方要逐渐过渡成牙根形态。为了和天然牙的扇贝状龈缘弧线相协调，种植体应与修复体颈缘线间保持2～3mm的垂直空间。

接下来考虑天然牙的牙槽骨形态和种植体位置的关系。天然牙的牙槽嵴顶是大约3mm高的扇贝状弧线，唇侧的嵴顶上附着是3mm。基于此，如果种植体和邻牙均能达到理想状况，则种植体肩台的唇侧应平齐骨嵴顶，且位于邻间骨嵴顶根方2～3mm。在行GBR时，要以再现这一形态为目标。

⑤ 基台的考察

如果种植体与基台的对接面为平面，一旦暴露在口腔环境内，种植体周围骨组织将发生改建[20-21]。天然牙列的骨嵴顶呈扇贝形。然而，如果使用平台对接的种植体，种植体肩台与基台连接面是平坦的，会引发骨吸收，这成为现代种植修复治疗的一道难题。它可造成邻间乳头丧失，引发美学问题。从牙周病学的认识层面看，邻面有很大的骨高度差，对健康的维持也是不利的。只要天然牙的附着结构不存在了，邻面的骨高度就不容易很好地保持。所以，在实际临床中，应维持邻面骨嵴的高度，要让它高于种植体肩台的位置。

目前应对此问题的对策有以下六点：

①种植体与基台连接处在水平向上远离骨（水平向转移、平台转移、种植体与基台直径不匹配的系统等）[22-25]。

②种植体与基台呈锥度连接，精密封闭。

③一段式种植体的使用。

病例2-9 IHB 1类病例（图2-11）

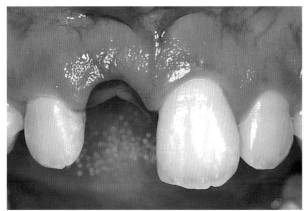

图2-11a 因外伤失牙后2个月的状态。唇侧骨板吸收，软组织愈合，拔牙窝完全封闭。

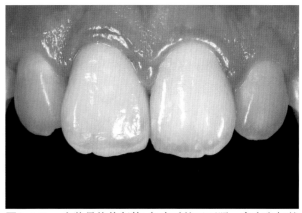

图2-11b 安装最终修复体1年半后的正面照。存在良好的邻间乳头，两侧邻牙的牙槽骨支撑着邻间乳头的高度。

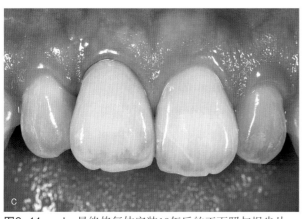

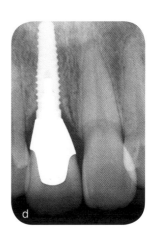

图2-11c，d 最终修复体安装10年后的正面照与根尖片。

很多美学区病例，需要在植入种植体的同时进行组织增量，但一段式种植体无法植入式愈合。此外，与可植入式愈合的两段式种植体相比，它的植入深度比较难控制。

④一次安装永久基台（one time one abutment）概念。

植入式种植体植入后，基台装卸次数应尽可能减少（即1次）。用在临时修复体安装前，或者安装后的组织塑形时。修复体常为粘接固位。

⑤如果遵从一次安装永久基台概念，使用成品基台穿出软组织，基台上方可以制作修复体。但是在美观区，使用这种方法很难达到美学目的。在磨牙区，遵从一次安装永久基台概念，在二期手术时安装基台，在预防种植体周围炎方面是有利的。

⑥随着计算机辅助设计/制作（CAD/CAM）技术的发展，预先制作基台，种植体植入同时可以安装基台。但是，无论如何，这种方法可能使基台边缘位置过深，有残留粘接剂的风险。

总之，在美学区，首先种植体冠方应该有最少3mm厚的软组织[26-27]，其次唇侧应确保有充足的骨板厚度与高度，这样临床上的问题便可迎刃而解。但并不是所有病例都能很容易地满足上述两点，医生应尽力而为。

病例2-10 IHB 3类，通过正畸牵引，变成IHB 2类（图2-12）

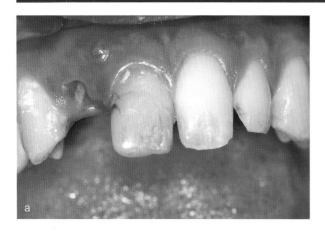

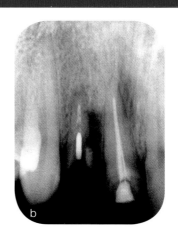

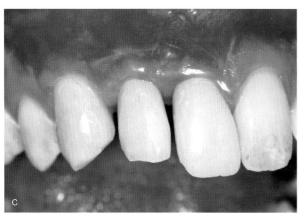

图2-12a～c 以"12根裂"为主诉来院就诊。初诊时X线片显示，11远中的邻间骨高度为3类。GBR后植入种植体，但是12、11间的邻间乳头仍是低位。

正畸牵引后，IHB 3类变为IHB 2类

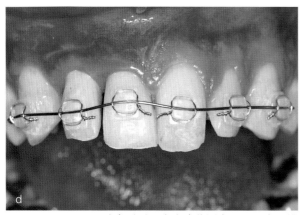

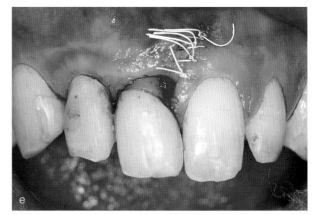

图2-12d，e 11正畸牵引后，在允许范围内，11远中牙槽骨随之冠向生长，13近中由IHB 3类变成IHB 2类。

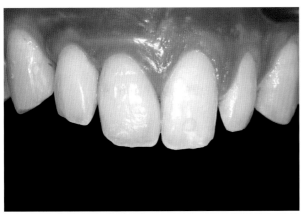

图2-12f 安装修复体2年后的正面照。尽管种植体与天然牙的邻间乳头仍有少量退缩，但在可接受范围之内维持了2年。

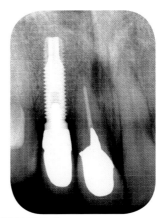

图2-12g 同期的根尖片。

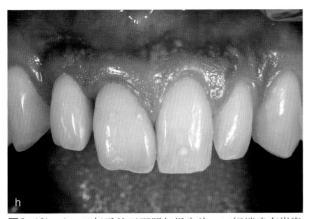

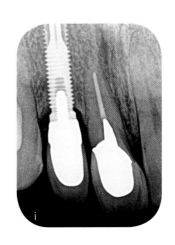

图2-12h，i 12年后的正面照与根尖片。11切端略有崩瓷，总体预后良好。

通常在修复阶段需要多次装卸修复体[28]。从文献回顾及笔者的经验来看，如果需多次装卸修复体，建议使用锥度连接的种植体，它可以预防牙槽骨发生浅碟形骨吸收，使骨嵴顶稳定[29]。

我们通常希望基台与种植体连接处位于最终修复体颈缘线根方3mm处。锥度连接的种植系统常用在美观区。为了袖口塑形，应把种植体植入得深一些。如果使用锥度连接种植系统，最终修复体采用螺丝固位，操作上难免有一些烦琐之处（修复螺丝旋紧时，修复体向根方垂直下沉和顺时针转动的问题）[30]。

病例2-11 使用平台转移种植体修复相邻缺失牙的病例（图2-13）

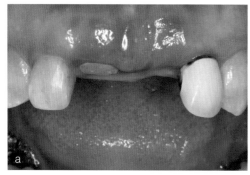
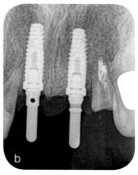

图2-13a，b 先在21位置植入种植体，同期GBR，随后完成11的拔牙和即刻种植。根尖片为11即刻种植时所拍。

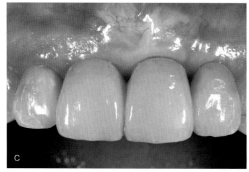
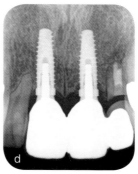

图2-13c，d 反复多次装卸临时冠。21为即刻种植。由于唇侧骨板菲薄，平台转移在骨保存方面的优势无法显现。

病例2-12 使用锥度连接种植体修复相邻缺失牙的病例（图2-14）

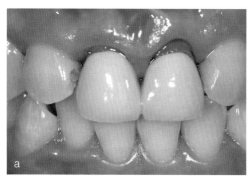
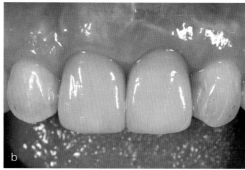
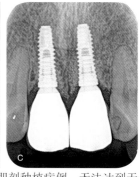

图2-14a～c 初诊时（a）和最终修复1年后（b）的正面照、根尖片（c）。虽然这是双侧同期即刻种植病例，无法达到天然牙龈乳头的完美程度，但是种植体邻间乳头尚在可接受范围内，取得了不错的美观效果。

图2-15所示的是根据种植体植入状态做的分类。如果植入位置达到1类或2类（1亚类或2亚类），大多情况下不会产生美观问题；如果不幸是3类，多少会引起美观问题。

（1）植入方向的处理

在种植体长轴方向过度唇倾的情况下，将来很可能会发生边缘黏膜退缩[25]。与适当位置植入相比，偏唇侧植入后，基台将向黏膜施加根向压力。所以，此时不应使用成品基台，而应在早期制作个性化基台，尽可能地减少基台对唇侧黏膜的压迫。

如果植入位置理想，螺丝口应开在切端与舌隆突之间。

种植体植入状态的分类

1类	◎

种植体肩台在唇舌向上处于适当的位置。确保唇侧有2mm以上的骨板厚度（如原来就有很厚的骨板，或者通过骨再生的方法形成足够厚的骨量）。

■1亚类

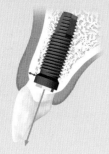

◀种植体轴向控制在切端与舌隆突之间，此为理想的状态。基台的黏膜下部分的形态具有较大的自由度。容易在唇侧保留足够厚的软组织。

■2亚类

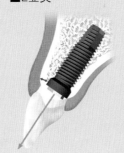

◀种植体轴向在切端偏唇侧，此为次优的状态。基台的黏膜下部分应设计成尽可能凹的形态。必须使用个性化基台。这种植入方法的优点是，更多地利用腭侧剩余骨量植入种植体，容易确保根方的唇侧骨量，可预防唇侧骨开窗。

2类	△

种植体肩台在唇舌向上处在适当的位置。但是不确保唇侧有2mm以上的骨板厚度（如即刻种植，或者通过骨再生的方法未形成足够厚的骨量）。

■1亚类

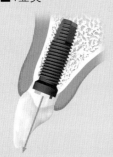

◀种植体轴向同1类1亚类，但比1类更容易引发黏膜退缩。应尽可能增厚软组织。

■2亚类

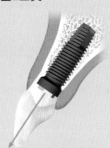

◀种植体轴向同1类2亚类，基台唇侧的组织比1类更容易变薄，要求操作上更谨慎。

3类	✕

种植体肩台在唇舌向上脱离了天然牙该在的位置（如用手术导板时出现偏差）。

■1亚类

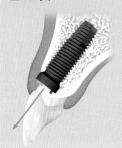

◀种植体轴向偏向唇侧，修复体临床冠过长，与周围组织无法协调，需要将种植体植入，在该牙位使用桥体或者取出种植体。

■2亚类

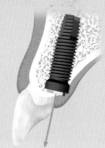

◀种植体轴向偏向舌侧，修复体临床冠较短，与周围组织无法协调，容易引发舌侧异物感、发音问题和前牙切导的功能问题。

图2-15　种植体植入状态的分类。要达到美观的效果，种植体肩台的位置是关键。要确保一定的唇侧骨板厚度。

(病例2-13) 失败病例：因为植入位置不当，将位置不佳的种植体植入的病例（图2-16）

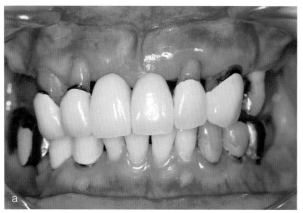

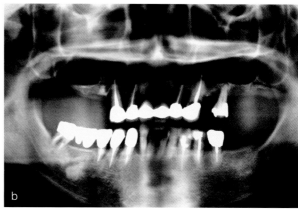

图2-16a，b 以"美观与功能受损"为主诉，希望进行种植修复。上颌余留牙无法保留。

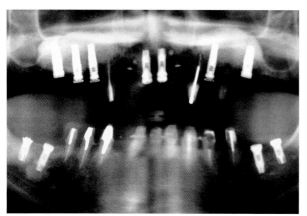

图2-16c 上颌植入7颗种植体，拍X线片。

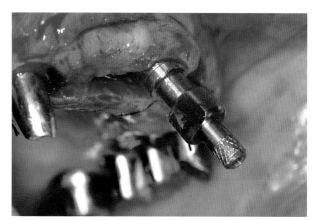

图2-16d 之后，13、23、25拔除后即刻种植，取模制临时牙。然而，11、21距离太近，所以设计植入11，仅用21种植体支持固定桥。

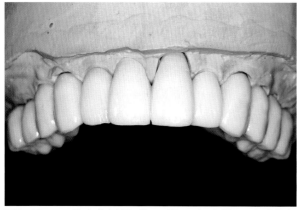

图2-16e 21植入位置属3类1亚类，过于唇倾。此时修复体的临床冠会很长。

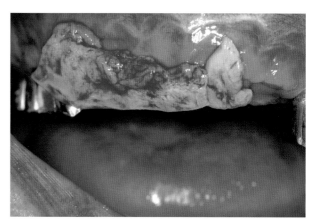

图2-16f 21置覆盖螺丝，进行结缔组织移植，植入不负重。

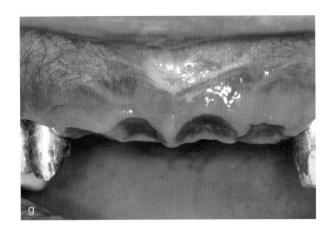

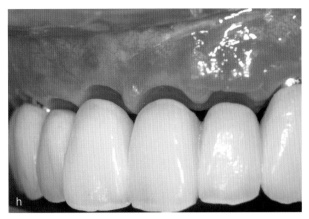

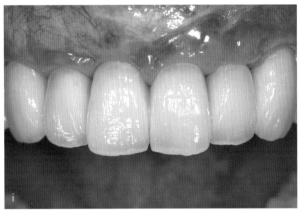

图2-16g~i　术后2个月的状态。21处的种植体完全被软组织覆盖。后用卵圆形桥体整塑软组织形态。

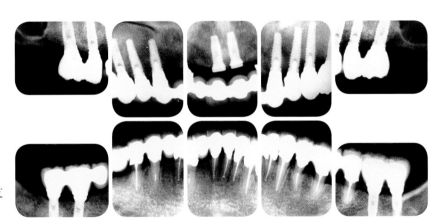

图2-16j　无法用11和21两颗种植体支持最终修复体，但是美观上仍可接受。

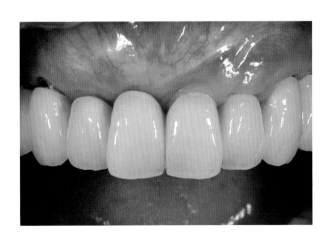

图2-16k　最终修复完成10年后，13、14黏膜有退缩。

病例2-14 行GBR确保唇侧骨板厚度的病例（图2-17）

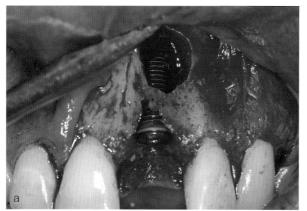

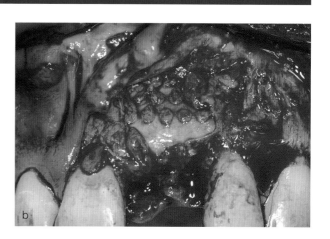

图2-17a，b 唇侧用钛网做骨增量，获得了充足的骨板厚度。

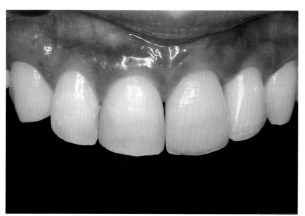

图2-17c 戴最终修复体。

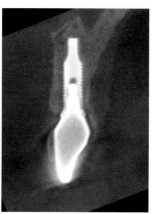

图2-17d 术后1年的CBCT可见，种植体唇侧有2mm以上的骨组织。因为使用了平台转移的种植体，骨组织维持在肩台水平。

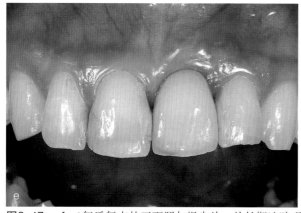

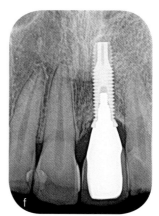

图2-17e，f 9年后复查的正面照与根尖片。从长期追踪观察来看，虽然成功地增加了骨量，但种植位置黏膜略有退缩及少量黏膜透色。或许当时合并使用结缔组织移植可以获得更佳的美学效果。

参考文献

[1] Garber DA. The esthetic dental implant:Letting restoration be the guide. J Am Dent Assoc 1995; 126: 319-325.

[2] Garber DA, Belser UC. Restoration driven implant placement with restoration-generated site development. Compend Contin Educ Dent 1995; 16: 796, 798-802, 804.

[3] Buser D, Martin W, Belser UC. Optimizing esthetics for implant restorations in the anterior maxilla:anatomic and surgical considerations. Int J Oral Maxillofac Implants 2004; 19 Suppl: 43-61.

[4] Rosen D. Repositioning malposed implants: report of two cases. Implant Dent 2010 Jun; 19(3): 184-188.

[5] Saadoun AP, Le Gall M. Selection and ideal three-dimensinal implant position in the anterior aesthetic zone. Int Mag Oral Implantol 2003; 4 (4); 8-18

[6] Small PN, Tarnow DP. Gingival recession around implants: a 1-year longitudinal prospective study. Int J Oral Maxillofac Implants 2000; 15(4): 527-532.

[7] Flügge T, Derksen W, Te Poel J, Hassan B, Nelson K, Wismeijer D. Registration of cone beam computed tomography data and intraoral surface scans - A prerequisite for guided implant surgery with CAD/CAM drilling guides. Clin Oral Implants Res 2016 Jul 20.

[8] Tarnow DP, Cho SC, Wallace SS. The effect of inter-implant distance on the height of inter-implant bone crest. J Periodontol 2000; 71: 546-549.

[9] Esposito M, Ekestubbe A, Gröndahl K. Radiological evaluation of marginal bone loss at tooth surfaces facing single Brånemark implants. Clin Oral Implants Res 1993 Sep; 4(3): 151-157.

[10] Adell R, Lekholm U, Brånemark PI, Lindhe J, Rockler B, Eriksson B, Lindvall AM, Yoneyama T, Sbordone L. Marginal tissue reactions at osseointegrated titanium fixtures. Swed Dent J Suppl 1985; 28: 175-181.

[11] Tarnow D, Elian N, Fletcher P, Froum S, Magner A, Cho SC, Salama M, Salama H, Garber DA. Vertical distance from the crest of bone to the height of the interproximal papilla between adjacent implants. J Periodontol 2003; 74(12): 1785-1788.

[12] Scarano A, Assenza B, Piattelli M, Thams U, San Roman F, Favero GA, Piattelli A. Interimplant distance and crestal bone resorption:a histologic study in the canine mandible. Clin Implant Dent Relat Res 2004; 6(3): 150-156.

[13] Salama H. Salama MA. Garber D. Adar P. The interproximal height of bone:a guidepost to predictable aesthetic strategies and soft tissue contours in anterior tooth replacement. Pract Periodontics Aesthet Dent 1998; 10(9): 1131-1141.

[14] Funato A, Salama MA, Ishikawa T, Garber DA, Salama H. Timing, positioning, and sequential staging in esthetic implant therapy:a four-dimensional perspective. Int J Periodontics Restorative Dent 2007; 27(4): 313-323.

[15] Grunder U. Stability of the mucosal topography around single-tooth implants and adjacent teeth:1-year results. Int J Periodontics Restorative Dent 2000; 20: 11-17.

[16] Kan JY, Rungcharassaeng K, Umezu K, Kois JC. Dimensions of peri-implant mucosa:an evaluation of maxillary anterior single implants in humans. J Periodontol 2003 Apr; 74(4): 557-562.

[17] Novak MJ, Albather HM, Close JM. Redefining the biologic width in severe, generalized, chronic periodontitis: implications for therapy. J Periodontol 2008; 79(10): 1864-1869.

[18] Spray JR, Black CG, Morris HF, Ochi S. The influence of bone thickness on facial marginal bone response:stage1 placement through stage 2 uncovering. Ann Periodontol 2000 Dec; 5(1): 119-128.

[19] Grunder U, Gracis S, Capelli M. Influence of 3-D bone-to-implant relationship on esthetics. Int J Periodontics Restorative Dent 2005; 25: 113-119.

[20] Berglundh T, Lindhe J. Dimension of the periimplant mucosa. Biological width revisited. J Clin Periodontol 1996; 23: 971-973.

[21] Cochran DL, Hermann JS, Schenk RK, Higginbottom FL, Buser D. Biologic width around titanium implants. A histometric analysis of the implanto-gingival junction around unloaded and loaded nonsubmerged implants in the canine mandible. J Periodontol 1997; 68(2): 186-198.

[22] Baumgarten H, Cacchetto R, Testori T, Meltzer A, Porter S. A new implant design for crestal bone preservation:initial observations and case report. Pract Proced Aesthet Dent 2005; 17(10): 735-740.

[23] Lazzara RJ, Porter SS. Platform switching:a new concept in implant dentistry for controlling postrestorative crestal bone levels. Int J Periodontics Restorative Dent 2006; 26: 9-17.

[24] Cappiello M, Luongo R, Di Iorio D, Bugea C, Cocchetto R, Celletti R. Evaluation of peri-implant bone loss around platform-switched implants. Int J Periodontics Restorative Dent 2008; 28: 347-355.

[25] Jung RE, Jones AA, Higginbottom FL, Wilson TG, Schoolfield J, Buser D, Hämmerle CH, Cochran DL. The influence of non-matching implant and abutment diameters on radiographic crestal bone levels in dogs. J Periodontol 2008 Feb; 79(2): 260-270.

[26] Linkevicius T, Apse P, Grybauskas S, Puisys A. The influence of Soft Tissue Thickness on Crestal Bone Changes Around Implants: A 1-Year Prospective Controlled Clinical Trial J Periodontol 2004; 75: 1242-1246.

[27] Galindo-Moreno P, León-Cano A, Ortega-Oller I, Monje A, Suárez F, ÓValle F, Spinato S, Catena A. Prosthetic Abutment Height is a Key Factor in Peri-implant Marginal Bone Loss. J Dent Res 2014; 93(7 Suppl): 80S-85S.

[28] Cooper LF, Tarnow D, Froum S, Moriarty J, De Kok IJ. Comparison of Marginal Bone Changes with Internal Conus and External Hexagon Design Implant Systems: A Prospective, Randomized Study. Int J Periodontics Restorative Dent 2016; 36: 631-642.

[29] Cooper LF, Reside G, Stanford C, Barwacz C, Feine J, Abi Nader S, Scheyer ET, McGuire M. A multicenter randomized comparative trial of implants with different abutment interfaces to replace anterior maxillary single teeth. Int J Oral Maxillofac Implants 2015; 30: 622-632.

[30] Yilmaz B, Seidt JD, McGlumphy EA, Clelland NL. Displacement of screw-retained single crowns into implants with conical internal connections. Int J Oral Maxillofac Implants 2013; 28: 803-806.

第3章

美学区的整牙拔除术：
理论基础与临床改进
—即刻种植与牙槽嵴保存术—

Total Extraction Therapy in Esthetic Area: Its Verification and Evolution
—Immediate Implant Placement, Ridge Preservation—

本章与下一章的"部分牙拔除术"是有明确的区别的。通常情况下，我们把拔牙后即刻种植和牙槽嵴保存术统称为"整牙拔除术"。

笔者2008年出版的本书的上一版提到拔牙后即刻种植的适应证与分类。但是当时引用的病例是缺少术前的CBCT诊断的。后来我们认为，需要用CBCT来评估一些影响预后判断的指标，如唇侧骨板是否存在、厚度有多少。本章将回顾即刻种植与牙槽嵴保存术的文献，沿用旧版中的即刻种植分类，通过具体病例验证不同分类的预后，增加CBCT诊断依据，提出新的即刻种植分类，并分析这种新分类的可行性。

1. 拔牙与种植体植入时期的分类，即刻种植的适应证

首先我们先对拔牙后种植体植入的不同时期进行分类[1]（**表3-1**）。

笔者认为，因根管治疗失败、牙内吸收或外吸收、龈下龋，根折等原因造成牙齿无法保留，但腭侧还有合适的骨量，且邻牙的牙周组织健全（IHB分类为1类）时，可以考虑即刻种植。若想通过即刻种植获得成功的美学结果，适应证选择很重要。如果是中重度的牙周病患牙，邻面或腭侧发生骨吸收，需要进行组织增量手术，则应选择早期或延期植入种植体。

表3-1 拔牙和种植体植入的时期和方法（引自Wilson等的分类）[1]

第一类	①不翻瓣**即刻种植**。②翻瓣，合并使用结缔组织移植和GBR的**即刻种植**。	即刻种植（immediate implant placement）
第二类	软组织愈合（**拔牙后1.5～2个月**）后，GBR同期植入种植体。	早期种植（early implant placement）
第三类	**拔牙3～4个月**，根据临床检查和X线检查，把握拔牙窝内骨组织愈合情况，植入种植体。例如，拔牙窝保存术后植入种植体的病例。	延期种植（delayed implant placement）
第四类	**拔牙后4个月以上**，植入种植体。例如，拔牙后即刻或早期为了保存牙槽嵴，或者增加骨量行GBR。或者不做额外处理，等软硬组织愈合后，植入种植体。	

2. 关于拔牙后即刻种植的预期性

曾几何时，临床医生向患者介绍治疗选项时，对拔牙后即刻种植推崇有加，因为对患者与医生来讲，其步骤比较简单、侵入性小、治疗时间短[2-6]。我们过去也这么认为。但是，如果在种植体的选择、植入位置、方向控制、组织形态变化的预测等方面出现偏差，可能引起黏膜退缩或者唇侧的骨量不足，产生美观问题。需时刻警惕的是，单纯为了追求微创和快捷选择即刻种植的做法不可取[7-9]。

现在，我们认为对拔牙后即刻种植的适应证应准确把握，思考处置的有效性（**病例3-1、病例3-2**）。

病例3-1 拔牙后即刻种植的长期预后：10年追踪观察的病例（图3-1）

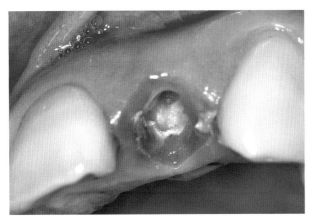

图3-1a 22为残根，无法保留。

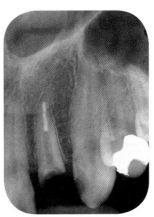

图3-1b 初诊时的根尖片。

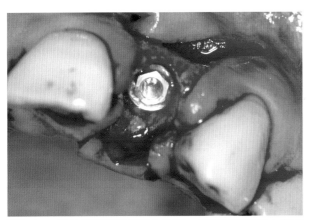

图3-1c 当时使用了不可吸收的膜，拔牙后即刻植入表面光滑的3.75mm×13mm种植体。

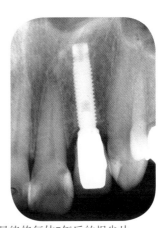

图3-1d 戴最终修复体7年后的根尖片。

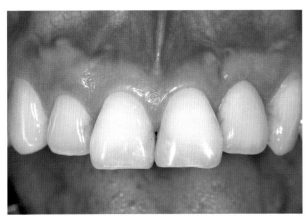

图3-1e 戴最终修复体7年后的正面照。

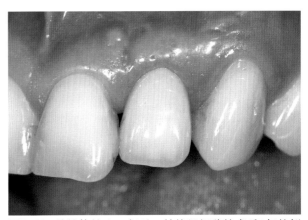

图3-1f 种植体植入10年后、结缔组织移植术后3年的侧面照。即刻种植是有预期性的方法。

病例3-2 在发现唇侧骨板吸收的情况下做即刻种植，最终龈缘线不齐的病例（图3-2）

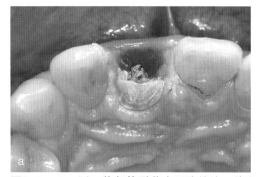
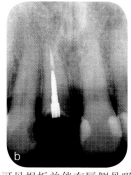
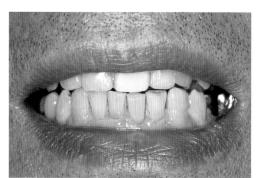

图3-2a，b 因11修复体脱落来医院就诊，检查可见根折并伴有唇侧骨吸 图3-2c 术前检查见患者并非高位笑线。
收。

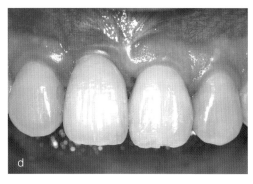
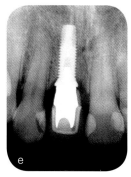

图3-2d，e 最终修复体安装后的正面照和根尖片。与预测的一样，临床牙冠过长。不过术前已对患者充分告知，即刻种植后龈缘线可能不齐，患者仍要求即刻种植，因为他更希望治疗时间短些。

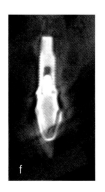
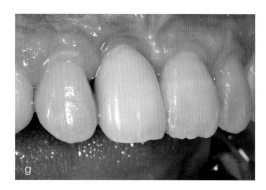

图3-2f，g 4年后的CT影像（f）。当时唇侧发生了根折，仍采用不翻瓣种植，所以有此结果并不意外。种植体唇侧骨板缺失。8年后的口内照（g），与治疗结束时一样，组织量仍不足。

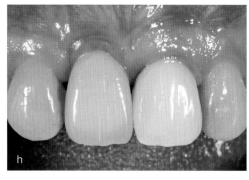
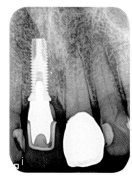

图3-2h，i 12年后的正面照和根尖片。经过了12年，没有进一步的黏膜退缩。但另一侧的中切牙又受了一次外伤，因冠折而行修复治疗。

3. 拔牙窝愈合过程及拔牙窝保存术的文献回顾

首先，我们需要了解牙拔除后，拔牙窝形态将发生什么变化。Araújo等通过观察犬的下前磨牙区在拔牙后发生的组织学变化，得到以下总结（图3-3）[10]：

① 通常上颌前牙的唇侧骨是很薄的，尤其是骨嵴顶处，很多情况下仅由束状骨组成。拔牙后，牙槽窝内血块充盈，骨组织开始吸收与重建。

② 根据犬的下前磨牙区的实验，拔牙约2周后，破骨细胞在骨嵴顶处出现，同时束状骨开始消失。相对菲薄的颊侧骨嵴顶处的厚度与高度都在减小。

③ 4周后，束状骨消失，编织骨开始形成。

④ 8周后，颊侧骨外侧发生吸收，拔牙窝内成骨，这就是骨改建现象。总体说，颊侧骨板向根方减少2mm。

这是因为唇颊侧牙槽骨菲薄，其内侧的牙周膜血供被切断后，骨吸收更快。

4. 即刻种植与拔牙窝保存术的文献回顾

拔牙后选择即刻种植，还是拔牙窝保存术？笔者认为切入点是如何保存菲薄的唇侧骨，最大限度地控制骨吸收。

1　**拔牙后的组织愈合的文献回顾：动物实验**

关于拔牙后组织愈合变化的报告有很多，我们选其中比较有代表性的。Fickl等的实验分了四组。第一组是仅拔牙；第二组拔牙后翻瓣并原

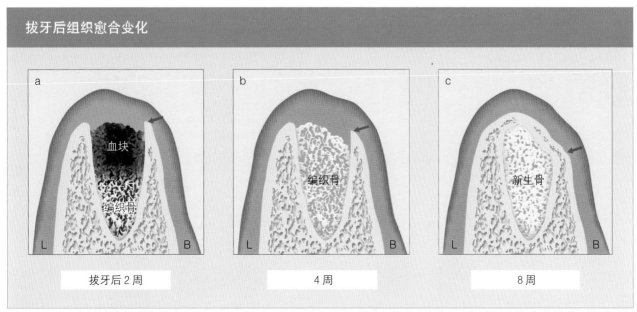

拔牙后组织愈合变化

| 拔牙后2周 | 4周 | 8周 |

图3-3a～c　犬的下前磨牙拔牙后2周（a）、4周（b）、8周（c），牙槽窝的愈合变化。颊侧骨嵴顶仅有束状骨，拔牙后束状骨吸收，颊侧骨高度会减小（←）（示意图根据参考文献10绘制）。

位复位，人为制造外科损伤；第三组不翻瓣，用Bio-Oss Collagen填塞拔牙窝，并用游离龈移植物封闭（即拔牙窝封闭处理）；第四组翻瓣，用Bio-Oss Collagen填塞拔牙窝，并用游离龈移植物封闭（即拔牙窝封闭处理）。2个月和4个月后分别取印模灌模型，扫描模型后取得数据做重叠分析。结果不出所料，不翻瓣且拔牙窝封闭处理的这一组，尽管颊侧骨板有吸收，但拔牙窝的软组织形态得到了更好的保存，与其他组的差异有显著性[11]。

Araújo等学者提出反对观点，他们认为如果是6个月以上的长期观察，翻瓣与否不存在差异。然而，他们的实验中是没有进行拔牙窝封闭处理的[12]。

接着，Fickl等在上述结果的基础上，做出很有趣的报告。

第一组　拔牙窝内充填Bio-Oss Collagen，并封闭拔牙窝。
第二组　在与第一组相同操作的基础上，颊侧骨外侧行GBR法骨增量。
第三组　在与第一组相同操作的基础上，用手用骨扩张器将颊侧骨板由内向外加力，造成青枝骨折。

（换言之，第二组、第三组是考虑到拔牙窝的颊侧会发生骨吸收，做出过增量操作。）
第四组　在与第一组相同操作的基础上，颊侧行结缔组织移植。

在垂直向与水平向上测量各项变化值。结果是颊侧水平向骨吸收值没有显著差异。**而值得注意的是，虽然颊侧骨板高度都有下降，但采用结缔组织移植的这一组，牙槽骨的保存显著优于其他几组**[13]（**图3-4**）。

（1）从动物实验上看即刻种植

Caneva等做即刻种植时，合并使用胶原膜与DBBM，能提升缺损处的骨再生效果（**图3-5**）。但是关于颊侧骨保存方面，有报告说DBBM颗粒的作用有限[14]。无论如何，应选择直径小于拔牙窝的种植体，在拔牙窝内偏舌侧植入，在间隙内植入骨移植材料，虽然颊侧骨仍会发生吸收（如上文所引文献所述），但是也有很多论文提到种植体自身会被骨组织覆盖。

另外，Pei等报告了大鼠实验上得出的有趣结果。按常规做法，拔牙后即刻种植（**图3-14**），偏腭侧备洞，保留唇侧间隙植入种植体。也就是往拔牙窝内看，腭侧的根周膜在备洞时已经去

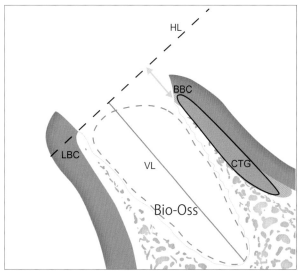

图3-4　Fickl等提出的四种不同情况下，拔牙后的组织变化。将结缔组织移植至颊侧的这一组，颊侧垂直向骨吸收得到明显的抑制（根据参考文献13改编）。

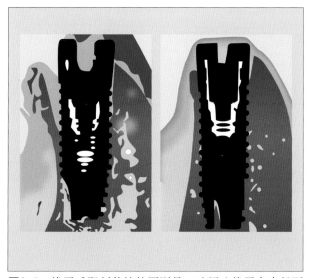

图3-5　拔牙后即刻种植的原则是，选用比拔牙窝直径更小的种植体，在偏舌侧位置植入。也就是说植入拔牙窝时，颊侧需保留间隙（根据参考文献14改编）。

牙槽嵴保存术的优点和适应证

优点

- 原有的软硬组织轮廓形态得以维持。
- 达成兼顾功能与美观的治疗结果，所需的牙槽嵴骨量维持稳定。
- 牙槽嵴保存术后，治疗进程变得简单。

适应证：

- 拔牙后计划延期种植的病例：
  ①不推荐拔牙后即刻种植或者早期种植时。
  ②因怀孕，或患者原因不方便即刻种植或者早期种植时。
  ③预测种植体无法达到初期稳定性时。
  ④青春期的患者。
- 用传统方法修复，想维持牙槽嵴轮廓时。
- 相比效果而言，患者更关注价格时。

即刻种植的优缺点

- 即刻种植方法，种植体有很高的生存率。
- 即刻种植的黏膜退缩风险高。文献列举的退缩值范围很大。
- 黏膜退缩的风险因素：
  ①吸烟。
  ②薄的唇侧骨板（1mm以下）。
  ③薄的软组织生物型。
  ④种植体位置不佳。
- 通常需要软硬组织增量术。
- 在美学区，应限定特殊情况使用即刻种植，对术者来说技术敏感性高。

图3-6，图3-7　牙槽嵴保存术的优点和适应证，即刻种植的优缺点。推荐使用安全、切实有效的治疗方法。

除，种植体直接与骨结合，唇侧还保留了牙周膜。当然因为种植体与唇侧骨板间存在间隙，唇侧骨多少发生了吸收。但值得注意的是，与腭侧相比，唇侧残存牙周膜的部位新生骨更多。所以笔者建议即刻种植时，唇侧应保留完整的根周膜。

（2）临床报告[19-22]

首先笔者要引用于2012年发表在《Clinical Oral Implants Research》上的一篇系统综述，从这份报告展开叙述。

软硬组织会相继发生变化。评估硬组织垂直

- 牙拔除后，软硬组织会相继发生变化的系统综述。
- 以拔牙窝的生物学和治疗相关的证据为基础的知识点。
- 关于拔牙后即刻种植的系统综述。
- 从系统综述归纳出拔牙后的牙槽嵴保存术的流程。

向变化量时，从颊侧骨嵴顶至拔牙窝的基底部测定骨降低的高度，计算颊侧骨吸收百分比。结果显示，拔牙6个月后骨吸收11%～22%，比舌侧和近远中侧的骨吸收值大。因此，可以判断，拔牙后颊侧牙槽嵴只能保留原高度的78%～89%（**病例3-3**）。

所以我们要考虑拔牙窝保存术（系统综述中表述为牙槽嵴保存术）。**图3-6**里列举了牙槽嵴保存术的优点。

即刻种植的美学效果如**图3-7**所述。如果考虑美学效果，有学者所持观点与笔者不同，对即刻种植持否定态度。但无论采用什么样的方法，拔牙窝愈合后唇侧骨已发生吸收，必须关注软硬组织增量。

Huynh-Ba等对93个牙位的唇侧骨板进行测量，平均唇侧骨厚度为0.8mm，其中1mm以下的占87%，仅有3%的唇侧骨厚度达2mm[23]。所以得出与前文所引系统综述同样的结论，就是即刻种植时，大多的病例需要考虑软硬组织增量术。

病例3-3 先利用了天然牙的牙冠，行牙槽嵴保存术，后无翻瓣种植的病例的长期追踪报告（图3-8）

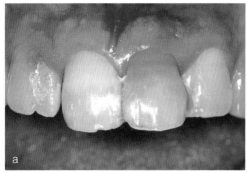
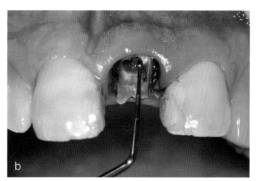
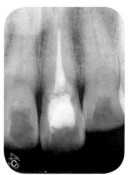

图3-8a～c 以"21唇侧根折"为主诉来院就诊。

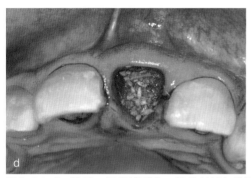
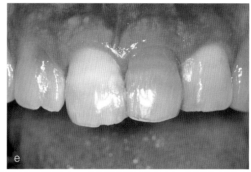
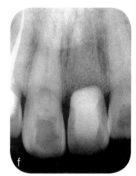

图3-8d～f 拔牙，搔刮拔牙窝，植骨材料与胶原塞封闭拔牙窝。折裂牙的牙冠填上光固化复合树脂，组织面做成卵圆形，用于愈合期间的临时修复。

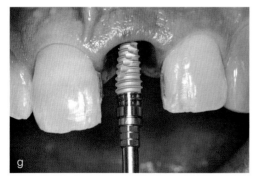
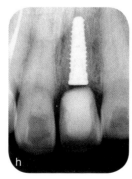

图3-8g，h 4个月后，行黏膜环切术，不翻瓣种植。

之后，又有其他的系统综述报告了同样的结论[24–25]。

关于系统综述中所提的唇侧骨吸收，Buser等做了研究，比较拔牙前与拔牙8周后的CT图像。如果唇侧骨板厚度小于1mm，垂直向骨吸收均值为7.5mm。如果唇侧骨板厚度大于1mm，垂直向骨吸收均值仅1.1mm[26]。这一点在后文有详述，它支持了我们判断是否采用即刻种植的基础。

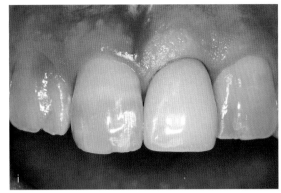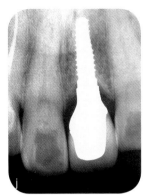

图3-8i　又过了4个月，用激光做黏膜环切，戴螺丝固位临时冠，对黏膜塑形。

图3-8j　最终修复体安装后的根尖片。

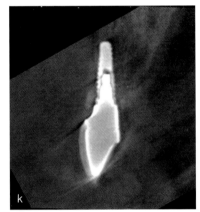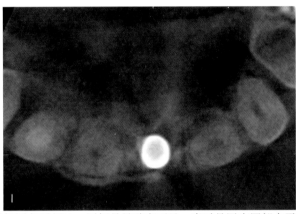

图3-8k，l　1年后的CBCT检查，虽然唇侧骨得到维持，但是与对侧同名牙相比，唇侧骨量稍有不足。当时是因为冠部水平折裂，稍累及到唇侧的牙槽骨而拔了牙，所以唇侧骨量有减少。

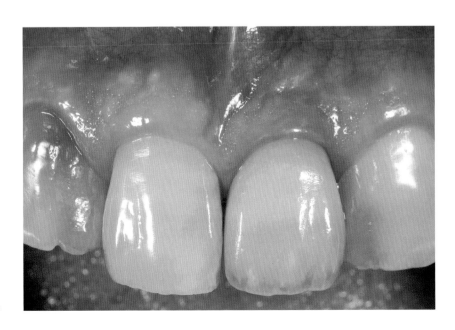

图3-8m　经过9年的观察，情况良好。

5. 牙槽嵴保存术的理论基础和笔者的见解

下面谈谈我们对牙槽嵴保存术的见解。与自然愈合相比，牙槽嵴保存术是在拔牙窝内填充移植物，以期在愈合后维持软硬组织的形态。但即便如此，有时仍会发生难以预料的唇侧骨吸收。而且即使牙槽嵴轮廓保存完好，但是拔牙窝内骨愈合不完全，只是充满了结缔组织，这样的事情时有发生。这种无骨组织充填拔牙窝，即不完全愈合的情况，如果发生在桥体则问题不太，但是如果发生在即将植入种植体的位点，结果只能是延长治疗时间。导致这种现象的原因有很多，例

如拔牙窝内搔刮不充分，出血少致血块不足，可吸收膜没有放置合适。还有拔牙窝开口处（下文简称为洞口）不做处理，或者说洞口不适当地封闭，都可能导致感染，进而引起不完全愈合（**病例3-4**）。

如果唇侧骨板完整，最有效的牙槽嵴保存术式是，不翻瓣微创拔牙，腭侧取带上皮的结缔组织移植物，封闭拔牙窝洞口。临床上除上用上述方法，还可以用带蒂的或者游离的结缔组织（或者用可吸收的替代材料）封闭拔牙窝洞口（**病例**

病例3-4 牙槽嵴保存失败的病例（图3-9）

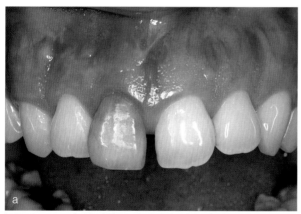
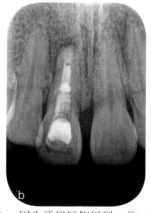
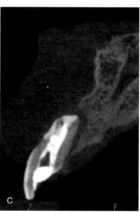

图3-9a~c 初诊时的正面照（a）和根尖片（b）、CBCT片（c）。因为牙根唇侧折裂，前一位医生用了复合树脂封闭，做意向再植术。但是患者感到牙齿松动，唇侧龈肿胀，以此为主诉来院就诊。

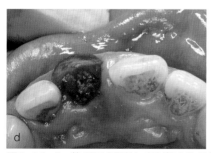
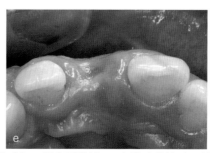
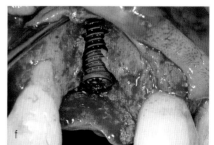

图3-9d~f 使用了所谓的"冰激凌植骨技术"，保存牙槽嵴。7个月后种植时，见唇侧牙槽嵴发生了吸收，而且拔牙窝内没有骨组织置换。可能的原因是拔牙窝搔刮不足，洞口不恰当地封闭，发生了感染。

病例3-5 封闭洞口后，追加GBR的病例（图3-10）

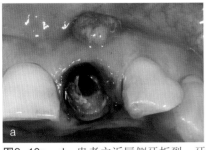 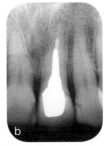 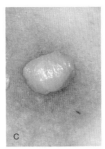 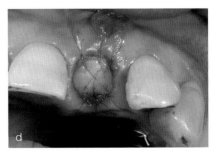

图3-10a～d 患者主诉唇侧牙折裂，牙龈肿胀前来就诊（a，b）。拔牙后直接用骨移植材料充填，从腭侧取与拔牙窝洞口大小相当的游离龈移植物封闭洞口（c，d）。

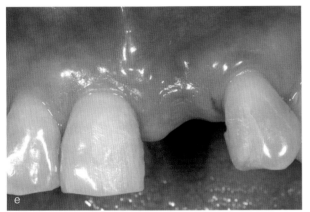 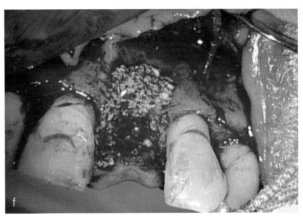

图3-10e，f 封闭4个月后种植。拔牙窝内愈合良好。虽然达到种植条件，但是与初诊时相比，唇侧骨已发生吸收，需再行骨增量术。

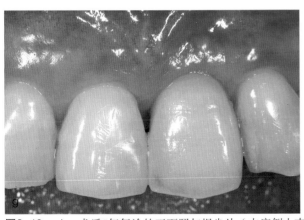 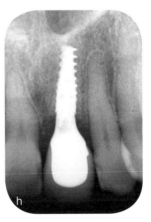

图3-10g，h 术后5年复诊的正面照与根尖片（本病例由南昌宏医生友情提供）。

3-5）。很多临床报告证实了该法的有效性。尽管牙槽嵴保存术能减少唇侧骨吸收，但并不能完全避免骨吸收，所以即使种植体能安全地在骨内植入，也要根据实际情况需要进行软硬组织移植。

即刻种植，在笔者看来，唇侧骨板是关键。如果达到种植条件，尽量选择即刻种植。这里展示一个在2009年拔牙后即刻种植，用带蒂的结缔组织封闭拔牙窝的病例（病例3-6）。

病例3-6 拔牙后使用带蒂结缔组织辅助即刻种植的病例（图3-11）

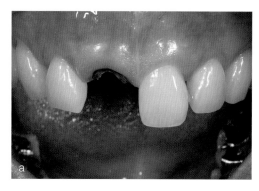

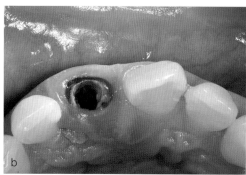

图3-11a，b 以"腭侧牙根折断"为主诉来院就诊。剩余牙体组织少，计划拔除。

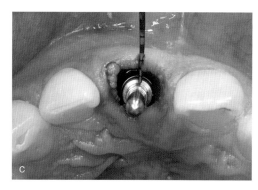

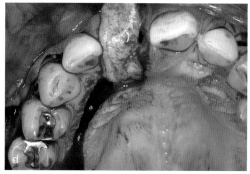

图3-11c，d 拔牙后即刻种植，用带蒂的结缔组织覆盖。

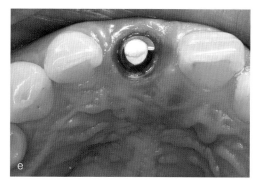

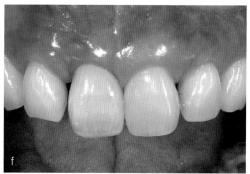

图3-11e，f 唇侧形态基本得到保留。

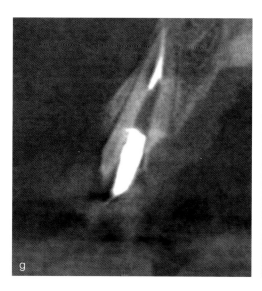

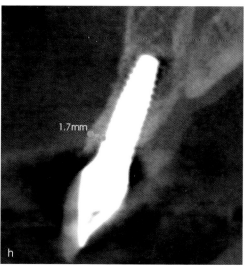

1.7mm

图3-11g，h 术前（g）、术后（h）比较。尽管唇侧骨板有吸收，但是大约1.7mm厚的唇侧骨得以保留。

即刻种植的优缺点

优点	缺点
·愈合时间缩短。 ·手术次数减少。 ·设计桥体时，即刻使用临时修复体，可以维持邻间乳头的形态。 ·与常规种植相比，它可在早期获得骨整合。 ·多牙缺失的病例，咬合功能的维持由牙支持式转变为种植体支持式。	·植入的方向、深度、颊舌向定位等，要求术者具有更高的熟练度。 ·有时因为拔牙窝的原因，不得不中止种植计划。 ·很多情况下，单纯处理拔牙窝内侧面，无法维持牙槽嵴的形态。 ·虽然就诊次数减少是一项优点，但是很多情况下，想通过一次处理就达到最终的牙槽嵴形态是很困难的。有时在美学区要对最终结果妥协。

图3-12　即刻种植的优缺点。

根据以上理论，我们得出即刻种植的优缺点和不同于其他种植方法之处，如**图3-12**所示。

1　即刻种植位置的考量

即刻种植的术式以及种植体位置如**图3-14**所示。即刻种植的基本条件是，靠腭侧骨把种植体固定住，而在唇侧保留间隙。

Evan等报告42颗单牙即刻种植修复的预后（平均观察18.9个月），提出了一些观点。其中最核心观点是，根据牙龈的厚度，分为厚龈型与薄龈型。另外，根据植入的位置分类，偏唇侧位置定义为A类位置，偏腭侧位置定义为B类位置。结果显示，A类位置的唇侧软组织退缩值是B类位置的3倍（1.8mm∶0.6mm），差异具有统计学意义。而且，薄龈型与厚龈型相比，黏膜退缩的差异无显著性，但是薄龈型黏膜退缩的趋势更明显[41]。

Chen等发表了30颗单牙即刻种植的病例报告。作者根据唇侧间隙的不同处理方式，分为不充填组、单纯充填组和充填后放置不可吸收膜三组。结果显示，与不充填组相比，充填组的唇侧骨吸收量减少，两组之间的差异具有统计学意义。充填组的垂直向与水平向缺损的减少，也优于不充填组，但差异无统计学意义[42]。

所以综合分析，**图3-13**的植入位置在可接受范围内。这时候为了防止唇侧黏膜的退缩，不应使用成品基台，而应制作个性化基台，减少唇侧凸度。

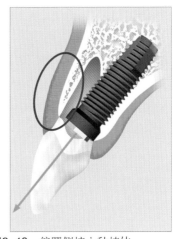

图3-13　偏腭侧植入种植体。

即刻种植的术式和种植体植入位置	达到与牙颈部协调的 2类1亚类 植入位置

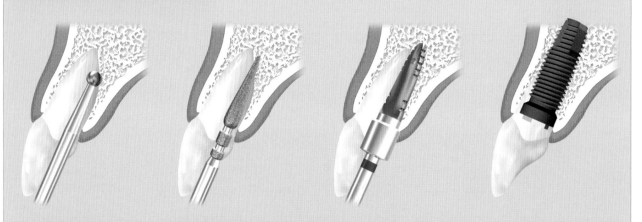

❶使用牙周膜刀，在腭侧近远中处，向根尖方向用手施加压力，或者轻敲以增大间隙。

❷用拔牙钳，谨慎地使用旋转动作，拔除牙齿。

❸如果有根尖病变，应彻底地搔刮肉芽组织，尽可能地保留健康的牙周膜。

❹用长金刚砂球钻（2710-0号钻），在偏腭侧的骨壁上定点。

❺注意长轴的方向，用2710-1号钻（必要时用2710-2号钻），形成定位孔。

❻用常规种植系统的麻花钻，成形钻备洞。

❼因为腭侧皮质骨硬，种植体形成的螺纹迫使种植体打滑偏向唇侧，要考虑用2710-2号钻去除腭侧骨壁上的螺纹。

❽为了使种植体不向唇侧偏斜，在唇侧留下合适的空间，注意植入深度。

❾安装临时基台，间隙内植入植骨材料，判断初期稳定性是否足够，安装临时修复体。

图3-14　考虑即刻种植的位置时，为了与牙颈部协调，应将种植体植入到2类1亚类，这是理想的位置。

---

2 **即刻种植前的正畸牵引**

（1）冠向牵引的理论基础

在2007年时我们提出在即刻种植前，应先通过正畸牵引让牙齿冠向移动。这么做的根据是：

①即使保留了唇侧骨板，其厚度也很菲薄。可以预测到，拔牙后骨嵴顶会有骨吸收，相应地，黏膜也可能退缩。

②使用常规的种植系统时，为确保嵴顶上组织附着的形成，骨组织会发生改建，唇侧骨可能会吸收到第一螺纹处，相应地，黏膜也可能退缩。这种退缩需控制到最小限度之内。

③为了能获得种植体根方的初期稳定性和偏腭侧植入时所需的骨量。

④正畸治疗后的拔牙操作变得容易。

通过正畸的手段，将待拔牙牵引至最终修复体的牙颈部更冠向的位置，龈边缘也随之移动到更冠向的位置。以此为基础做后续的塑形。为达到这个目的，应将牙齿牵引至离龈边缘冠方至少2mm的位置。

现如今，仍有学者认为即刻种植前的正畸牵引是一项有效的方法[43-44]，但是我们已不经常使用这种方法。造成这种改变的理由是：

①单纯做冠向正畸牵引，唇侧骨在垂直方向上能增高，但是原来菲薄的唇侧骨并没有变厚。Buser等的报告指出，大多数病例的唇侧骨板都是菲薄的，如果考虑拔牙后的愈合形态，牵引成骨的效果是有限的，很多情况下还需追加软硬组织增量术。

正畸牵引的优点

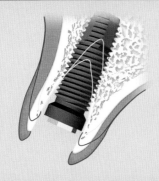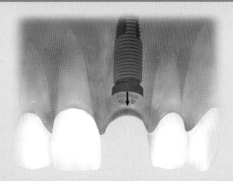

❶存在四面骨壁时，弥补了拔牙后的唇侧骨吸收。

❷即使在根方只有三面骨壁，因为正畸牵引让唇侧软组织增加，所以能轻松地完成同期GBR手术。

❸种植体与拔牙窝之间的间隙变小。

❹在根方能更好地获得初期稳定性。

❺拔牙操作变得容易。

图3-15　使用正畸牵引，获得牙槽骨与牙龈的冠向的增量。总的说，它有五个优点。

②考虑种植的三维位置，尽量偏腭侧植入，相应地在唇侧形成间隙。与第一点相同的是，还需要考虑软硬组织是否能保存下来，还是需增量手术。

③近年根形种植体成为主流设计。如果不做正畸，直接在拔牙窝内植入根形种植体，也能获得良好的初期稳定性。

那么，什么时候需要单纯冠向正畸牵引呢？在一些病例中，需要预先将软组织（角化黏膜）边缘设置到比最终修复体的颈缘线更冠方的位置，且需要预留即刻种植时结缔组织移植的空间时，就会用到这种方法。可以不受唇侧骨的限制，用2～3个月的时间就可以把软组织向冠方移动2mm，接着保持2～3个月，就可以拔牙做即刻种植了。另外，如④所说的，因为拔牙变得容易了，能最大限度地保存牙周膜，或许能显著提升成骨的能力。

后文会提到使用封闭拔牙窝的技术时，预先

把牙颈缘线设定在更冠向的位置，或者患牙周病的待拔牙的近远中骨水平提升到目标牙槽嵴位置时，会使用到正畸牵引的方法（图3-15）。

（2）以骨增量为出发点的正畸牵引的新方法：种植位点的正畸处理（OISD）

与正畸牵引的技术相关的命名有很多（如正畸牙牵引，或者正畸力被动萌出）。与单纯冠向正畸牵引方法不同，这种新式的单纯靠正畸达成骨增量的方法，叫作种植位点的正畸处理（Orthodontic Implant Site Development，OISD）。以下做简单的介绍。

这个名字是笔者的朋友Amato等[47]最早提出来的，笔者沿用了这一名字。在拔牙和种植前，先通过正畸的方法成骨，先前有Nozawa等、Zuccati等发表过这样的报告[48-49]。正畸牵引的矢量方向是非常重要的。

合并使用牙根颊向转矩的OISD术式示意图

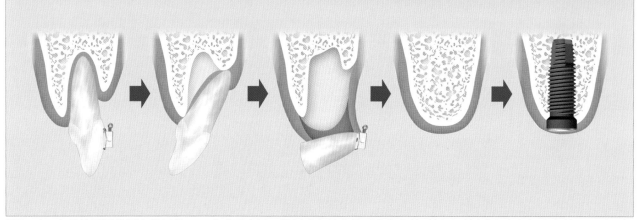

图3-16　合并使用牙根颊向转矩的OISD术式示意图。腭侧残存的有骨再生能力的牙根（牙周膜）向颊侧方向转矩，牙根倾斜移动（翻转）如图所示。

OISD的适应证与优缺点

适应证
- 只要待拔牙还存在牙周膜（主要是腭侧）就可以行OISD，成骨的程度取决于残存的附着高度。
- 同牙列或对颌牙有正畸的必要性，就可以在正畸期间行OISD。
- 在一些特殊的病例中，虽然没有正畸的必要性，但是患者有正畸的心理需求，或者有口腔内科疾病，希望最大限度地降低外科治疗的创伤，或者不希望使用移植材料的病例。

优点
- 能无创、安全地成骨。
- 即使不使用移植材料，也能实现骨再生。
- 可能实现无翻瓣种植，有的病例能进行种植体支持的即刻临时修复。

缺点
- 治疗时间长。
- 治疗期间因美观顾虑，变得复杂。
- 需要正畸科医生参与到OISD里。

图3-17　OISD的适应证与优缺点。

所谓的OISD，是既考虑施力的大小与方向，又最大化地利用牙周膜的骨再生能力，使用转矩（主要是根的颊向转矩），在垂直与水平向上增加骨量（图3-16）[47,51]。众所周知，很多日本患者做前牙区种植治疗前，需要先进行其他天然牙的正畸治疗。正畸联合OISD，不但不会耗费额外的时间，而且还可能实现无翻瓣种植。

但有的时候，仅少数牙缺失的患者不需要或者不希望做正畸，他们更希望选择治疗时间短的常规的种植方法。图3-17总结了OISD的适应证与优缺点。

即刻种植的新分类	以术前CBCT诊断作为依据
1类 （最理想的结果） 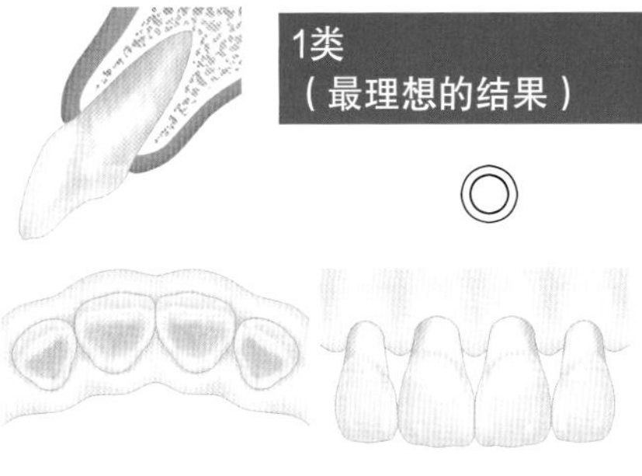 ◎	唇侧骨板完整，而且厚度达1.0mm以上（最好超过1.5mm），这种情况下可以不翻瓣植入种植体。如果软组织比较薄，可以行结缔组织移植。 **说明：**前牙唇侧骨板厚度达1.5mm以上的情况很少见。即使是达到1.0mm以上，考虑到术后可能会发生骨吸收，应进行结缔组织移植、即刻临时修复或者安装个性化临时基台，并考虑是否行部分牙拔除术（PET，参考**第4章**）。
2类 （好的结果） 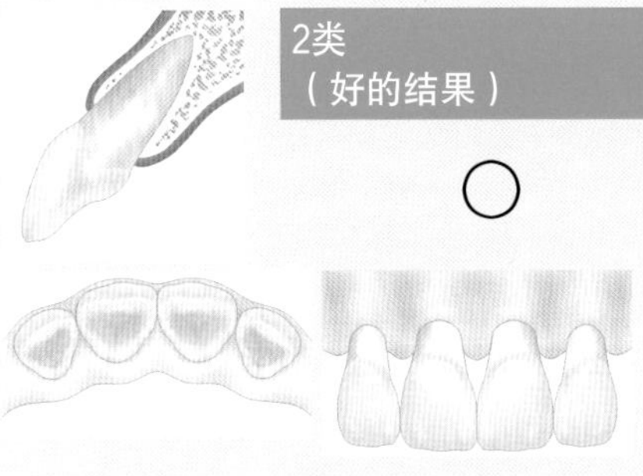 ○	唇侧骨板完整，但厚度不足1.0mm。这种情况下，应在即刻种植同期进行结缔组织移植。 **说明：**日本人的前牙大部分是2类。应考虑即刻临时修复或安装个性化临时基台，或采用部分牙拔除术。
3类 （好结果或可接受的结果） 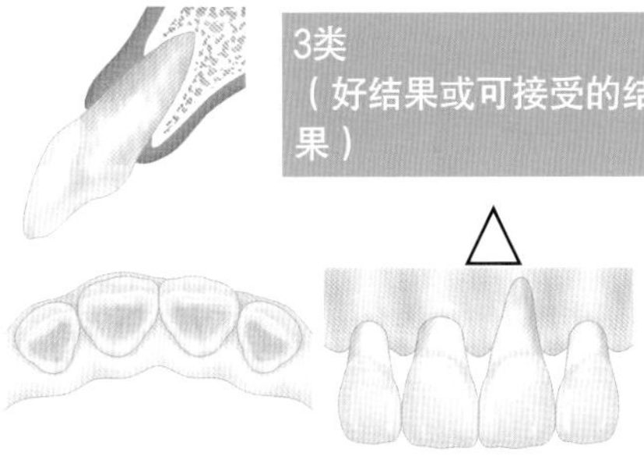 △	虽然唇侧存在骨缺损，但舌侧骨板完整。牙槽窝内可以植入种植体。制备半厚瓣或隧道瓣，合并使用GBR和结缔组织移植（参考**第5章、第6章**）。 **说明：**至少在单牙缺失的病例，如果种植体能获得初期稳定性，就会达成良好的结果。而多牙缺失的病例，需根据实际情况做出判断，酌情考虑OISD。
4类 （差的结果） 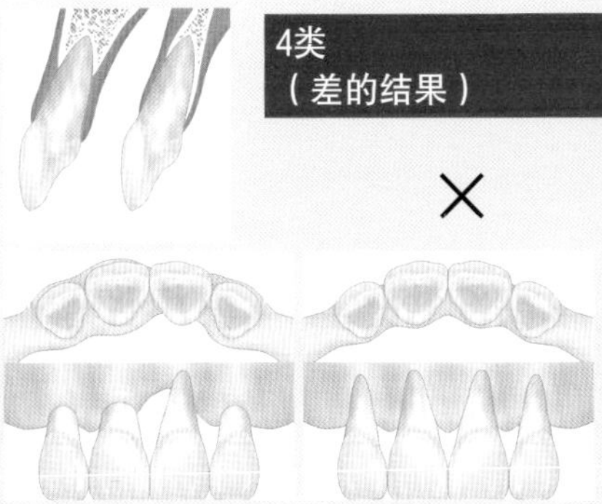 ×	唇舌侧骨均有缺损，容易变成垂直向骨缺损。邻牙邻面存在附着丧失，拔牙窝基底部的牙槽突变窄，无法在牙槽窝内植入种植体。即刻种植在这种情况下是禁忌证。 **说明：**发生重度牙周病患者，还有根尖牙槽骨极度萎缩的患者（参考**图3-22**）。

图3-18　基于4D概念的即刻种植分类。

3 即刻种植分类的理论依据

我们（如Funato、Maurice、Ishikawa）曾经提出即刻种植的分类[44]。这个分类以正畸牵引作为前提，以骨探诊和拔牙后的变化作为判断依据。上文提到，先正畸牵引，再进行即刻种植，至今仍是一项有效的种植前处理方法，但是我们已经不经常使用。现如今，因为有了术前CT诊断，即使不行骨探诊，也能预先把握唇侧骨的位置和厚度。但是，我们对于即刻种植的分类没有本质的改变。在原有分类的基础上，加上新的术式考虑，我们提出改良的新分类方法，如**图3-18**所示。以下将展示采用此分类法进行种植治疗的病例的预后（**病例3-7～病例3-9**）。

病例3-7 1类的预后（图3-19）

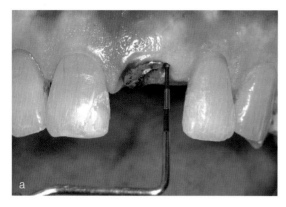
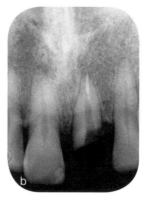

图3-19a，b 以"根折"为主诉就诊。

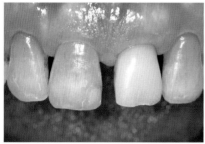

图3-19c 判断为即刻种植分类 1类，会有理想的结果。正畸牵引后不翻瓣拔牙、即刻种植，即刻安装临时修复体。

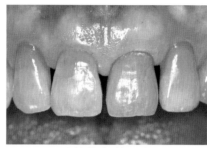

图3-19d 最终修复体安装后的正面照。这个病例相当于即刻种植分类的 1类（理想结果）。

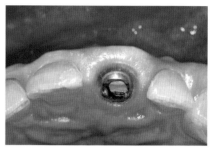

图3-19e 术后2年，唇侧有足量的组织被保存下来。这是因为牙龈和牙槽骨为厚生物型。

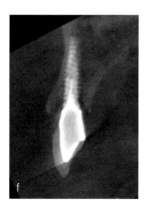
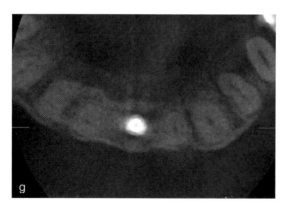

图3-19f，g 术后3年的CBCT影像。骨量充分维持，唇侧骨量与两侧邻牙在同一水平。

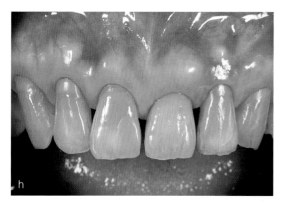
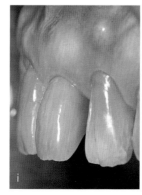

图3-19h，i 11年后的正面照与侧面照。虽然天然牙的牙龈发生了退缩，但是种植体周围软组织维持在术后即刻时的状态。

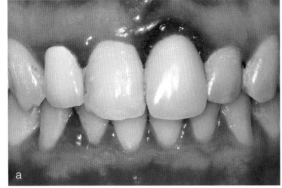
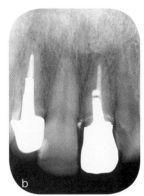

图3-20a，b　初诊时的正面照与根尖片。21牙龈因金属着色影响美观，另外根尖片显示根1/3处有侧穿。

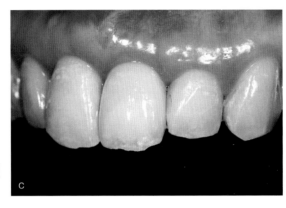
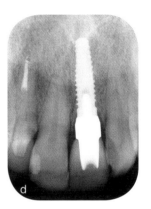

图3-20c，d　戴最终修复体后的侧面照与根尖片。本病例属于即刻种植的2类（好的结果）。

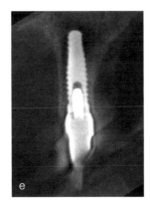
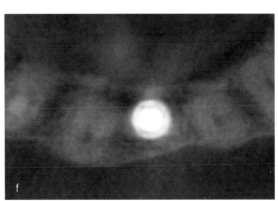

图3-20e，f　4年后的CBCT影像。唇侧骨板得到保存，但是与右侧同名牙相比，骨量有所减少。不足之处可以由结缔组织移植来弥补。

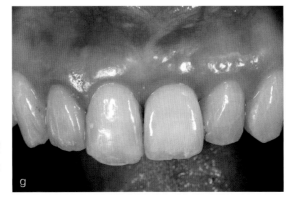
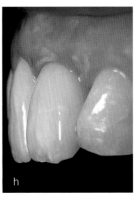

图3-20g，h　12年后的正面照与侧面照。虽然骨量略有不足，但是由12年的观察来看，形态得以维持。

病例3-9 3类的预后（图3-21）

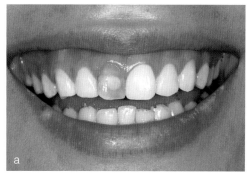 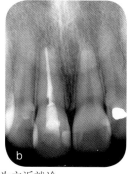 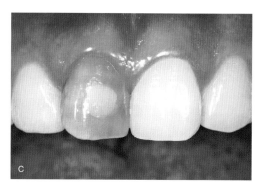

图3-21a~c 11唇侧中央发生根折，以"疼痛"为主诉就诊。

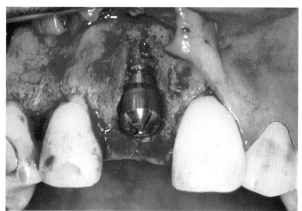 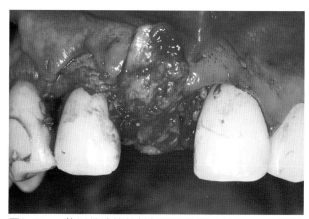

图3-21d 正畸牵引后，拔牙即刻种植，但是因为唇侧中央有根裂，唇侧骨丧失，然而种植体还能植入到骨轮廓内。

图3-21e 使用骨移植材料与可吸收膜，行GBR，同期结缔组织移植。

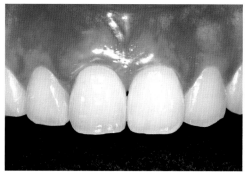 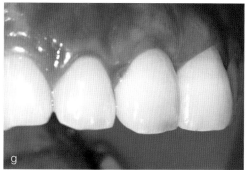 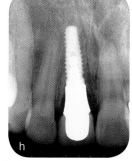

图3-21f 戴入最终修复体时，美学效果良好，但是唇侧牙颈部发生些许凹陷。

图3-21g，h 术后2年，上颌右侧的侧面照和根尖片。组织稳定，其状态得以保持。

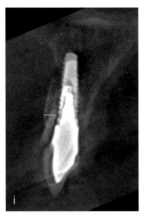
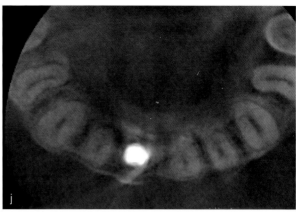

图3-21i，j　术后3年的CBCT片。这是拔牙后即刻种植和同期唇侧GBR的结果，可见唇侧的骨组织。

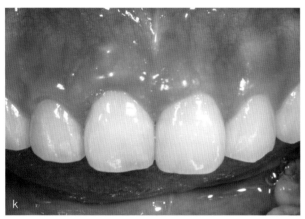
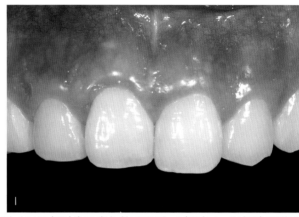

图3-21k，l　最终修复体安装3年后（2009年时为29岁）以及6年后（2012年时为32岁）的正面照。3年时11、21切端无明显差异，但6年时可见因颌骨发育，11种植体与21天然牙的切端产生了显著的位置差。患者在这个时候没有提出美观受损的问题。笔者提议重新制作修复体。

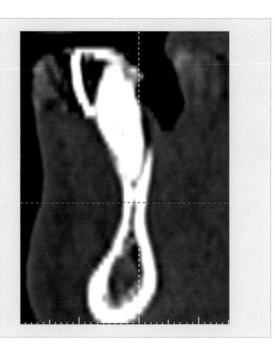

图3-22　另一个病例可见下颌尖牙的CT像。根尖部的骨嵴狭窄，这样的病例若行简单的即刻种植，是非常危险的。

6. 基于4D概念的策略性即刻种植

1 **多牙缺失的即刻种植**（病例3-10）

●方案1：11、21、22、23植入4颗种植体

这是单冠修复方案，乍一看优点是可清洁性和美观性。的确，采用种植单冠修复对清洁本身来说是有利的，但是邻间乳头的高度不能保证，而且对近远中种植体的植入位置、深度要求甚高，术者须有一定的熟练度。唇侧可能要做大面积的GBR。即使植入的位置是正确的，最终修复体的邻面接触区仍会较长，临床牙冠形态过方，无疑与天然牙及容貌不协调。还有，治疗费用会因种植体数目增加。

●方案2：11、21、23为种植体，22为桥体，或者11、22、23为种植体，21为桥体。3颗种植体支持的修复体

这两个方案种植体的放置是有区别的，也许

是最常选用的方法。如果在22、23处种植，种植体间距不能确保达到3mm。如果在11、21处种植，虽能达到3mm的间距，但是最重要的正中邻间乳头可能无法恢复。

●方案3：12、21、23为种植体，11、22为桥体。3颗种植体支持的修复体

本病例的12是腭侧移位的死髓牙，需要做修复。如果策略性拔除该牙，植入种植体的话，种植与桥体的连续形态可以实现，有利于邻间乳头的恢复。当然，如果12是活髓牙的话，我们很难做出这样的选择。

当时与患者详细说明了几个方案，患者同意第三个方案，就是在12、21、23的位置植入种植体，11、22为桥体，以3颗种植体支持的固定桥修复体完成修复。治疗时对前牙进行临时修复，按一定顺序用种植体替代待拔的天然牙。

病例3-10 上前牙多牙缺失的病例：基于4D概念的战略性即刻种植（图3-23～图3-30）

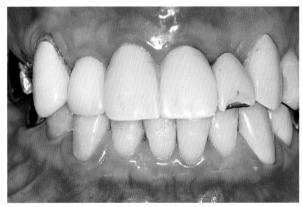

图3-23a 初诊时的正面照，患者为薄生物型。

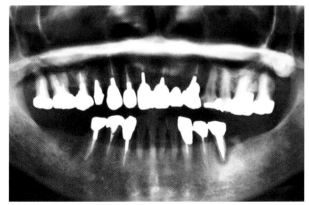

图3-23b 初诊时的曲面断层片，双侧下磨牙缺失，应优先在该区种植，恢复咬合。

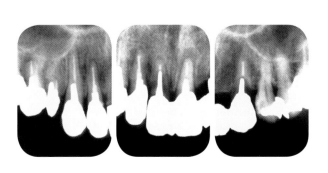

图3-23c 初诊时的根尖片。23龋及龈下，而且前牙桥松动，11冠脱粘接伴有根管内龋坏，预后不良。

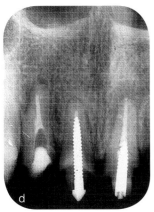
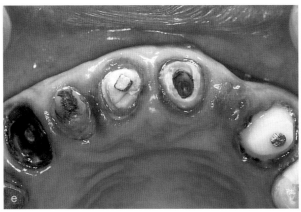
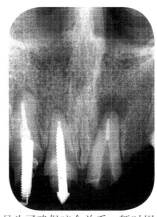

图3-23d～f　拆除上颌前牙修复体后的咬合面照及根尖片。虽然23有龈下龋，预后不良，但是为了确保咬合关系，暂时用树脂重建。11、21拆除金属桩后，见21唇侧有小的侧穿点，11唇侧中央有裂纹。目前，患者的缺失牙为11、21、22、23。如何设计种植修复是本病例的关键点。

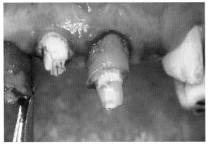
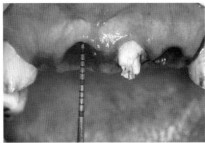
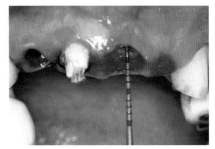

图3-23g　首先，暂留的23建立CR核，13-23戴入临时修复体，接着拔除12、21。

图3-23h　确定12唇侧骨嵴顶的位置。

图3-23i　确定21唇侧骨嵴顶的位置。

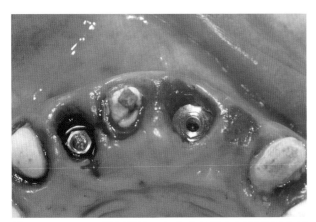
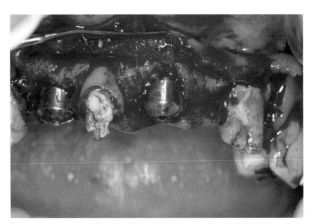

图3-23j　12、21即刻种植，留出种植体与唇侧骨板之间的间隙。

图3-23k　12唇侧有足够的骨厚度。21牙槽骨较薄。术中见11唇侧有裂纹。分析唇侧骨的形态，12原本是腭侧异位的，相应的即刻种植分类为1类，21为2类。

　　本病例先在12、21采用正畸牵引，然后拔牙、即刻种植。之后翻颊侧瓣，在拔牙窝唇侧间隙内植入骨材料，龈瓣做冠向复位。12属于即刻种植分类的1类，21为2类，大约4个月后安装最终基台，依次牵引11与23。之后，拔除11，在拔牙窝内充填骨移植材料，用卵圆形桥体维持邻间乳头形态。23拔除后，剩余牙槽骨为3类，所以在唇侧做了GBR，同期植入结缔组织。21也属于2

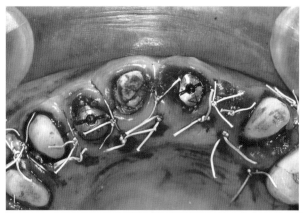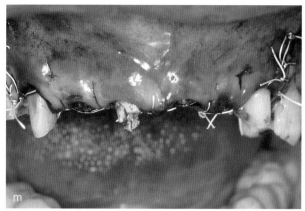

图3-23l，m　拔牙窝内充填骨移植材料，软组织瓣减张，冠向复位缝合。

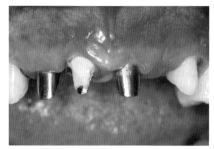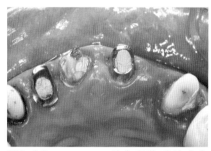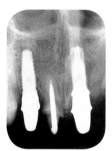

图3-24a　G-UCLA基台安装后的正面照。12、21种植4个月后取模，安装G-UCLA最终基台。

图3-24b　G-UCLA基台安装后的咬合面照。螺丝口开在腭侧，植入位置是恰当的。

图3-24c　同一部位的根尖片。

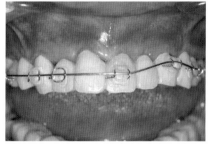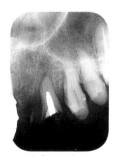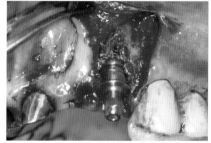

图3-25a　按23、11的顺序依次正畸牵引（译者注：原文为13、21牵引，疑为误）。

图3-25b　正畸牵引3个月后，23的根尖片。

图3-25c　23唇侧有骨开裂，为即刻种植的3类，所以植入后行GBR和结缔组织移植术。

类，22为桥体，其唇侧丰满度要有保证，所以这两处都需要行结缔组织移植。同时，13也因同样的理由行结缔组织移植，大约4个月后临时修复，进行穿出轮廓塑形。接着，用复制穿出轮廓的转移杆取模，用G-UCLA基台制作了最终基台。

　　笔者认为，种植体的位置和轴向是即刻种植的重点。许多报告指出，种植体的长轴方向不应在最终修复体切端的唇侧穿出，植入位置也不能过度地偏舌侧。所以，确定即刻种植的理想位置时，应先判断基台的螺丝口位置，也就是说，不希望螺丝口开在唇侧面。本病例的前牙3颗种植体，都恰当地完成了植入。

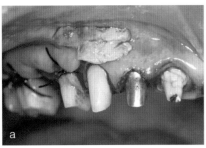

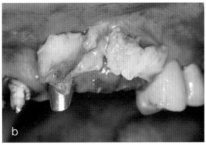

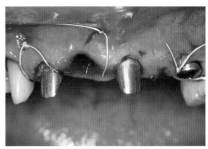

图3-26a，b　上颌右侧磨牙的牙周手术中，取结缔组织移植物，植入在13、21、22、23的位置，21属于2类，所以与其余牙位同期进行结缔组织移植。

图3-26c　11拔除后，结缔组织移植完成时。

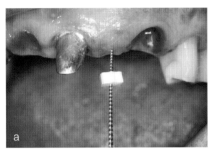

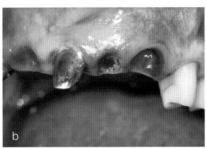

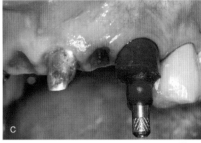

图3-27a～c　23植入种植体，3个月后戴临时修复体进行穿出轮廓塑形。之后，测量22的软组织厚度，制作卵圆形桥体塑形。23用个性化转移杆取模。

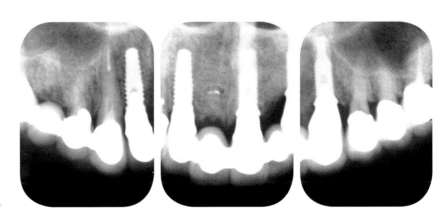

图3-28a　戴入最终修复体时的根尖片。

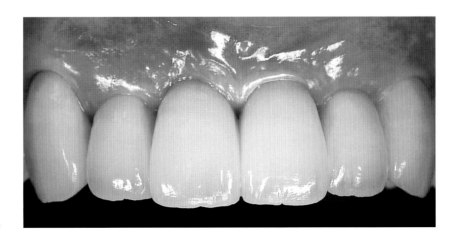

图3-28b　戴入最终修复体时的正面照。

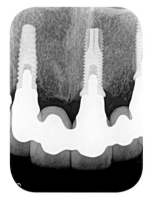
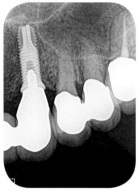

图3-29a 最终修复体戴入8年后的根尖片。

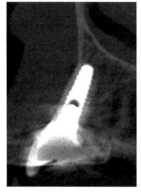
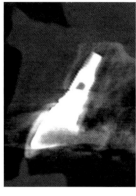
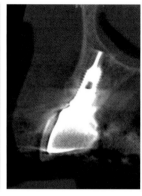

图3-29b 最终修复体戴入8年后的CT影像。21唇侧骨吸收达第2螺纹处（此处为光滑与粗糙面的交界处）。值得注意的是，23骨改建进程良好，已有骨组织对骨移植材料完成替代，骨量也没有变化。

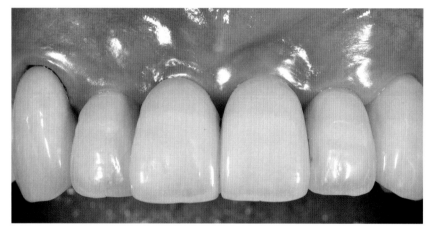

图3-30 最终修复体戴入10年后的正面照。可惜13有牙龈退缩，而种植体处的基台并无暴露，临床情况还在不断变好。反思本病例，如果是现在的话，笔者可能会考虑11、21、23 3颗种植体修复11-23，或者11、23 2颗种植体修复11-23。

7. 为GBR做准备的拔牙窝保存术的意义

很多病例是多牙缺失的复杂病例，拔牙后的种植位点以及桥体位点，连带邻近缺牙区都需要做三维牙槽嵴重建。有的病例会使用到钛网和可吸收膜行GBR，为了手术的安全，应留待拔牙窝自然愈合，再大范围翻瓣。但是，如果患牙的骨壁严重吸收，在拔除后自然愈合，软组织也可能会发生塌陷。

于是我们会萌生这样的想法，如果先做拔牙窝保存术，防止软组织塌陷，GBR的可预期性就会升高。如果等待拔牙窝骨性愈合完成，再行GBR，治疗总时间会延长。拔牙后大约8周，软组织愈合后就可以行GBR了。实际上移植材料的量、骨壁的状态、是否用到膜等，都会对软组织的愈合产生影响。有些时候上述方法不一定有效。有时候单纯拔牙，等待软组织的愈合会更

好。但是，为了控制感染和临床症状，早期拔牙，长时间等待后再行GBR，对一些病例来说是有利的。

8. 拔牙窝保存术的问题点

前面提到，如文献所报告的，即使在拔牙窝内放置了移植物，也可能出现骨化不全的情况。此时，还需要将移植物去除，植入种植体，同期GBR。有时即使做了牙槽嵴保存术，骨形态也没有完全维持下来。然而在这种情况下，前牙区的黏膜退缩减少了，后续的GBR术需增加的骨量也

就减少了（病例3-11）。这可称为一项优点。

拔牙窝的骨化不全的可能原因包括患者的全身情况不佳导致愈合能力低下、拔牙窝搔刮不足、拔牙窝出血不足所以局部组织活性低下，以及可吸收膜的放置不恰当等。

病例3-11 行GBR后保证了唇侧骨量的病例（图3-31）

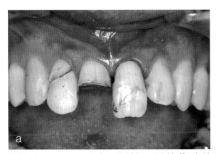
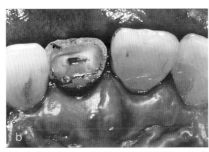
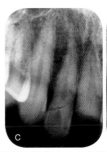
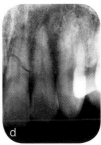

图3-31a～d　41岁，男性。因外伤致前牙松动前来就诊。初诊时的正面照、咬合面照及根尖片。12冠根折达牙槽骨下方，11临床冠2/3冠折露髓，21根尖1/3附近出现根折。计划在12、21位置种植，11行冠修复。

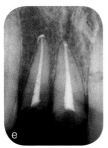
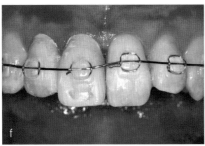
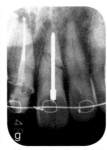
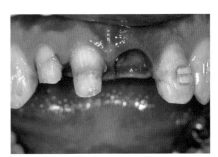

图3-31e～g　首先12、11完成根管治疗。21置预成桩，12、21行正畸牵引。但是很可惜，21根折处附近发生了黏膜肿胀，提前拔除。

图3-31h　21拔牙后2个月的正面照。

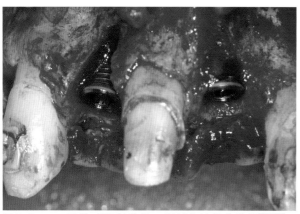

图3-31i　12拔除后即刻种植。即刻种植的分类是 3类 ，两侧有邻牙，唇侧有骨裂开，但是可以在骨容纳空间内种植。

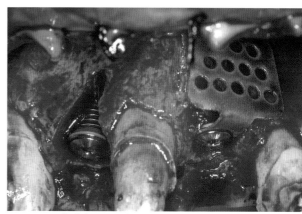

图3-31j　本病例12拔除后即刻种植，不容易实现黏膜的完全封闭，所以这一位点不使用钛网（FTwing），而仅在21处用钛网。

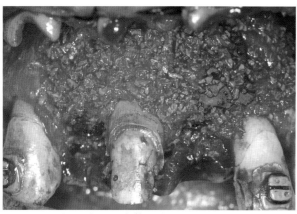

图3-31k　之后移植了自体骨与异种骨，放置可吸收的膜，缝合。

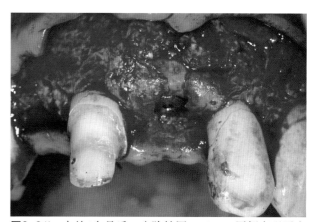

图3-31l　大约6个月后，去除钛网。12、21唇侧实现了充足的骨再生。11唇侧也有牙槽骨再生。

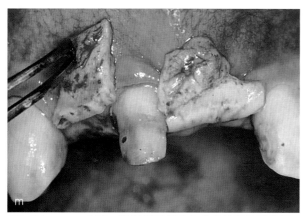

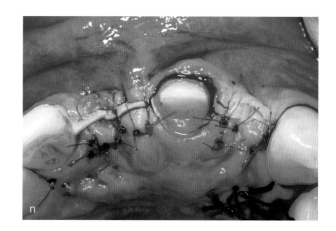

图3-31m，n　之后，进行保留部分上皮的结缔组织移植。

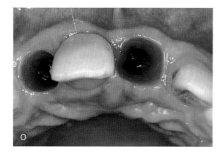

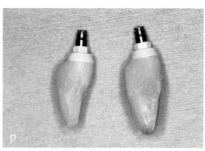

图3-31o，p　2个月后，做局限性的黏膜环切，用螺丝固位的方式安装了临时修复体，穿出轮廓塑形。

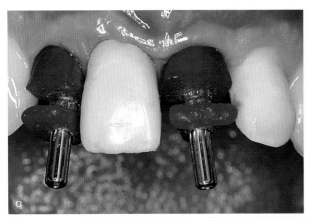
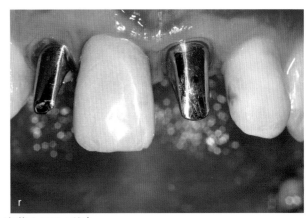

图3-31q，r　复制临时牙的穿出形态，使用个性化转移杆取模。安装G-UCLA基台。

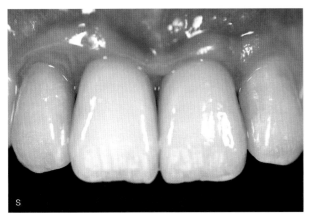
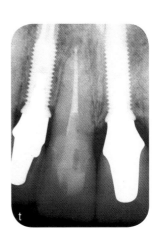

图3-31s，t　最终修复体安装时的正面照和根尖片。

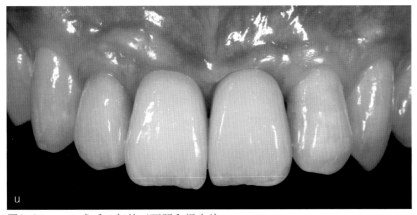
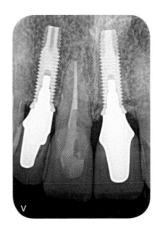

图3-31u，v　术后10年的正面照和根尖片。

图3-31w～z　水平向上有可观的骨再生量。比较术后1年6个月（w，y）与9年6个月（x，z）的CT片，两处种植体边缘骨量均维持良好。

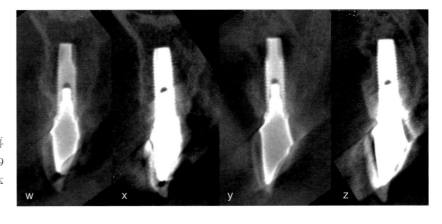

9. 即刻种植的新方法：修复体封闭拔牙窝（不翻瓣即刻种植+即刻临时修复，维持牙槽嵴形态）

Tarnow、Chu、Saito、Sarnachiaro等一连发表了四份报告，提到在完整的拔牙窝内行即刻种植时，唇侧的空间应该充填吸收替代缓慢的移植材料。拔牙窝洞口处用临时基台或临时修复体封闭，这样可以更好地维持牙槽嵴形态。当然，只要牙槽骨的形态能被维持，就能在理想的位置（偏腭侧）种植，从而在唇侧保存足够的软组织宽度和厚度，以获得术后的长期稳定。所以，我们在本书里，用"修复体封闭拔牙窝"来指代这项技术（图3-32）[52-53]。

然而，在偏腭侧植入的种植体的冠方，与其安装比拔牙窝直径更大的圆形基台，不如安装模仿穿龈形态的临时修复体[54]。同样，在唇侧骨丧失的拔牙窝内，将胶原膜插入至骨缺损处，即所谓的"冰激凌筒状不翻瓣植骨技术"，这样可以更好地维持牙槽嵴外形。这些报告里没有提到，术前用CBCT评估唇侧骨板的有无及厚度，以及这些参数的相关关系，实为可惜。但是，在一些系列病例报告里提到用修复体封闭拔牙窝，而且有用数据证实其有效性[55]。

既往的文献里已报告了修复体封闭拔牙窝的有效性。如果种植体有足够的初期稳定性，可以即刻戴入种植体支持的临时修复体；如果初期稳定性不够，可以使用个性化愈合基台。这些都是用修复体封闭拔牙窝、维持形态的方法。还有使用被拔除牙的牙冠，制作临时修复体戴入的方法[56]（病例3-12）。

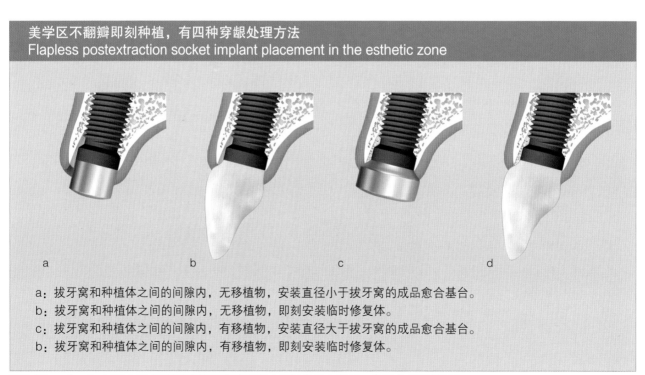

美学区不翻瓣即刻种植，有四种穿龈处理方法
Flapless postextraction socket implant placement in the esthetic zone

a：拔牙窝和种植体之间的间隙内，无移植物，安装直径小于拔牙窝的成品愈合基台。
b：拔牙窝和种植体之间的间隙内，无移植物，即刻安装临时修复体。
c：拔牙窝和种植体之间的间隙内，有移植物，安装直径大于拔牙窝的成品愈合基台。
b：拔牙窝和种植体之间的间隙内，有移植物，即刻安装临时修复体。

图3-32a~d　（c）和（d）更利于维持牙槽嵴形态（根据参考文献52、参考文献53编图）。

病例3-12 以发生外吸收的天然牙作为种植导板，拔除后即刻种植。用牙冠作为修复体，封闭窝洞（图3-33）

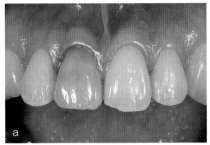 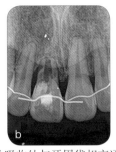 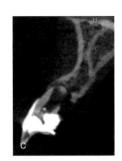

图3-33a~c　正畸结束时的状态，腭侧可见牙根外吸收处与牙周袋相交通，计划拔除。

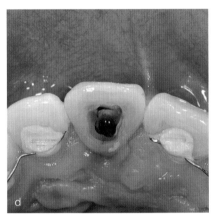 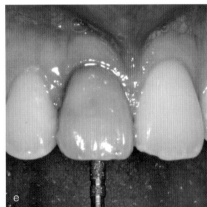 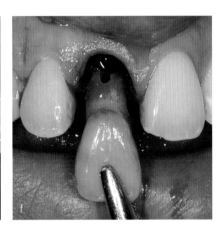

图3-33d~f　在腭侧用2710号钻，形成种植定位孔后，拔除天然牙。

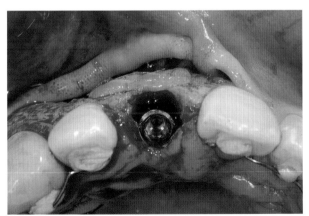 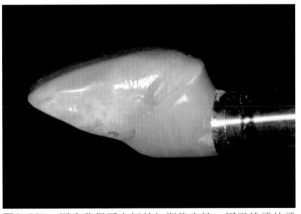

图3-33g　为了弥补唇侧骨吸收，进行结缔组织移植。

图3-33h　因为获得了良好的初期稳定性，用天然牙的牙冠制作临时修复体。

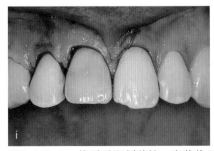 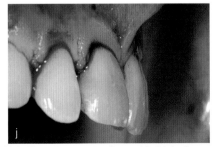 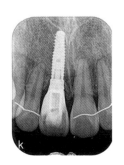

图3-33i~k　拔牙后即刻种植，安装临时修复体后的正面照、侧面照与根尖片。

91

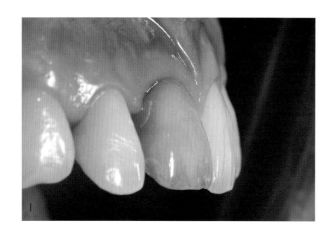

图3-33l 种植后5个月的侧面照。看到唇侧仅有少量吸收。可能是因当初翻瓣所致。

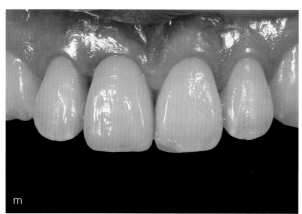

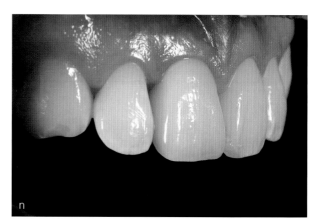

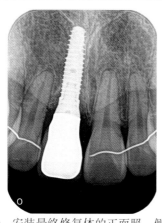

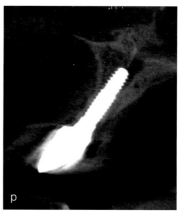

图3-33m～p 安装最终修复体的正面照、侧面照、根尖片与CT片。CT上看虽有唇侧骨吸收，但是因为当时移植了结缔组织，口腔内看总体效果不错。

根据牙周手术的相关研究，翻全厚瓣时，因骨膜与牙槽骨发生分离，可能会有大约0.8mm的骨吸收。有报告指出，一旦发生了唇侧骨吸收，拔牙窝的愈合取决于松质骨的量[57]。因此，选择不翻瓣即刻种植，与翻瓣即刻种植相比可以更有效地保存唇侧骨。病例3-12展示的是，翻瓣所致唇侧骨吸收，用结缔组织弥补了这一吸收，取得了良好的效果。

大多数情况下，上前牙区唇侧骨板厚度小于1mm，不翻瓣拔牙可以保留来自牙龈方面的血供。但是牙周膜来源的血供被切断了，束状骨仍会迅速吸收。用修复体封闭拔牙窝，可以抑制骨吸收现象，但是否能完全维持形态，是否与唇侧骨有关系？这有待今后的报告来揭示。

根据以上报告，简述一下笔者目前的认识。原则上，仍沿用前文所述的即刻种植的分类。如果初期稳定性足够，就可以即刻临时修复；如果发现初期稳定性不足，则安装个性化愈合基台，封闭拔牙窝洞口。前文所引到的文献报告，在采用修复体封闭拔牙窝洞口时，临时修复体的穿龈形态方面，没有详细的记载。但是，仅从上述文章里展示的模型、X线片来看，应遵从基台形态的一般原则（穿龈部位做成凹形）。

此外，Amato根据被拔除牙的牙根形态，或者使用拔牙前的CBCT，制作临时修复体穿龈部位的形态。这种形态需与天然牙尽量相近。此方法命名为TAP技术（Transmucosal Anatomical Provisional restoration using CBCT，即基于CBCT的具有解剖式穿出轮廓的临时修复，图3-34）。适用于拔牙窝完整，或者唇侧骨仅有1～2mm骨丧失的病例。TAP技术按以下程序进行（病例3-13）。

①原则上，唇侧牙槽骨是完整的，属于即刻种植的1类或2类。
②种植体植入到颊侧牙槽骨水平，这样只要黏膜水平上确保了正常的嵴顶上附着的空间，就在黏膜边缘下3mm处植入种植体。
③如果牙龈到骨嵴距离4～5mm（唇侧骨有1～2mm的开裂的病例），一样在唇侧骨水平处植入种植体。为了防止黏膜退缩，或者补偿退缩，唇侧行少量结缔组织移植。
④如果初期稳定性好，安装具有牙根形态的即刻临时修复体；如果初期稳定性不足，安装个性化愈合基台。如果天然牙还可以使用，则使用牙颈部到牙冠的这部分。临时修复体再现了已拔除牙的牙根形态，它的穿出部位可以支撑骨嵴顶至龈缘处的软组织。无论种植体是平齐颊侧牙槽骨，还是骨下1mm植入，使用这个方法的基台穿龈形态，与以往的基台（凹形）相比，唇侧略有突出，或者牙龈缘至种植体肩台处是直的形态。戴入后要等待6个月的时间。
⑤使用这种方法，用螺丝固位安装最终修复体时，为防止种植体出现特有的碟形骨改建现象，应使用平台转移或者锥度连接设计的种植系统，也应尽量避免修复体的二次装卸。

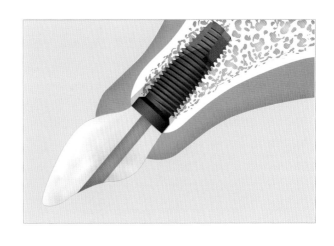

图3-34　TAP技术的穿龈形态。这一形态类似于卵圆形桥体，或者为直的穿出形态。唇侧骨边缘至龈缘处的软组织受到支撑，呈现出完全模仿天然牙的形态。

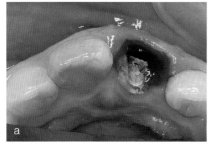
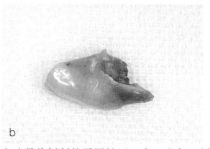
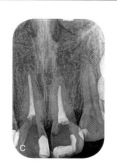

图3-35a～c 21处冠折就诊，应急处理的方法是将折断的牙冠粘回口内，准备即刻种植。

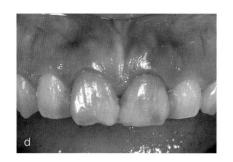
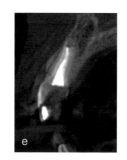

图3-35d 术前正面照。去除牙冠，确定唇侧骨的位置，唇侧骨位于牙颈部根方4mm处。

图3-35e 初诊时的CT，唇侧骨大约有1mm的吸收，但是骨板足够厚，属于即刻种植分类的 1类 。

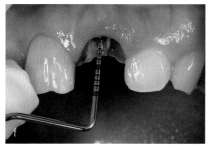
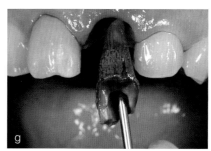
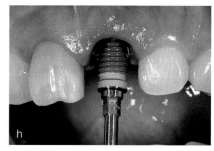

图3-35f～h 小心地不要损伤唇侧骨进行微创拔牙，植入直径5mm的种植体。

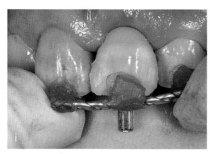
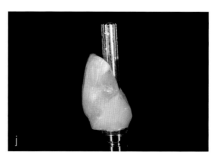
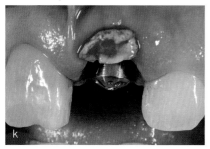
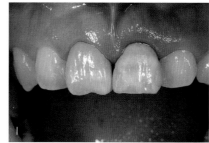

图3-35i～l 以预先做好的定位器作参照，折裂的牙冠粘在圆柱形的临时基台上，按天然牙的牙根形态制作临时修复体。之后为了补偿少量吸收的唇侧骨，做了最小限度的、必要的结缔组织移植，安装螺丝固位临时修复体。

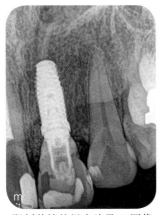

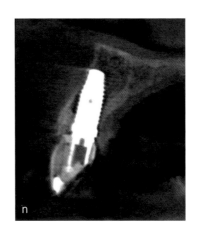

图3-35m，n 即刻种植的根尖片及CT图像。

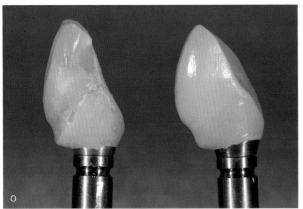

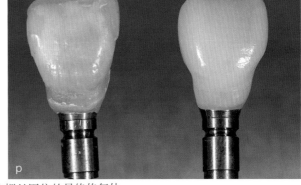

图3-35o，p 以临时修复体的形态（牙根形态）作为标准，制作螺丝固位的最终修复体。

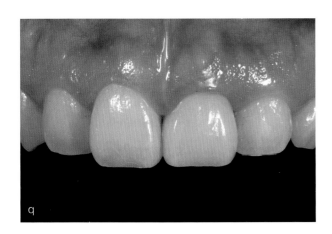

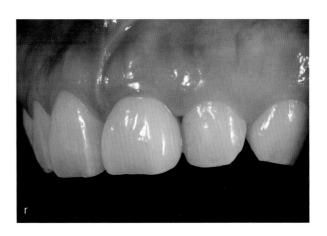

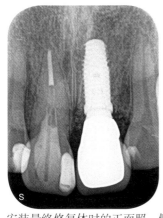

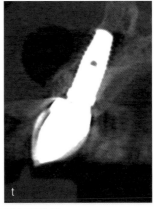

图3-35q～t 安装最终修复体时的正面照、侧面照、根尖片与CT片。唇侧骨几乎能全部维持。

参考文献

[1] Hämmerle CH, Chen ST, Wilson TG Jr. Consensus statements and recommended clinical procedures regarding the placement of implants in extraction sockets. Int J Oral Maxillofac Implants 2004; 19 Suppl: 26-28.

[2] Becker W, Dahlin C, Lekholm U, Bergstrom C, van Steenberghe D, Higuchi K, Becker BE. Five-year evaluation of implants placed at extraction and with dehiscences and fenestration defects augmented with ePTFE membranes:results from a prospective multicenter study. Clin Implant Dent Relat Res 1999; 1 (1): 27-32.

[3] Lazzara RJ. Immediate implant placement into extraction sites:surgical and restorative advantages. Int J Periodontics Restorative Dent 1989; 9 (5): 332-343.

[4] Paolantonio M, Dolci M, Scarano A, d'Archivio D, di Placido G, Tumini V, Piattelli A. Immediate implantation in fresh extraction sockets. A controlled clinical and histological study in man. J Periodontol 2001; 72(11): 1560-1571.

[5] Becker BE, Becker W, Ricci A, Geurs N. A prospective clinical trial of endosseous screw-shaped implants paced at the time of tooth extraction without augmentation. J Periodontol 1998; 69: 920-926.

[6] Becker W, Becker BE, Handelsman M, Ochsenbein C, Albrektsson T. Guided tissue regeneration for implants placed into extraction sockets:a study in dogs. J Periodontol 1991; 62: 703-709.

[7] Chen ST, Darby IB, Adams GG, Reynolds EC. A prospective clinical study of bone augmentation techniques at immediate implants. Clin Oral Implants Res 2005; 16: 176-184.

[8] Chen ST, Wilson TG Jr, Hammerle CH. Immediate or early placement of implants following tooth extraction:review of biologic basis, clinical procedures, and outcomes. Int J Oral Maxillofac Implants 2004; 19: 12-25.

[9] Kan JYK, Rungcharassaeng K, Lozada J. Immediate placement and provisionalization of maxillary anterior single implants: 1 -year prospective study. Int J Oral Maxillofac Implants 2003; 18: 31-39.

[10] Araújo MG, Lindhe J. Dimensional ridge alterations following tooth extraction. An experimental study in the dog. J Clin Periodontol 2005; 32: 212-218.

[11] Fickl S, Zuhr O, Wachtel H, Bolz W, Huerzeler M. Tissue alterations after tooth extraction with and without surgical trauma: a volumetric study in the beagle dog. J Clin Periodontol 2008; 35: 356-363.

[12] Araújo MG, Lindhe J. Ridge alterations following tooth extraction with and without flap elevation: an experimental study in the dog. Clin Oral Implants Res 2009; 20: 545-549.

[13] Fickl S, Zuhr O, Wachtel H, Kebschull M, Hürzeler MB. Hard tissue alterations after socket preservation with additional buccal overbuilding: a study in the beagle dog. J Clin Periodontol 2009; 36: 898-904.

[14] Caneva M, Botticelli D, Pantani F, Baffone GM, Rangel IG Jr, Lang NP. Deproteinized bovine bone mineral in marginal defects at implants installed immediately into extraction sockets: an experimental study in dogs. Clin Oral Implants Res 2012; 23: 106-112.

[15] Covani U, Cornelini R, Calvo JL, Tonelli P, Barone A. Bone remodeling around implants placed in fresh extraction sockets. Int J Periodontics Restorative Dent 2010; 30: 601-607.

[16] Bressan E, Sivolella S, Stellini E, Almagro Urrutia Z, Lang NP, Botticelli D. Healing of buccal dehiscence defects at implants installed immediately into extraction sockets - an experimental study in dogs. Clin Oral Implants Res 2013; 24: 270-277.

[17] Pereira FP, De Santis E, Hochuli-Vieira E, de Souza Faco EF, Pantani F, Salata LA, Botticelli D. Deproteinized Bovine Bone Mineral or Autologous Bone at Dehiscence Type Defects at Implants Installed Immediately into Extraction Sockets: An Experimental Study in Dogs. Clin Implant Dent Relat Res 2016; 18: 507-516.

[18] Pei X, Wang L, Chen C, Yuan X, Wan Q, Helms JA. Contribution of the PDL to Osteotomy Repair and Implant Osseointegration. J Dent Res 2017; 96(8): 909-916.

[19] Tan WL, Wong TL, Wong MC, Lang NP. A systematic review of post-extractional alveolar hard and soft tissue dimensional changes in humans. Clin Oral Implants Res 2012; 23 Suppl 5 : 1-21.

[20] Hämmerle CH, Araújo MG, Simion M; Osteology Consensus Group 2011. Evidence-based knowledge on the biology and treatment of extraction sockets. Clin Oral Implants Res 2012; 23 Suppl 5 : 80-82.

[21] Lang NP, Pun L, Lau KY, Li KY, Wong MC. A systematic review on survival and success rates of implants placed immediately into fresh extraction sockets after at least 1 year. Clin Oral Implants Res 2012; 23 Suppl 5 : 39-66.

[22] Vignoletti F, Matesanz P, Rodrigo D, Figuero E, Martin C, Sanz M. Surgical protocols for ridge preservation after tooth extraction. A systematic review. Clin Oral Implants Res 2012; 23 Suppl 5 : 22-38.

[23] Huynh-Ba G, Pjetursson BE, Sanz M, Cecchinato D, Ferrus J, Lindhe J, Lang NP. Analysis of the socket bone wall dimensions in the upper maxilla in relation to immediate implant placement. Clin Oral Implants Res 2010; 21: 37-42.

[24] Slagter KW, den Hartog L, Bakker NA, Vissink A, Meijer HJ, Raghoebar GM. Immediate placement of dental implants in the esthetic zone: a systematic review and pooled analysis. J Periodontol 2014; 85: e241-250.

[25] Yan Q, Xiao LQ, Su MY, Mei Y, Shi B. Soft and Hard Tissue Changes Following Immediate Placement or Immediate Restoration of Single-Tooth Implants in the Esthetic Zone: A Systematic Review and Meta-Analysis. Int J Oral Maxillofac Implants 2016; 31: 1327-1340.

[26] Chappuis V, Engel O, Reyes M, Shahim K, Nolte LP, Buser D. Ridge alterations post-extraction in the esthetic zone: a 3 D analysis with CBCT. J Dent Res 2013; 92(12 Suppl): 195S-201S.

[27] Landsberg CJ, Bichacho N. A modified surgical/prosthetic approach for optimal single implant supported crown. Part I-The socket seal surgery. Pract Periodontics Aesthet Dent 1994; 6 (5): 11-17; quiz 19.

[28] Bichacho N, Landsberg CJ. A modified surgical/prosthetic approach for an optimal single implant-supported crown. Part II. The cervical contouring concept. Pract Periodontics Aesthet Dent 1994; 6 (4): 35-41; quiz 41.

[29] Tal H. Autogenous masticatory mucosal grafts in extraction socket seal procedures: A comparison between sockets grafted with demineralized freeze-dried bone and deproteinized bovine bone mineral. Clin Oral Implants Res 1999; 10: 289-296.

[30] Jung RE, Siegenthaler DW, Hämmerle CH. Postextraction tissue management: A soft tissue punch technique. Int J Periodontics Restorative Dent 2004; 24: 545-553.

[31] Misch CE, Dietch-Misch F, Misch CM. A modified socket seal surgery with composite graft approach. J Oral Implantology 1999; 25: 244-250.

[32] Landsberg CJ. Socket seal surgery combined with immediate implant placement: A novel approach for single-tooth replacement. Int J Periodontics Restorative Dent 1997; 17: 140-149.

[33] Nemcovsky CE, Moses O. Rotated palatal flap: A surgical approach to increase keratinized tissue width in maxillary implant uncovering: technique and clinical evaluation. Int J Periodontics Restorative Dent 2002; 22: 607-612.

[34] Mathews DP. The pediculated connective tissue graft: a technique for improving unaesthetic implant restorations. Pract Periodontics Aesthet Dent 2002; 14(9): 719-724.

[35] Nemcovsky CE, Artzi Z, Moses O, Gelernter I. Healing of dehiscence defects at delayed-immediate implant sites primarily closed by a rotated palatal flap following extraction. Int J Oral Maxillofac Implants 2000; 15: 550-558.

[36] Nemcovsky CE, Moses O, Artzi Z, Gelernter I. Clinical coverage of dehiscence defects in immediate implant procedures; three surgical modalities to achieve primary soft tissue closure. Int J Oral Maxillofac Implants 2000; 15: 843-852.

[37] Landsberg CJ. Implementing socket seal surgery as a socket preservation technique for pontic site development: surgical steps revisited-a report of two cases. J Periodontol 2008; 79(5): 945-954.

[38] Bitter RN. A rotated palatal flap ridge preservation technique to enhance restorative and hard and soft tissue esthetics for tooth replacement in the anterior maxilla. Int J Periodontics Restorative Dent 2010; 30(2): 195-201.

[39] Stein JM, Hammächer C. Postextraction socket seal surgery with an epithelized connective tissue graft using a subpapillar tunneling procedure. Int J Periodontics Restorative Dent 2015; 35(6): 877-884.

[40] Tan-Chu JH, Tuminelli FJ, Kurtz KS, Tarnow DP. Analysis of buccolingual dimensional changes of the extraction socket using the "ice cream cone" flapless grafting technique. Int J Periodontics Restorative Dent 2014; 34(3): 399-403.

[41] Evans CD, Chen ST. Esthetic outcomes of immediate implant placements. Clin Oral Implants Res 2008; 19(1): 73-80.

[42] Chen ST, Darby IB, Reynolds EC. A prospective clinical study of non-submerged immediate implants:clinical outcomes and esthetic results. Clin Oral Implants Res. 2007; 18(1): 552-562.

[43] Salama H, Salama M. The role of orthodontic extrusive remodeling in the enhancement of soft and hard tissue profiles prior to implant placement: a systematic approach to the management of extraction site defects. Int J Periodontics Restorative Dent 1993; 13: 312-333.

[44] Funato A, Salama MA, Ishikawa T, Garber DA, Salama H. Timing, positioning, and sequential staging in esthetic implant therapy: a four-dimensional perspective. Int J Periodontics Restorative Dent 2007; 27: 313-323.

[45] González López S, Olmedo Gaya MV, Vallecillo Capilla M. sthetic restoration with orthodontic traction and single-tooth implant: case report. Int J Periodontics Restorative Dent 2005; 25: 239‑245.

[46] Magkavali-Trikka P, Kirmanidou Y, Michalakis K, Gracis S, Kalpidis C, Pissiotis A, Hirayama H. Efficacy of two site-development procedures for implants in the maxillary esthetic region: a systematic review. Int J Oral Maxillofac Implants 2015; 30: 73‑94.

[47] Amato F, Mirabella AD, Macca U, Tarnow DP. Implant site development by orthodontic forced extraction: a preliminary study. Int J Oral Maxillofac Implants 2012; 27: 411‑420.

[48] Nozawa T, Sugiyama T, Yamaguchi S, Ramos T, Komatsu S, Enomoto H, Ito K. Buccal and coronal bone augmentation using forced eruption and buccal root torque: a case report. Int J Periodontics Restorative Dent 2003; 23: 585‑591.

[49] Zuccati G, Bocchieri A. Implant site development by orthodontic extrusion of teeth with poor prognosis. J Clin Orthod 2003; 37: 307‑311; quiz 313.

[50] Brindis MA, Block MS. Orthodontic tooth extrusion to enhance soft tissue implant esthetics. J Oral Maxillofac Surg 2009; 67(11 Suppl): 49‑59.

[51] Uribe F, Taylor T, Shafer D, Nanda R. A novel approach for implant site development through root tipping. Am J Orthod Dentofacial Orthop 2010; 138: 649‑655.

[52] Kan JY, Rungcharassaeng K, Lozada JL, Zimmerman G. Facial gingival tissue stability following immediate placement and provisionalization of maxillary anterior single implants: a 2- to 8-year follow-up. Int J Oral Maxillofac Implants 2011; 26: 179‑187.

[53] Tsuda H, Rungcharassaeng K, Kan JY, Roe P, Lozada JL, Zimmerman G. Peri-implant tissue response following connective tissue and bone grafting in conjunction with immediate single-tooth replacement in the esthetic zone: a case series. Int J Oral Maxillofac Implants 2011; 26: 427‑436.

[54] Grunder U. Crestal ridge width changes when placing implants at the time of tooth extraction with and without soft tissue augmentation after a healing period of 6 months: report of 24 consecutive cases. Int J Periodontics Restorative Dent 2011; 31: 9‑17.

[55] Jeong JS, Chang M. Food Impaction and Periodontal/Peri-Implant Tissue Conditions in Relation to the Embrasure Dimensions Between Implant-Supported Fixed Dental Prostheses and Adjacent Teeth: A Cross-Sectional Study. J Periodontol 2015; 86: 1314‑1320.

[56] Tarnow DP, Chu SJ, Salama MA, Stappert CF, Salama H, Garber DA, Sarnachiaro GO, Sarnachiaro E, Gotta SL, Saito H. Flapless postextraction socket implant placement in the esthetic zone: part 1. The effect of bone grafting and/or provisional restoration on facial-palatal ridge dimensional change-a retrospective cohort study. Int J Periodontics Restorative Dent 2014; 34(3): 323‑331.

[57] Chu SJ, Salama MA, Garber DA, Salama H, Sarnachiaro GO, Sarnachiaro E, Gotta SL, Reynolds MA, Saito H, Tarnow DP. Flapless postextraction socket implant placement, Part 2 : The effects of bone grafting and provisional restoration on peri-implant soft tissue height and thickness- A retrospective study. Int J Periodontics Restorative Dent 2015; 35(6): 803‑809.

[58] Saito H, Chu SJ, Reynolds MA, Tarnow DP. Provisional restorations used in immediate implant placement provide a platform to promote peri-implant soft tissue healing: A pilot study. Int J Periodontics Restorative Dent 2016; 36(1): 47‑52.

[59] Sarnachiaro GO, Chu SJ, Sarnachiaro E, Gotta SL, Tarnow DP. Immediate implant placement into extraction sockets with labial plate dehiscence defects: A clinical case series. Clin Implant Dent Relat Res 2016; 18(4): 821‑829.

[60] Steigmann M, Cooke J, Wang HL. Use of the natural tooth for soft tissue development: a case series. Int J Periodontics Restorative Dent 2007; 27(6): 603‑608.

[61] Wilderman MN, Pennel BM, King K, Barron JM. Histogenesis of repair after osseous surgery. J Periodontol 1970; 41: 551‑565.

第**4**章

美学区种植的部分牙拔除术的理论基础与术式演变

Partial Extraction Therapy in Esthetic Implant Therapy:
Its Verification and Evolution

2007年，Maurice、石川、船登等提出了种植桥体部位的根留置术（Root
Submergence Technique，RST）。此后，Hürzeler等于2010年提出了即刻种植时
唇侧保留部分牙片的技术，即拔牙窝盾牌术。接着，在2016年Gluckman等提出在
桥体部位留下部分牙片的技术，即桥体盾牌术。上述的3项技术统称为部分牙拔除
术（PET）。我们在全球范围内首先提出的HIT植入技术，即Hybrid Implant Tooth
placement种植体–牙混合植入术，也加入到PET里，本章将详述这些内容。

1. 部分牙拔除术（PET）

前面提到，在美学区，拔牙后由于束状骨吸收，要完全维持拔牙窝的形态是很困难的。于是有学者提出在桥体处可以将牙根保存到软组织下，牙周组织与牙槽骨将被一同保留下来，这种做法称为"根留置术（RST）"[1]。另一些情形下，牙齿因病变、折裂等，难以治疗，无法保留整个牙根，但是可以保留部分健康的牙根，这样牙周附着组织、固有牙槽骨就能被保存下来了。桥体位点处的"桥体盾牌术（PST）"、种植位点处的"拔牙窝盾牌术（SST）"以及上述的RST，被Gluckman H和Salama M等统称为"部分牙拔除术（PET）"（**图4-1**）[2-3]。

1 根留置术（RST）的知识更新

笔者曾报告在美学区种植病例中，在桥体处使用RST技术，最大限度地保存组织。此后，该技术在全球的种植医生中广为人知，RST相关的病例报告[4-6]也陆续有发表展出。日本也出现了一些在美学区种植治疗中采用RST的报告[7-10]。

PET是最大限度地利用牙周附着的能力，为了获得美观结果的一种灵活的方法。虽然过去覆盖活动义齿的病例报告显示RST的成功率相对较低[11]，但是在固定修复上RST却表现出很高的成功率。石川、船登和北岛在2012年第98次美国牙周病学会上报道了一些病例，展示了术后5年以上的随访结果。其中27名患者的42颗牙，在平均7年的追踪随访期间有40颗牙得以维持，成功率达95%。两个失败病例分别出现在术后的第1个月与第5个月（**病例4-1**、**病例4-2**）。

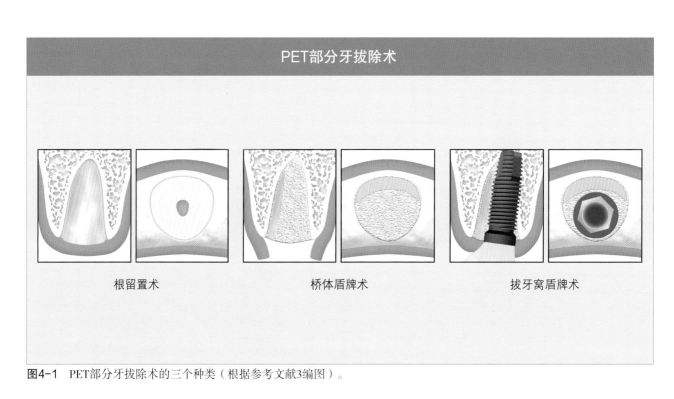

PET部分牙拔除术

根留置术　　　　　　　桥体盾牌术　　　　　　　拔牙窝盾牌术

图4-1　PET部分牙拔除术的三个种类（根据参考文献3编图）。

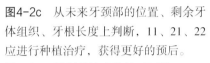
病例4-1 根留置术的长期病例（图4-2）

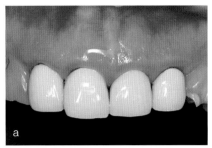
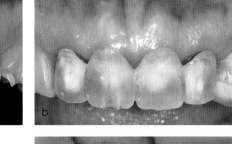

图4-2a　55岁，女性。因美观与咀嚼功能受损来院就诊。

图4-2b　诊断导板展示治疗目标。

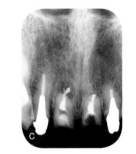
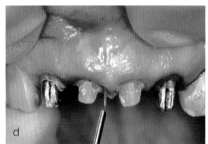

图4-2c　从未来牙颈部的位置、剩余牙体组织、牙根长度上判断，11、21、22应进行种植治疗，获得更好的预后。

图4-2d　即刻种植术前的正面照。

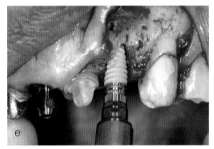
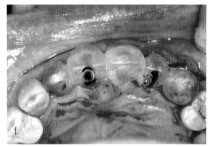

图4-2e　11属于即刻种植分类的 1类，因此选择不翻瓣种植。22（译者注：原文为是21，译者认为有误，应是22）属于即刻种植分类的 3类，因此选择翻瓣种植同期GBR。

图4-2f　在颊舌向、近远中向均在理想的位置植入种植体。

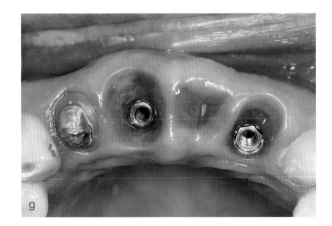
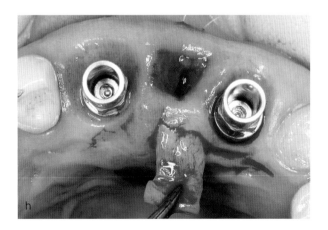

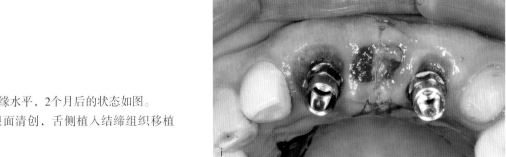

图4-2g　将21磨除至骨缘水平，2个月后的状态如图。

图4-2h　21尽可能行根面清创，舌侧植入结缔组织移植物。

图4-2i　缝合后的状态。

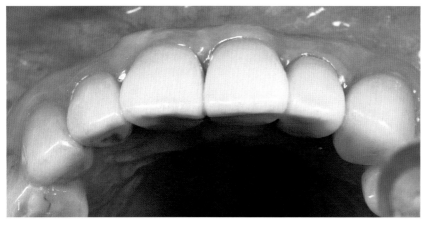

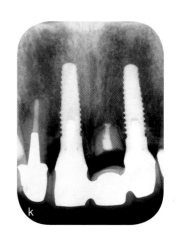

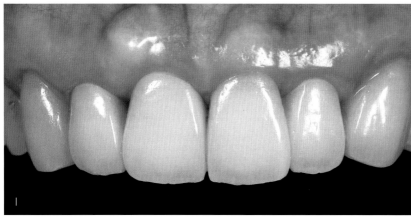

图4-2j~l 即刻种植后3年、根留置术后2年3个月的咬合面照、根尖片、正面照。天然牙、种植体、桥体区均维持了天然的牙槽嵴和软组织形态。

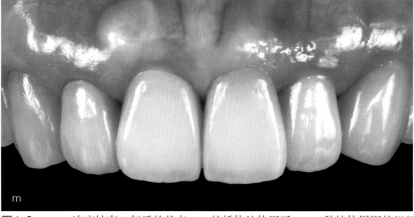

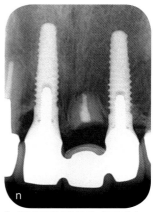

图4-2m, n 治疗结束10年后的状态。21的桥体处使用了RST，种植体周围软组织状态，与邻近天然牙相比毫不逊色，而且保持了长期稳定。

病例4-2 在中切牙行水平向GBR和RST的病例（图4-3）

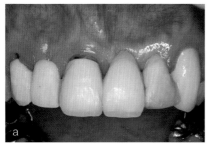

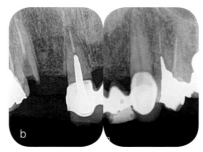

图4-3a, b 13有龈下龋，唇侧根纵裂。

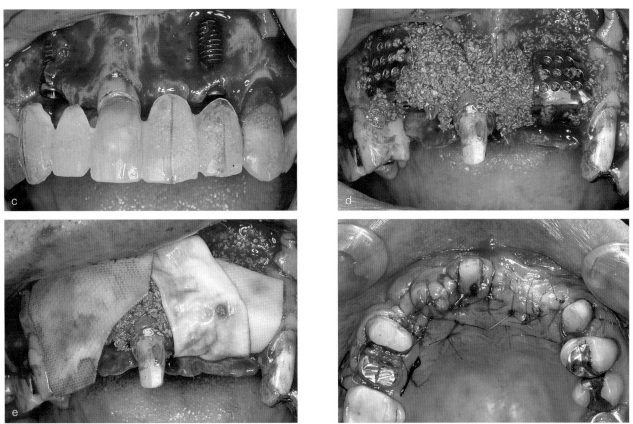

图4-3c~f　拔牙后，13和22翻瓣即刻种植，使用钛网（FTwing）行水平向GBR。

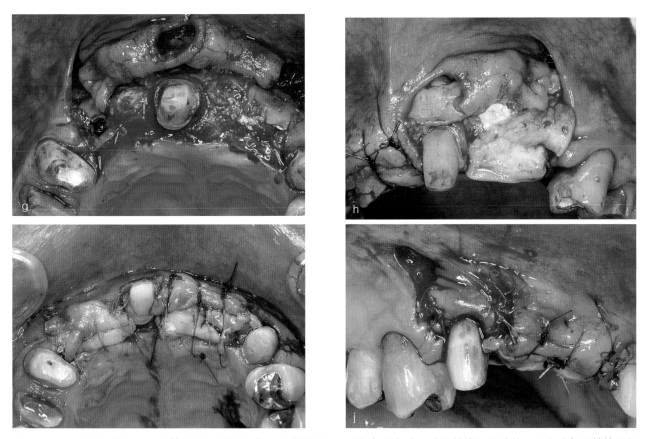

图4-3g~j　种植半年后，种植体周围骨增量显著，去除钛网后，进行保留部分上皮的结缔组织移植，11也进行了结缔组织移植并缝合。23角化组织不足，行侧向转位瓣术（译者注：照片未镜像翻转）。

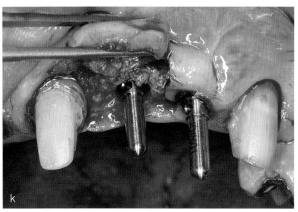
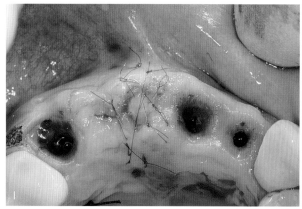

图4-3k，l　4个月后开始软组织塑形，同时进行21种植。11虽然有条件修复，但是如果修复的话，还要在12处追加一个种植体。与患者协商，决定行RST。如果是现在的话，笔者可能会选择不在21的地方种植，而在11处用SST技术植入种植体。

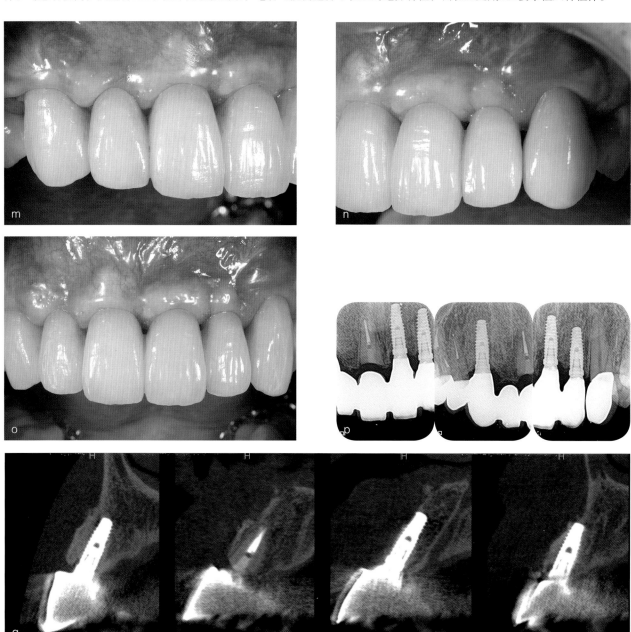

图4-3m～q　最终修复体的侧正面照、根尖片、CBCT图像（从左至右依次为右上尖牙、右上中切牙、左上中切牙、左上侧切牙）。与使用了RST的右侧相比，左侧种植体邻间乳头恢复不明显，但是从CBCT上看，使用了钛网行GBR的右上尖牙和左上侧切牙，都显示出明显的骨量增加。

2 桥体盾牌术

RST是在桥体区的一种处理方法，是靠结缔组织移植将牙根覆盖留置。而下面介绍的桥体盾牌术，实际上是桥体区的"拔牙窝盾牌"术。这项技术的优点有两点：一点是，根管治疗失败的牙根不需进行根管再治疗；另一点是，通常整牙

拔除术后，需要6个月左右才能安装修复体，而采用桥体盾牌术则只需很短的时间就能修复。根据笔者当前的观点，在桥体区用盾牌术重建邻间乳头的效果，不如前面章节所提到的正畸牵引后的RST技术。桥体盾牌术适用于低笑线患者的前牙或者前磨牙区（病例4-3）。

病例4-3 前磨牙处用桥体盾牌术的病例（图4-4）

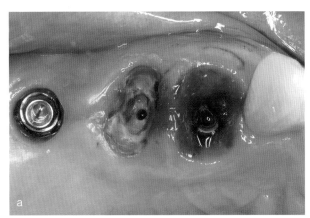
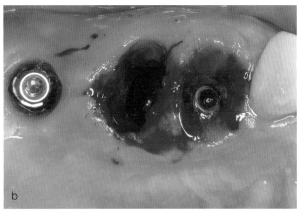
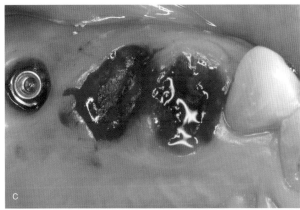
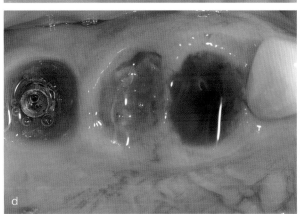

图4-4a 在等待两侧种植体形成骨结合的期间，为了维持咬合，将第二前磨牙保存下来。这是咬合面照。

图4-4b，c 仅保留唇侧牙体残片，拔牙窝内植骨，用明胶海绵覆盖拔牙窝。之后安装螺丝固位的临时修复体，保护了桥体术区。本病例唇侧牙片与骨缘保持一致。

图4-4d 桥体盾牌术2个月后复诊。桥体部位被黏膜覆盖起来。接下来要制作修复体。

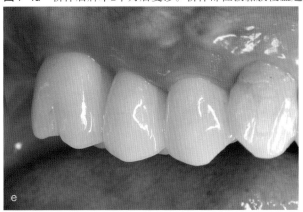
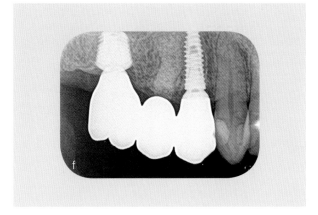

图4-4e，f 最终修复体安装时的口内照与根尖片。

3 拔牙窝盾牌术

2010年Hürzeler和Zuhr等提出一项新概念，即保留唇侧牙片（牙根的1/3），拔除根腭侧部分，在间隙内采用即刻种植的方法。他们还报告了动物实验和临床病例。这项技术命名为拔牙窝盾牌术（以下简称SST）[21]。下面简单介绍他们的报告。实验中将犬的牙齿做半牙切除，邻近牙齿的位置值入种植体，设置种植体与牙相接触和留间隙两种情况，后期做组织学评估（**图4-5**）。

（1）牙片与种植体不接触的情况

颊侧牙片与颊侧骨之间靠牙周韧带结合，而种植体与牙片之间的间隙长满了结缔组织。但是新形成的牙骨质和种植体表面之间的结缔组织是健康的，这些结缔组织与种植体表面相连接，有的地方还可以见到新的编织骨形成。种植体与舌侧牙槽骨已形成骨结合，颊侧（有牙片在）与舌侧牙槽骨等高。种植体周围软组织有结合上皮形成，未见炎症反应。

（2）牙片与种植体接触的情况

牙片的牙冠部分与种植体之间存在结缔组织，可见结合上皮和新生牙骨质。牙片的颊侧有健康的牙周韧带，未见牙槽骨吸收，这一点与"牙片–种植体不接触"的情形一致。在种植体最冠方螺纹接触的牙片上，有新生牙骨质覆盖，螺纹间部分充盈了不成形的硬组织和结缔组织。

这份报告引起笔者的极大兴趣。过去我们认为，种植体要有良好的预后，必须在植体周存在2mm左右的骨厚度。这份报告可能会颠覆这条广为遵循的原则。然而，我们也提出很多值得思考的问题。牙片是否会感染，累及种植体？即使没有感染，牙片会恒定保持在这个位置吗？牙片会吸收吗？牙片与种植体之间的结缔组织即使是健康的，长期会发生怎样的变化？种植体周围炎的风险又是如何？笔者认为临床上选择这项技术时应慎重。

之后还有些报告提出，这项技术不仅用在种植体的唇侧，还用在种植体邻面，保存邻间乳头[12,22]。

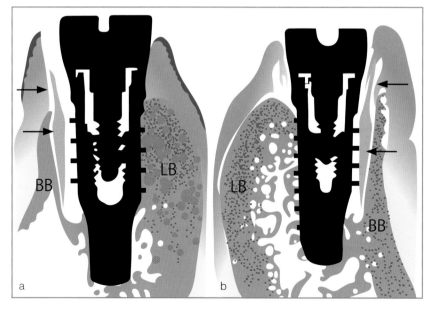

图4-5a，b　a：牙片与种植体不接触的情况。b：牙片与种植体接触的情况。牙片与种植体不接触与接触的情况下，唇侧牙片保留了健康的牙周韧带，牙槽骨高度得以保存。牙片与种植体之间未见炎症反应，充满结缔组织。

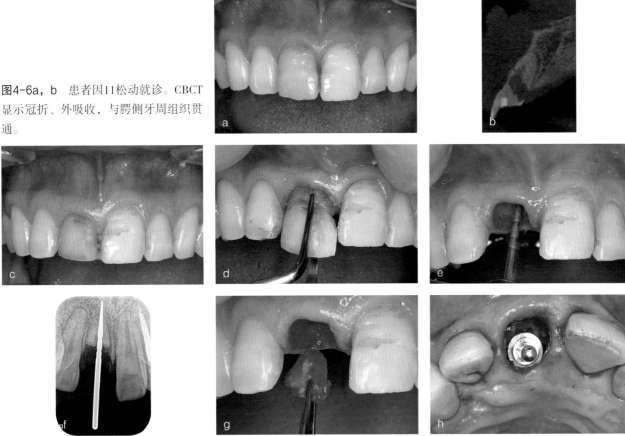

图4-6a，b 患者因11松动就诊。CBCT显示冠折、外吸收，与腭侧牙周组织贯通。

图4-6c～h 在本病例中，为保留牙龈的高度，行正畸牵引3个月，保持3个月。然后拔除牙的冠部，用2710号钻分根，去除牙根的腭侧部分后，沿腭侧骨壁植入种植体，根尖区的唇侧牙片和种植体相接触。

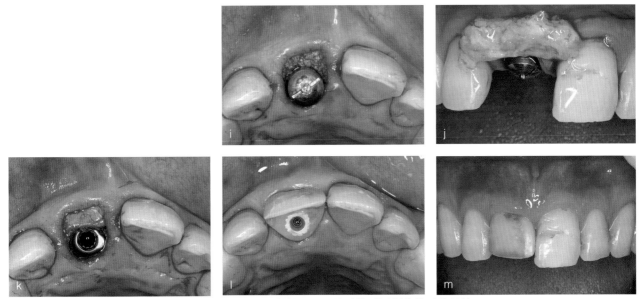

图4-6i～m 唇侧行结缔组织移植，封闭根方的植骨材料，用天然牙的牙冠制作临时修复体。

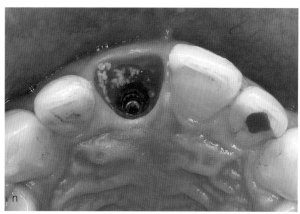
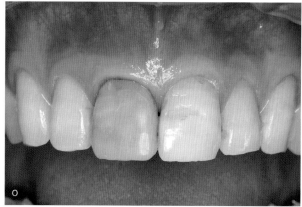

图4-6n，o　种植2个月后，利用牙冠做了临时修复体，确认了已形成骨结合。从咬合面（n）看，可见DBBM颗粒。之后用树脂恢复牙冠的切端（o）、修形。

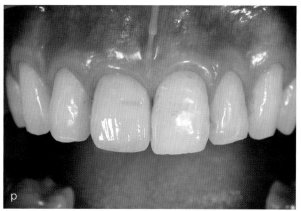
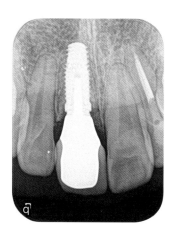

图4-6p，q　最终修复体安装时的正面照（p）和根尖片（q）。

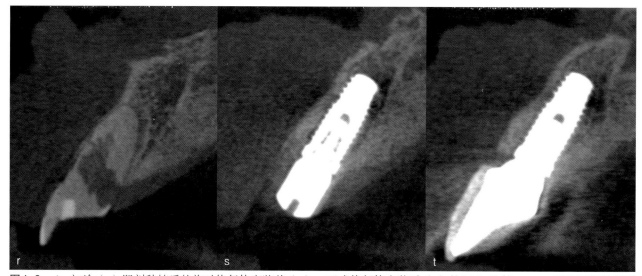

图4-6r~t　初诊（r）即刻种植后的临时修复体安装前（s）、正式修复体安装时（t）的CBCT比较。CBCT可见唇侧骨板形态几乎完好。根尖区的根周膜维持了邻近骨组织，颈部牙槽骨虽菲薄但无明显变化，这归功于结缔组织移植以及用牙冠做临时修复。

　　我们在2013年时做了**病例4-4**，但是并没有很积极推广这项技术。此后有46例（最长观察了5年）使用了这项技术，只有1例发生根尖区唇侧牙片吸收。尽管如此，种植体的存留率仍为100%，

笔者想该技术可以作为一项选择[23]（该文献介绍这项技术时，称之为"根屏障膜"）（**病例4-5**）。

病例4-5 为了保存种植体邻间乳头，正畸牵引后做SST的病例（图4-7）

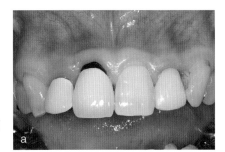
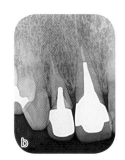

图4-7a，b　首先12即刻种植、同期GBR。

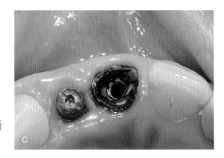
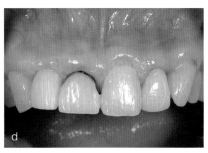

图4-7c，d　11近中有隐裂。先做正畸牵引，然后再采用拔牙窝盾牌术。

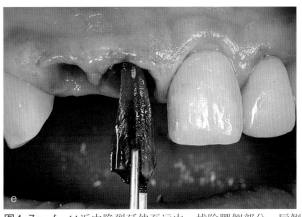
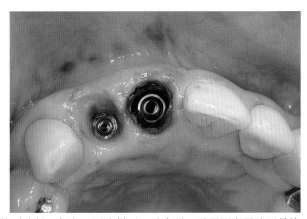

图4-7e，f　11近中隐裂延伸至远中，拔除腭侧部分，唇侧约1/2的牙片得以保留。因为做了正畸牵引，需要调磨牙片至骨缘水平，再种植。

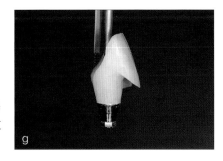
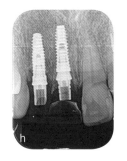

图4-7g，h　在即刻临时修复体处留出一定空间，使牙龈得以覆盖牙根片。这是安装修复体时的根尖片。

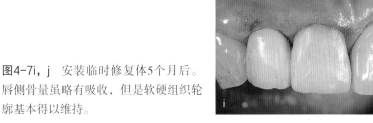
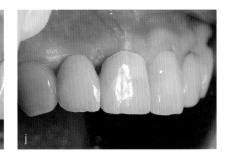

图4-7i，j　安装临时修复体5个月后。唇侧骨量虽略有吸收，但是软硬组织轮廓基本得以维持。

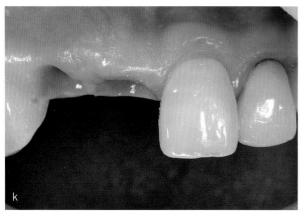

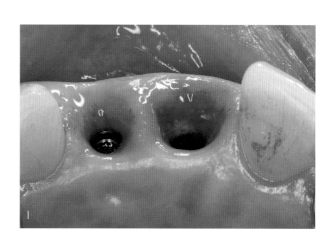

图4-7k，l　SST5个月后的正面照和7个月后的咬合面照。

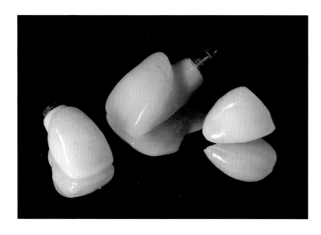

图4-7m　制作完成、准备戴入口内的修复体。12采用了全牙拔除的种植修复（TET），11做了部分牙拔除的种植修复（PET），二者的穿龈形态有显著的差别。

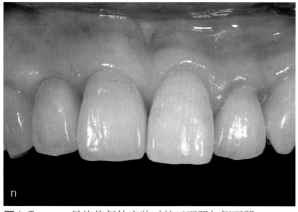

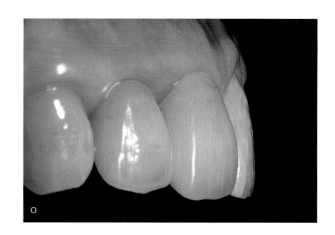

图4-7n，o　最终修复体安装时的正面照与侧面照。

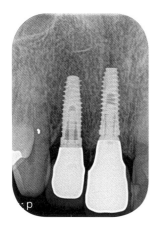

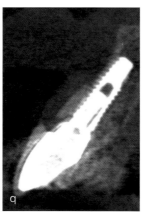

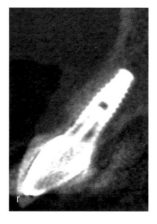

图4-7p～r　最终修复体安装时的根尖片（p），行SST的中切牙（q）和行TET的侧切牙（r）的CT影像。

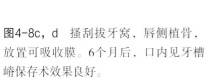 **牙槽嵴保存术失败的病例的10年追踪（图4-8）**

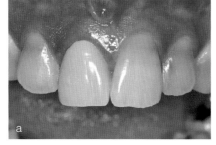 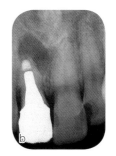

图4-8a，b　初诊时的正面照（a）与根尖片（b）。11有根尖病变和根裂，计划拔除。

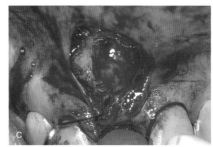 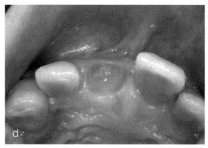

图4-8c，d　搔刮拔牙窝，唇侧植骨，放置可吸收膜。6个月后，口内见牙槽嵴保存术效果良好。

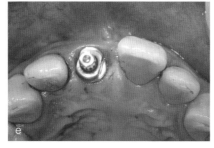 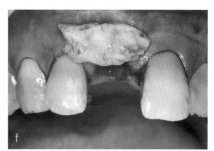

图4-8e，f　不翻瓣种植，唇侧用结缔组织移植法增加软组织量。但因为没有翻瓣，无法探查骨组织的状态，这是本病例最值得反省的地方。

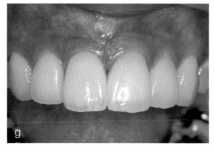 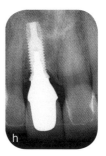 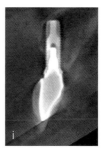

图4-8g～i　最终修复体安装时的正面照（g）、根尖片（h）和1年后的CBCT（i）。尽管美观效果良好，但是拍CBCT发现唇侧骨吸收，这一部分被结缔组织补偿了。

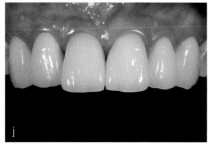 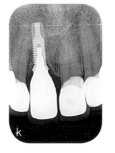

图4-8j，k　10年后的正面照（j）和根尖片（k）。10年后美观效果良好。但是因为天然牙与修复体颜色不协调，重做了牙冠。

那么SST术后牙片与种植体间一直存在的，即位于唇侧面的结缔组织，究竟是什么呢？我们展示一个病例（**病例4-6**）。这个病例是牙槽嵴保存失败，术后4年的CBCT可见唇侧骨消失了，结缔组织覆盖了种植体唇侧4个螺纹左右。但是10年后临床未见炎症，种植体周围没有深袋，美学效果得以维持。

为什么能长久维持这样的疗效呢？首先两侧邻牙的牙周组织健康完整，种植体周围结缔组织没有炎症表现。如果不是单牙，而是多牙的种植病例，或许会有不一样的结果。虽然这样的病例没有绝对的定数，但是如果SST保留的牙片和种植体间的结缔组织没有炎症表现的话，组织或许能长久维持。

Zuhr和Hürzeler等在另一篇文章中预设了唇侧发生纵裂的情形，在犬的模型上对纵裂牙行SST，发表了组织切片结果，也发表了临床报告[24]。后来两位学者还发表了一份纳入10例病例、观察5年、有根尖片评估和种植体周围组织临床指标的报告[25]。笔者认为他们的做法有两点需要改进：一是这些病例没有使用修复体做黏膜下的软组织塑形；二是没有把牙体残片的边缘尽量做成斜面。

那么，如何选择SST的适应证？

Gluckman认为唇侧骨完整，是行SST的大前提[26]。在美学区，待拔牙的颈缘线应与对侧同名牙的一致，也就是即刻种植的1类或2类。我们认为，想追求美观效果应该做结缔组织移植。这个方法比以往的方法微创，更容易获得最佳的美学效果，尤其是在种植体与天然牙相邻接

处（病例4-7）。

（3）SST的适应证

· 龋坏，或者根管内的旧桩过粗，残存的牙体组织过薄，无法保存患牙（病例4-8）。
· 存在根尖病变，牙髓和根尖手术的治疗预后不良。
· 存在根纵裂，预后不良（病例4-9、病例4-10）。
· 存在牙外吸收，预后不良（病例4-11）。
· 策略性拔牙需要，即多牙缺失的种植病例，虽然有的牙还在，但是从修复的观点出发，拔除该牙做种植会是更好的治疗方案，治疗过程也变得更简化（病例4-12、病例4-13）。

（4）SST的术式

①在CT矢状面上模拟植入位置（图4-9）

CBCT上，偏腭侧植入种植体，确定牙片、种植体的间隙后，测出水平向和垂直向牙体组织的去除量。使用2710号钻，以根管作为参照。具体到本病例，从根管开始往唇侧做1mm左右的水平向切削，只要平行于根管的方向持续切削，最终

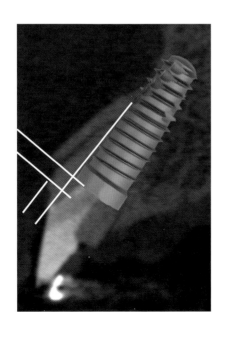

图4-9 CBCT的矢状面图。

病例4-7 拔牙窝盾牌制备与腭侧部分牙根的拔除（图4-10）

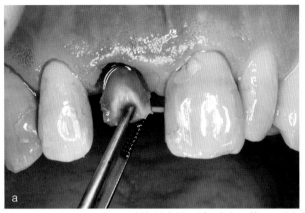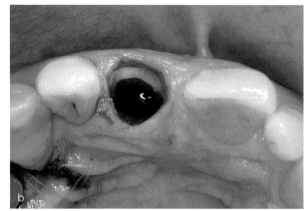

图4-10a，b　用2710-1号钻形成拔牙窝盾牌，使用牙周膜刀将牙根的腭侧部分拔除，按照即刻种植的标准术式植入种植体。

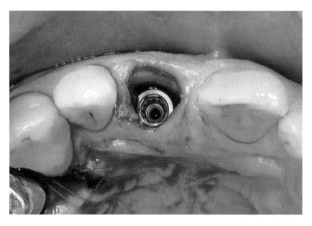

图4-10c　植入种植体时应确保颊侧的间隙。据报道，牙颈部附近牙周膜插入牙骨质的深度只有20~50μm，所以在靠近颈部的部位保留0.1mm左右的牙片厚度，是不会伤及牙周膜的。应在满足此条件下尽量把牙片磨薄。

在垂直向上分离牙体。近远中向上，理想状态是保留根截面1/2~2/3的牙片。根的厚度要和种植体的直径相兼顾。如果是单牙缺失的病例，与邻牙之间骨高度的分类是1类的话，保留根截面1/2的牙片就能保留龈乳头；如果是多颗牙种植的病例，为了构造邻间乳头，应保留2/3的牙片。

②形成拔牙窝盾牌和腭根拔除

插入种植替代体，确认未触碰到牙片。如果触碰到牙片，则还需要继续调磨，在腭侧使用2710-2号钻完成。虽然种植体并非不可以接触牙片，但是植入过程中应确保种植体螺纹不要对牙片造成挤压。

接着，需要让牙片的唇侧龈缘与对侧同名牙的龈缘相一致，理想情况下，应该是把牙片调磨至骨嵴顶冠方1mm。为了尽可能地不损伤牙龈，应先排龈再调磨。另外，还需要预备斜向种植体

方向的斜面。使用超声工具，可以减少牙龈损伤。如果牙根保留至骨嵴顶边缘冠方1mm的话，牙根露出的部分较多，后续要等待更长的时间让黏膜覆盖。如果术后露出少量牙片，可以用最小的球钻等磨除。有时为了让颈缘线更协调，或需要调磨牙片至骨嵴顶水平，可先做正畸牵引。需要将牙片调磨至骨嵴顶水平时，唇侧行结缔组织移植也是有效的方法[27]。另外，尽管本病例没有这么做，我们还是要考虑未来修复体的穿出轮廓，尽可能在保留的牙片边缘制备斜面。

③拔牙窝盾牌术的并发症

Gluckman等对使用拔牙窝盾牌术的128个病例进行了最长达4年的随访，发现有25例（19.5%）发生了并发症[28]。其中5颗种植体脱落（种植体存留率96.1%），2颗是牙片与种植体一并拔除，3颗是仅取出种植体。最常见的并发症是

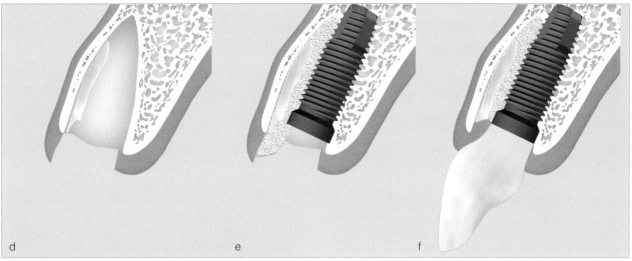

图4-10d~f SST的示意图（根据参考文献26绘制）。

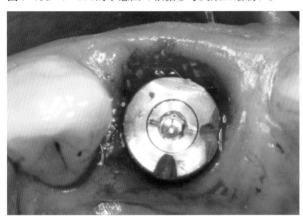

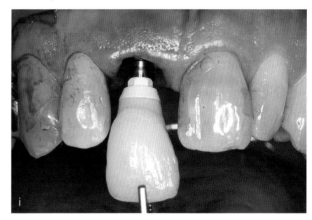

图4-10g 置愈合基台，唇侧间隙内植骨，保护血块。

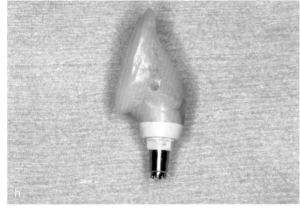

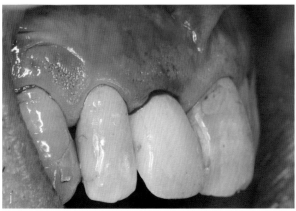

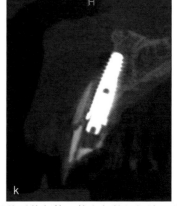

图4-10h~k 2~4个月后，取下临时修复体或愈合基台，确认有骨结合。调整临时修复体，使之与软组织袖口贴合。

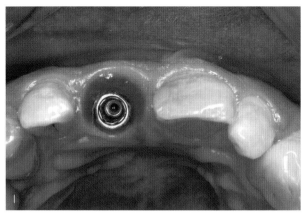
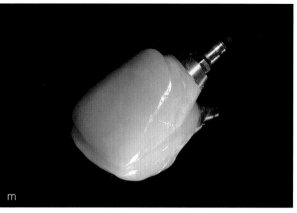
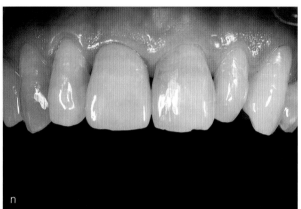
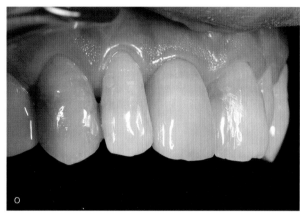

图4-10l～o　安装修复体前的咬合面照、修复体照片，安装修复体后的正面口内照、侧面口内照。

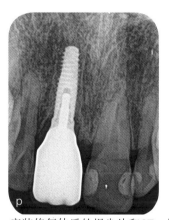
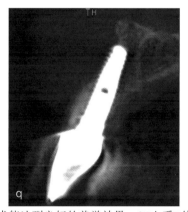

图4-10p，q　安装修复体后的根尖片和CT。从根尖片看，使用拔牙窝盾牌术能达到良好的美学效果。CT上看X线片略有移动，但唇侧骨吸收量控制在最小的范围。

牙片内暴露（即牙片与修复体接触），共12例，处理方法是调磨牙片内侧，使软组织重新覆盖，然后继续观察。外暴露（即牙片暴露在口腔内）有4例，处理方法是采用结缔组织移植或者调磨牙片外侧、使软组织重新覆盖。有3例牙片因感染、松动被拔除。有1例发生牙片移位（**病例4-7**）。

　　该文章的作者还指出，为了最大限度地控制并发症，推荐将牙片调磨到平齐骨嵴顶边缘的位置。这种术式有技术敏感性，但种植体的存留率与常规种植方法相比并不逊色。

　　我们在临床上为了保持邻间乳头，采用与RST相同的做法，把牙片调磨到骨嵴顶冠方1mm。为了减少并发症（如牙片内暴露等），应进行少量结缔组织移植（**病例4-11**）。

　　另外，Nevins等认为，从拔牙窝盾牌术的长期预后看，有的病例出现牙片感染，引发骨吸收，也有的病例出现种植体骨结合丧失，所以选用该技术时要慎重[29]。

病例4-8 盾牌牙片露出一部分，随后被自行覆盖的病例（图4-11）

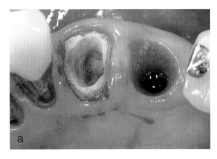
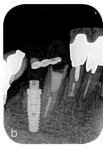
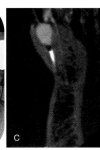

图4-11a，b 在正畸后的保持期内，43冠折，44为螺丝固位的种植修复体。口内和根尖片检查，发现剩余牙体组织很薄，计划拔除后种植修复。

图4-11c 术前CBCT影像。根据我们的经验，下前牙的皮质骨薄，基底部牙槽嵴狭窄，牙龈菲薄，所以如果轻易地行整牙拔除、即刻种植，唇侧骨会很快吸收，从而引发美学问题。

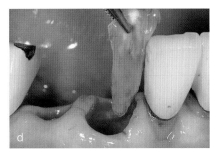
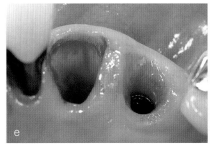

图4-11d，e 根据CBCT做术前模拟，确定牙片的牙体磨除量，以及种植体的植入方向。应根据牙冠的尺寸、部位、剩余牙体组织情况确定牙体磨除量。

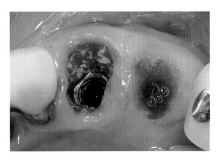
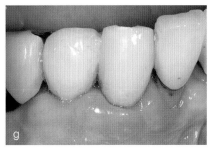

图4-11f，g 种植后，在牙片的冠方和种植体唇侧的间隙内植骨，与远中的种植体一起，制作联冠作为临时修复体。

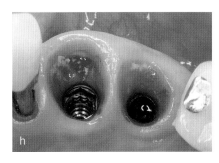
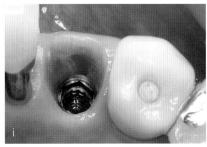

图4-11h，i 种植4个月后，去除临时修复体，牙片部分暴露，用极小的金刚砂球钻调磨暴露牙片，1个月后露出的牙片被上皮覆盖。

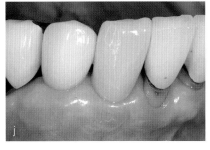
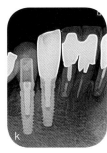
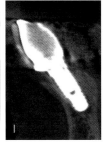

图4-11j~l 侧面照看，尽管相邻种植体间距较近，但唇侧的形态维持良好。从根尖片与CBCT像上分析，良好的美学效果归功于牙片维持得稳定。

病例4-9 唇侧有根纵折，行拔牙窝盾牌术的病例（图4-12）

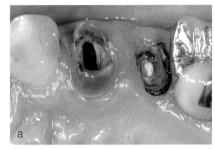
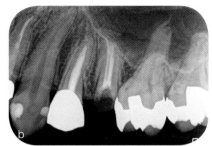

图4-12a，b　左上第一前磨牙发生根折，第二前磨牙有龈下龋，所以都建议拔除。

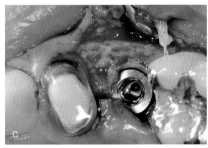
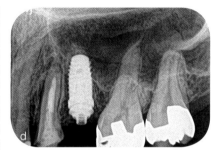

图4-12c，d　先在第二前磨牙牙根相近的地方备洞，然后拔除残根、植入直径5mm的种植体。

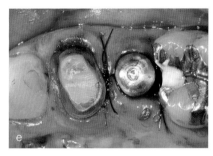
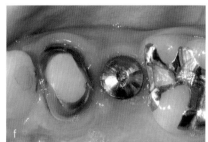

图4-12e，f　软组织瓣略向冠方复位缝合。植入4个月后的状态。

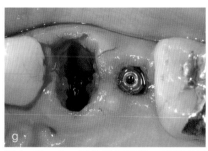
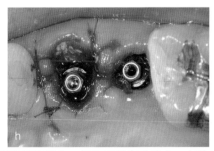
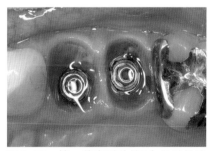

图4-12g，h　用钻针调磨第一前磨牙唇侧纵裂的部位，使用拔牙窝盾牌术。在种植体与牙片的间隙植入DBBM，安装临时修复体。

图4-12i　第一前磨牙种植5个月后的咬合面照，牙片被软组织覆盖。

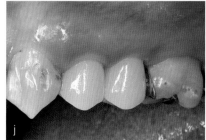
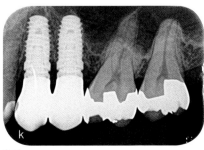
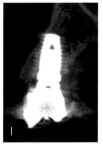
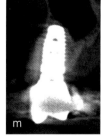

图4-12j，k　修复体安装后的侧面照、根尖片。

图4-12l，m　CT影像。l：第一前磨牙，m：第二前磨牙。

病例4-10 合并使用SST和结缔组织移植的病例（图4-13）

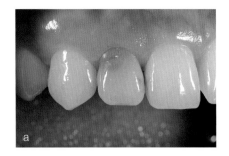
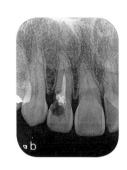

图4-13a，b 12外吸收。

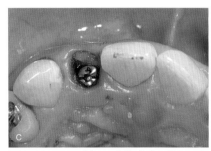
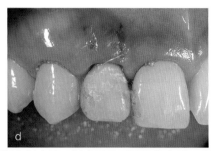
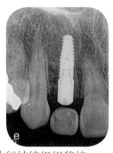

图4-13c~e 行SST后的咬合面照、正面照和根尖片，调磨牙片至平骨缘水平，为了覆盖牙片行结缔组织移植。

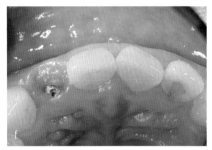
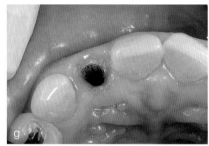

图4-13f，g SST2个月后，可见愈合过程良好，用激光环切黏膜。

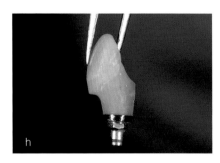
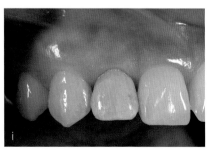

图4-13h，i 牙片和穿龈形态没有受到阻碍，安装临时修复体。

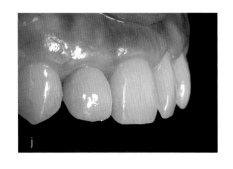
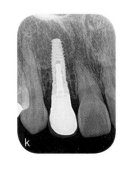

图4-13j，k 最终修复体安装后的右侧侧面照和根尖片。

病例4-11 SST后，牙片发生内暴露及位置变化、通过结缔组织移植再覆盖的病例（图4-14）

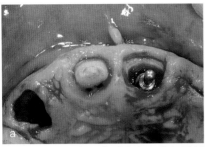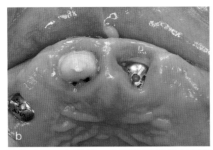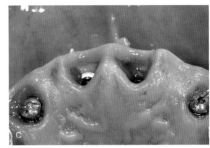

图4-14a～c　右上尖牙和左上中切牙行SST（a）。2个月后，尖牙处种植体与唇侧牙片之间有牙龈覆盖，但是中切牙发生牙片内暴露，且位置变化（b）。对右侧中切牙行SST后，出现同样结果，尽管调磨了牙片，但仍没有实现软组织覆盖（c）。

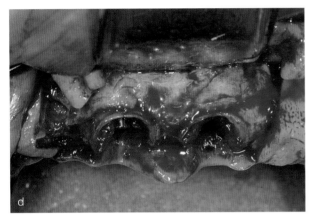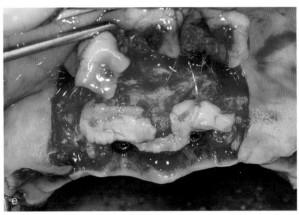

图4-14d，e　翻瓣后，将牙片调磨至平齐种植体边缘、用结缔组织移植物覆盖。

图4-14f，g　缝合后与2个月后的咬合面照，牙片被软组织覆盖。

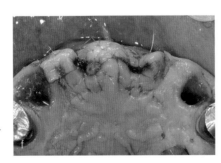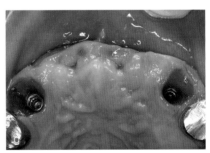

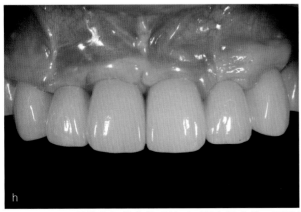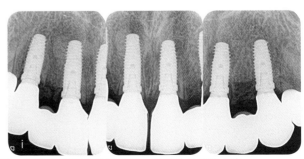

图4-14h，i　最终修复体安装后的正面照和根尖片。可见瘢痕组织，龈乳头高度也没维持好，美观效果差强人意。

病例4-12 多牙缺损的病例，21采用拔牙窝盾牌术（图4-15）

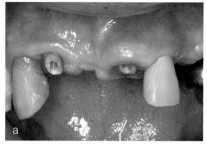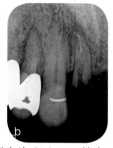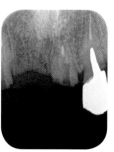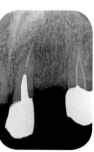

图4-15a，b　初诊时的正面照（a）和根尖片（b）。23缺失，21牙根短，用作修复体基牙的话，会有隐患。12牙龈缘高度不协调，根管桩的基底部唇侧有穿孔，也不适合用作修复体基牙。

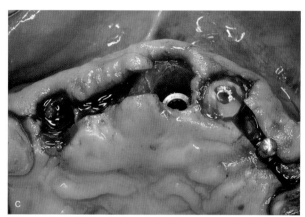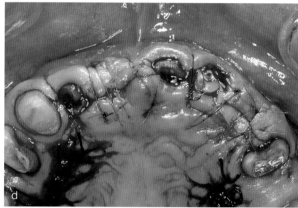

图4-15c，d　21用拔牙窝盾牌技术。12颈缘线不协调，没有做正畸牵引和拔牙窝盾牌技术，而做了即刻种植、同期GBR和结缔组织移植，它属于即刻种植3类。23按常规方法同期GBR和嵌入式结缔组织移植，唇侧龈瓣减张，冠向复位，使牙片完全被软组织覆盖。

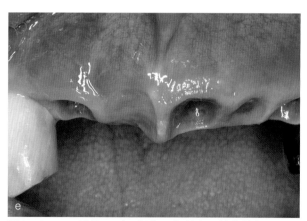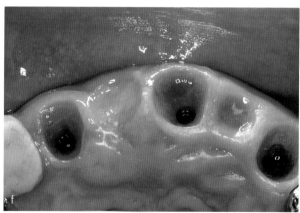

图4-15e，f　虽然22可以保留，但是出于简化修复的需要，仍计划拔除。21使用拔牙窝盾牌技术，将牙片调磨至骨嵴顶冠方1mm处，维持近中乳头高度。

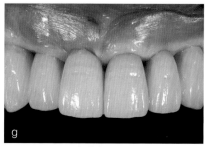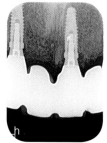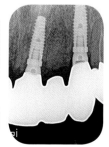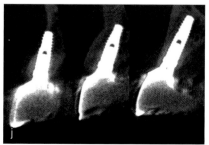

图4-15g～j　安装螺丝固位的最终修复体时的正面照（g）、根尖片（h，i）和CBCT（j）。21使用了盾牌技术，种植体唇侧间隙内充满了新生的骨组织。

病例4-13 在拔牙窝邻面使用盾牌术获得邻间乳头的病例（图4-16）

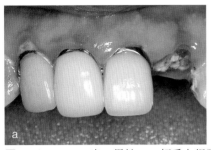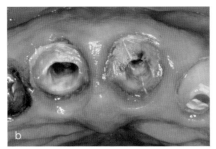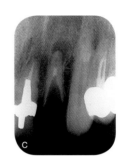

图4-16a～c　64岁，男性。21颊舌向根裂，无法保留。

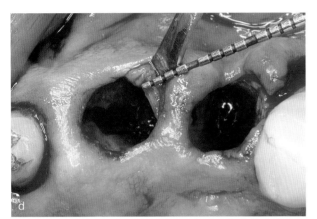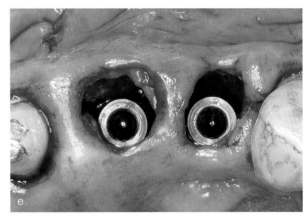

图4-16d，e　22龋损很深，为盾牌术的操作带来困难。21因为折裂，远中的牙体组织无法保留。

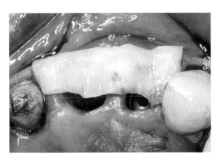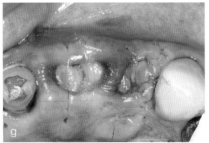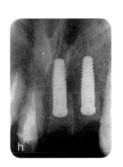

图4-16f～h　唇侧到邻面的美学区，都进行结缔组织移植，邻间乳头处也有显著的增量。

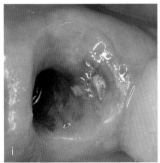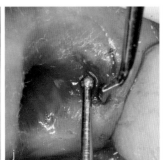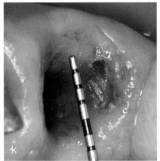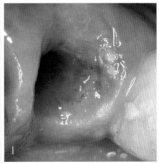

图4-16i～l　在软组织塑形阶段，22有一部分牙片暴露，调磨后，软组织再次覆盖牙片。

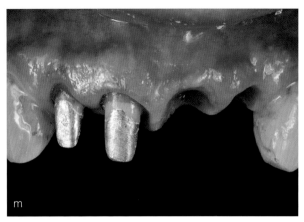

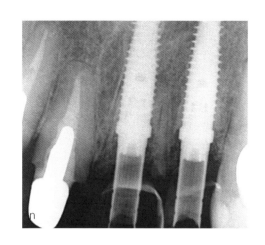

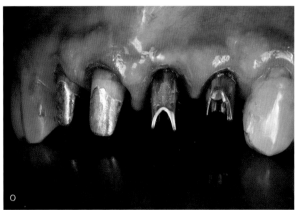

图4-16m~o 获得与右侧等同的良好形态。

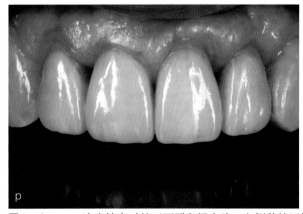

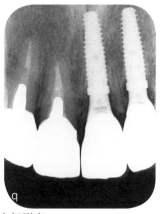

图4-16p，q 治疗结束时的正面照和根尖片，左侧种植区域获得与右侧等同的良好形态。

下面我们思考术式、适应证与禁忌证，做个总结。

【术式】

· 有必要的话，以左/右同名牙做比较，正畸牵引使颈缘线冠向移动1mm。要保持足够的时间。再将牙片调磨至骨缘平齐处。

· 常规的情况是将牙片调磨到骨缘上1mm，龈缘下2mm。

· 用最少量的结缔组织移植物，将牙片与间隙覆盖好（病例4-10、病例4-13），有些病

例需要将龈瓣做冠向复位（病例4-12）。

【适应证与禁忌证】

· 拔牙窝盾牌术适用的牙位是前牙与前磨牙，像磨牙这种咬合力强的牙位不适用。

· 即使是前磨牙，如果远中的咬合支持丧失，也不适用。

· 有牙周炎史的患者，不建议使用拔牙窝盾牌术（后述的HIT技术也一样）。

最初报告拔牙窝盾牌术的Hürzeler也认为，

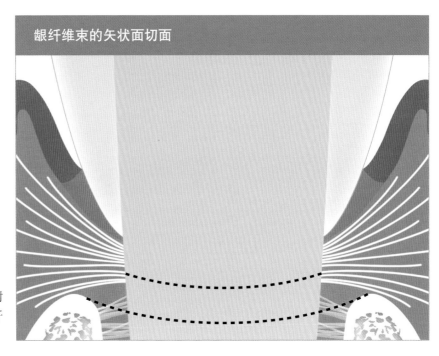

龈纤维束的矢状面切面

图4-17　天然牙周围有嵴顶上纤维附着。如果牙根调磨至骨缘位置，这些纤维就丧失了。

虽然这项技术创伤小，也能带来美观效果，但是要求医生有一定的技术水平。在有足够的临床证据支持前，这项技术一定不能作为临床上的常规方法。

4　**使用PET获得与天然牙近似的美学效果**

（1）PET的两难境地

PET不一定能保留天然牙的软组织外形。天然牙周围软组织能呈现出一条美丽的曲线，需要有高耸的邻间乳头，也需要牙槽嵴顶冠方由牙骨质发向牙龈方向的嵴顶上纤维，靠这些纤维，牙龈从内侧被支撑起来。

使用PET让桥体处的形态近似于天然牙周软组织轮廓时，必须让软组织包裹留置的牙体组织。调磨后的牙片边缘离骨嵴顶越近，根面的嵴顶上附着纤维丧失得越多（**图4-17**），桥体区的组织丰满度也随之出现更大的丧失。

虽然牙槽骨形态可以被完全保存下来，但是软组织是由牙齿支撑着的，想完全保留天然牙的穿龈形态并非易事。为了尽可能地接近天然牙

的穿龈形态，应保留骨嵴顶冠方的牙体组织，但是这样植入失败的风险将会升高。Kan等指出做邻面的拔牙窝盾牌术时，牙根应保留到骨嵴上2mm，必须严密地定期复查[12]。

Gluckman等提到，RST时截去了骨嵴顶冠方的牙体组织，截断面应做成凹形，与桥体的组织面形态相适应。另外使用拔牙窝盾牌术时，应调磨牙片至骨嵴顶冠方1mm处[3]。

而我们认为，常规的做法是骨嵴顶冠方最多保留1mm牙体，并且需要做结缔组织移植，让软组织完全覆盖牙片。如果患者不接受软组织移植，可以先把牙片削平至骨嵴顶水平，等待愈合，如果无法完全覆盖，再用最少量的软组织移植。这时有必要再次削磨根面，尽量地去除感染的组织（**病例4-14**）。

无论选择怎么样的PET术式，我们都要知道，天然牙的附着结构支撑并维持着软组织形态。这种形态想要完全保存下来是非常困难的（**病例4-14**）。

病例4-14 即使做了RST，也不能获得满意的美观效果的病例（图4-18）

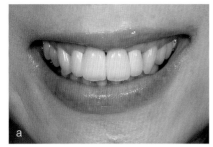
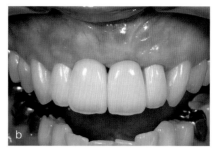
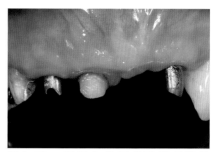

图4-18a，b 43岁，女性。安装最终修复体时，对牙冠形态不满意，抱怨中间有明显的黑三角。

图4-18c 实际上为了获得美观的效果，在RST术前先做了11的正畸牵引，并保持了3个月。

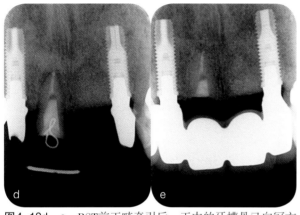
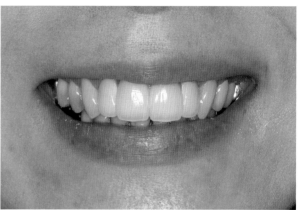

图4-18d，e RST前正畸牵引后，正中的牙槽骨已向冠方增高，达到理想的状态。但RST后，牙根有根向回移，同时牙槽嵴顶也有根向退缩，牙根的截面冠方有少量的相对骨增高的迹象。

图4-18f 最终用牙龈瓷再现邻间乳头。本病例为了再现天然牙的软组织形态，做了正畸牵引，但是因为牙根返回原位，所以没有达到患者的要求。用牙龈瓷弥补了少量软组织的缺陷，但是却对美观产生了很大的影响。

（2）术前检查

为了最大限度地发挥PET的优势，让修复效果更近似天然牙，我们要认真地检查存留牙根的牙周附着水平，了解最终修复体能达到什么样的美观效果，酌情采取必要的步骤改进。具体来说，除了口内戴入诊断导板，精确地展示治疗目标外，还应有X线检查和牙周探诊，评估现存的牙周附着水平和骨水平。如果在X线片上发现骨高度不足，但是临床牙周附着尚存，可通过适当的方法诱导成骨。

如果牙齿邻面的探诊深度正常，邻间骨嵴顶距离未来修复体接触点4～5mm，那么天然牙全冠修复体以及天然牙支持的桥体，都可取得良好的美观效果。但是，在种植体支持的桥体处使用RST技术，由于前文所述的一些理由，仍可能有黏膜退缩。如果先行正畸牵引，或许能补偿RST术后的退缩量。也就是说，开始时过量的状态，才是理想的状态（**病例4-15**）。

病例4-15 种植体支持的桥体处使用RST的病例（图4-19）

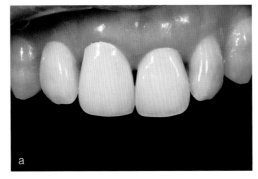
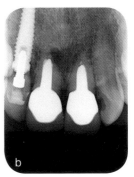

图4-19a，b 46岁，女性。在8年前就知道将来要做中切牙的治疗，12为种植修复。在国外的工作结束后，以"11疼痛"为主诉就诊。比较根尖的位置，发现两侧中切牙都有过长的倾向。

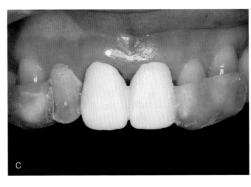
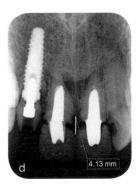

图4-19c，d 确定未来修复体接触区的位置，确认根方牙周附着水平。

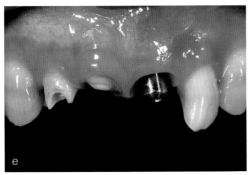
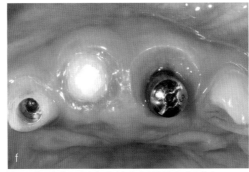
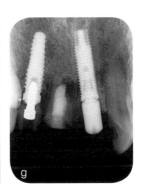

图4-19e~g 21即刻种植，结缔组织移植3个月后行二期手术，用愈合基台调整软组织形态。

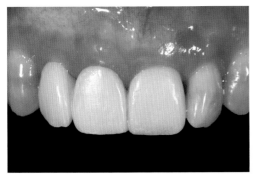
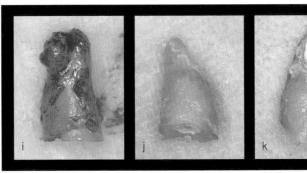

图4-19h 借助11牙周组织，种植体周围形成了理想的软组织形态。11根尖区病变没有愈合。

图4-19i~k 拔牙后，在口外进行根管倒充填。

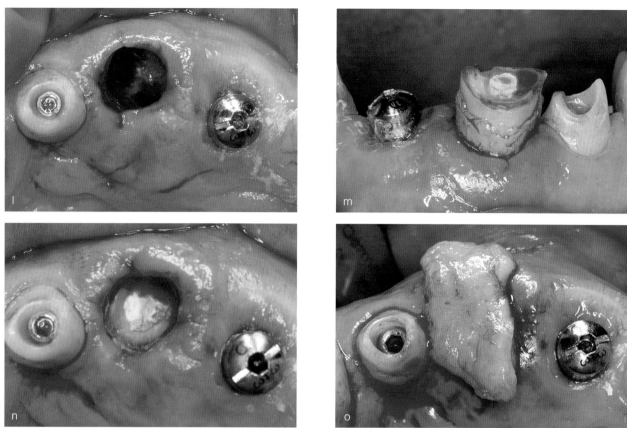

图4-19l~o 搔刮11拔牙窝根尖病变，离体牙根再植，将牙体组织调磨至骨嵴顶略冠方的位置，周围形成信封瓣，唇侧进行足量的结缔组织移植。

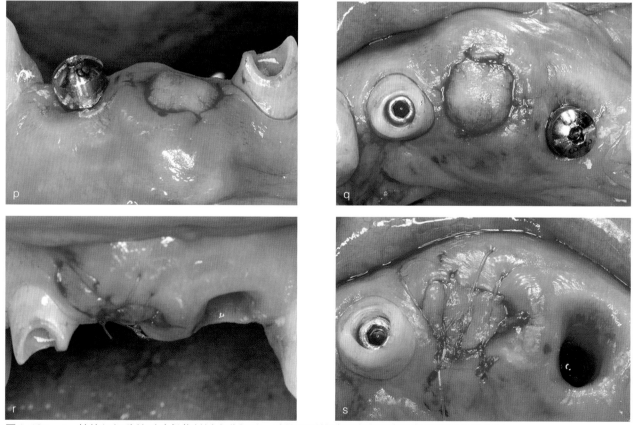

图4-19p~s 结缔组织移植时确保信封瓣充分松弛，移植后牙槽嵴的宽度和高度都得到过量的恢复。

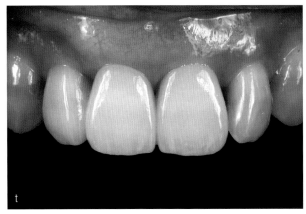
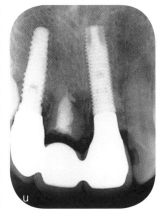

图4-19t，u 软组织的形态保持良好，与RST前一致。这归功于将根面调磨至齐骨嵴顶水平，并且做了足量的软组织移植。从X线片上看，根尖病变也愈合了。

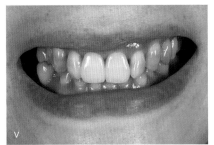
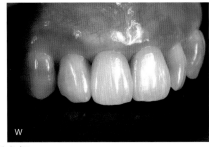
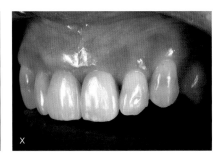

图4-19v～x 软组织形态自然，美学效果良好。

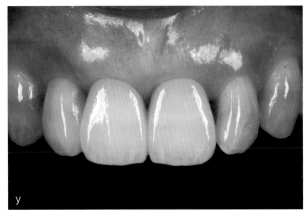
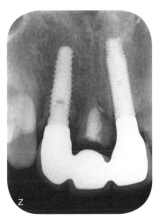

图4-19y，z 3年后复查，几乎没有变化，美学效果得到了保持。

（3）改善位置：与正畸牵引合并使用

如果计划PET的牙齿的位置和附着水平不理想，可以通过正畸改善。使用正畸方法既能调整牙周附着水平，改善软组织的美学形态，也能增加种植体植入时的骨量与软组织量[13-17]。

然而有报道称，牵引后虽然骨高度可以增加，但是牙槽骨的宽度却在减少。Eun-Young Kwona等报道8名患者11颗牙的随访观察，发现剩余1/4以上的附着的上颌前牙，在正畸牵引后牙槽骨高度增高1.36mm，牙间乳头增加1.09mm。但是，以龈缘顶点作为参照，测得的牙槽嵴的颊舌径减少了0.67mm[18]。Zuccati等、野泽等推荐使用牙根的颊侧向转矩的方法，增加牙槽嵴的厚度，但缺点的是牙根向颊侧旋转后，根面暴露增加，增大了RST术的难度[19-20]。

所以，如果对治疗有更高要求，牙槽嵴宽度

病例4-16 意向再植后RST和结缔组织移植的病例（图4-20）

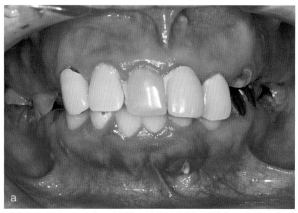 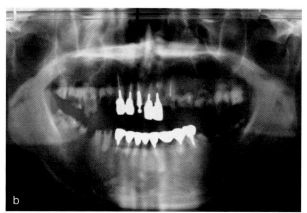

图4-20a，b　36岁，男性。磨牙区广泛龋坏，咀嚼功能遭受破坏。前牙异位，预计12-22即使做RST，也无法恢复理想的龈缘位置及美观的微笑。

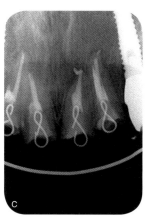 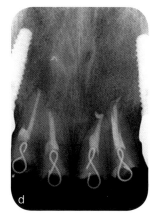

图4-20c，d　RST前正畸牵引，保持3个月。

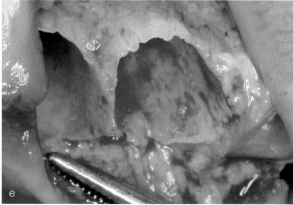

图4-20e，f　处理根尖病变后，为防止复发，行意向再植术。正畸牵引后，嵴顶骨量增加。如果采用常规的拔牙窝盾牌术，无法保存牙槽骨的最高点。

减少的部分可以靠结缔组织移植来弥补。此外，正畸牵引的速度与力量也有影响，为了防止后续复发，保持期仅3个月是不够的（病例4-16），笔者认为至少需要保持6个月。意向再植有牙根骨粘连的风险，却有可能可以防止牙齿回移引起牙槽骨吸收。意向再植的另一项优势是术中可以行根管倒充填，完成牙髓治疗。

在美学区，单牙缺失和多牙缺失的种植修复治疗难度相差较大。至今，多牙缺失的种植修复在美学效果上仍面临巨大挑战。制订治疗计划

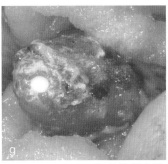
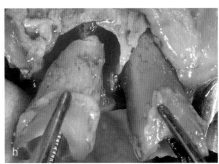
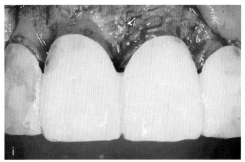

图4-20g～i　MTA行根管倒充填，以轻巧的操作完成牙根再植。因为我们将保存天然牙附着结构的牙根复位回牙槽窝，牙槽骨的形态得以保全，这是别的手段无法做到的。

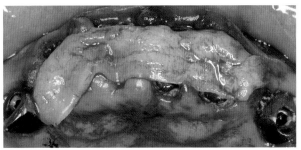

图4-20j　为了封闭术区，行牙槽嵴顶结缔组织移植。

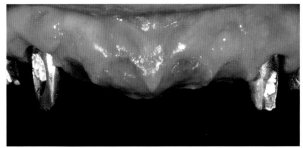

图4-20k　根据临时修复体调整出桥体空间。充分实现邻间乳头尖端理想的连续性。

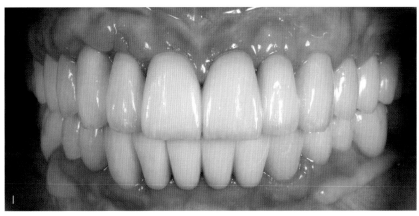

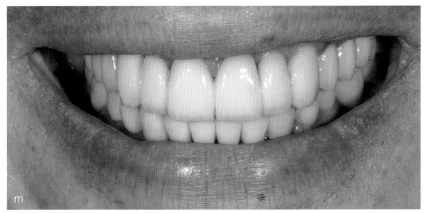
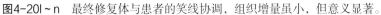
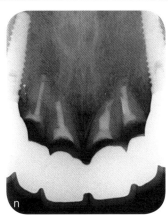

图4-20l～n　最终修复体与患者的笑线协调，组织增量虽小，但意义显著。

病例4-17 RST联合带蒂结缔组织移植的美学区种植修复病例（图4-21）

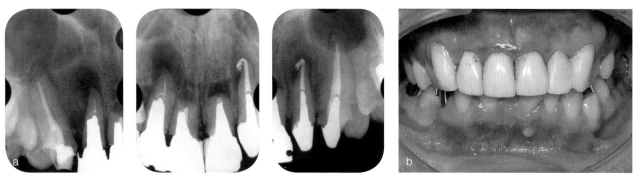

图4-21a，b 34岁，女性。以"美观受损"为主诉就诊。12和21有根折，剩余牙体组织不足，计划种植修复。可见龈乳头低平。

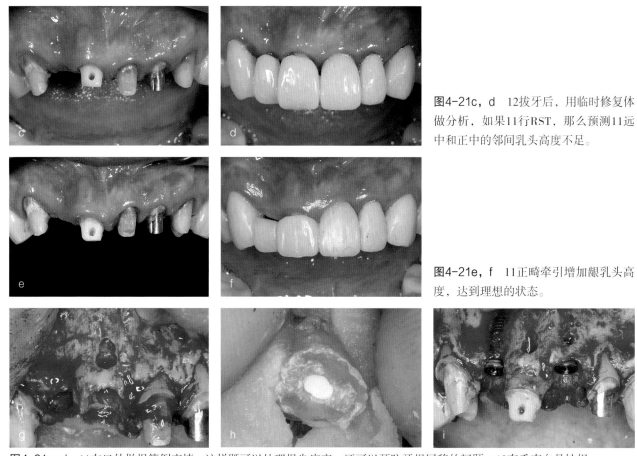

图4-21c，d 12拔牙后，用临时修复体做分析，如果11行RST，那么预测11远中和正中的邻间乳头高度不足。

图4-21e，f 11正畸牵引增加龈乳头高度，达到理想的状态。

图4-21g~i 11在口外做根管倒充填，这样既可以处理根尖病变，还可以预防牙根回移的问题。12有垂直向骨缺损。

时，需正确理解PET的概念，判断能否有效地使用这项技术，最终能达到的美学目标是否远离现实。联合正畸牵引和RST，大致可以解决垂直向组织缺损的病例。我们不但需思考如何留置牙根，而且需慎重地评估现存的附着组织，必要时调整牙根的位置并加以保持，这是实现美学效果的关键（病例4-17）。

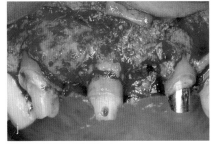
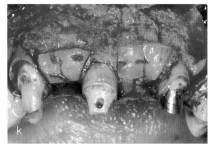

图4-21j，k　行种植体周围软硬组织增量术。再植的11周围的牙槽骨有效保存下来。

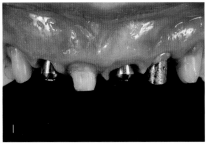
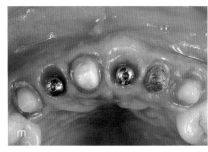

图4-21l，m　调整好种植体周围软组织的状态。恢复良好的邻间乳头外形。11正畸牵引后未见复发，形成良好的牙间乳头。从咬合面上看，颊舌向丰满度稍有不足。

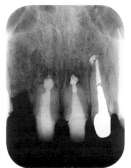
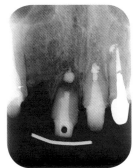
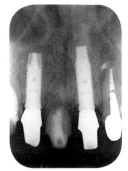
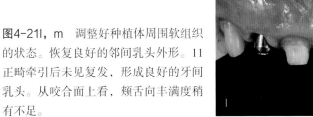

图4-21n　11计划行RST，根管治疗后，为让附着水平冠向改善，做了正畸牵引。意向再植和根管倒充填后，能防止牙根回移，同时也治疗了根尖病变。

图4-21o　近中嵴顶冠方大约1mm处截断牙根。

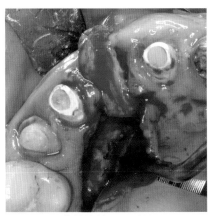
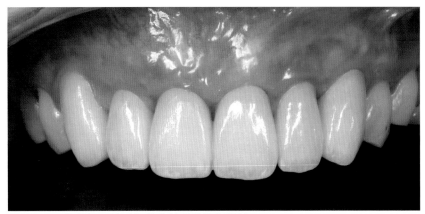

图4-21p　带蒂结缔组织移植。

图4-21q　获得与天然牙相媲美的美学修复效果。

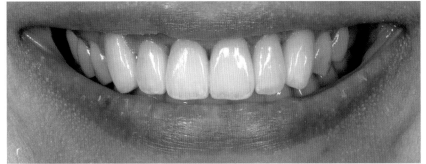
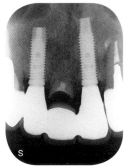

图4-21r，s　修复体与笑线协调。软组织边缘线与治疗前的天然牙龈缘线相比有改善。这归功于先行正畸牵引改善组织附着水平，然后进行牙再植，最后靠RST保存周围组织的治疗流程。

2. 种植体−天然牙混合植入术（HIT）：探索新的治疗选择

以下介绍的是一项新的部分牙拔除术。前面所讲的拔牙窝盾牌术，原则上要求唇侧骨是完整的（属于即刻种植的1类或2类）。如果拔牙窝的唇侧骨有吸收（即刻种植的3类），则不是拔牙窝盾牌术适应证。我们在全球首次提出来一项新技术，称为HIT。对于即刻种植3类，即发生唇侧骨吸收的待拔牙，做即刻种植时，将拔除的牙的腭侧牙片像拔牙窝盾牌术那样，于唇侧的拔牙窝与种植体之间的空隙内稳定地嵌入，做好固定，目的是让腭侧牙片健康的牙周膜与唇侧牙龈形成附着，以此来维持软组织形态。最重要的因素是，腭侧牙根须是完整的，而且应适当地修整牙根片，再移植到唇侧。

在过去，种植治疗普及之前，面对牙列缺损病例，如果能找到可供移植的牙齿，牙移植术是首选的治疗方式。即使牙槽骨发生了部分吸收，只要拔牙窝能容纳移植牙，有健全牙周膜的移植牙也可以让牙槽骨逐渐再生（病例4-18）。

牙移植术是HIT的实践基础。腭侧牙片存在健全的牙周膜，这是将治疗引向成功的关键，移植后唇侧可能会有骨再生。

这技术同样有动物实验支持。Takeuchi等将犬的磨牙人为地做出Ⅲ度根分叉病变，然后分割近中根与远中根，并将其180°旋转，意向再移植（图4-22）。结果含有正常牙周膜的近远中根，在根分叉病变处引导出了新的牙槽骨。另外，有几个病例可观察到骨粘连和牙根吸收。

HIT所用的牙片即使与骨结合的种植体发生粘连，也没有问题。还有牙根即使有吸收，也可能被骨组织缓慢地置换。

但是，这项技术的临床病例数尚少，这些病例过程细节有待后续报告，读者们也应慎重地看待（病例4-19～病例4-21）。

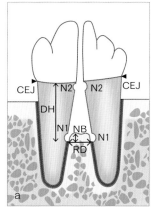
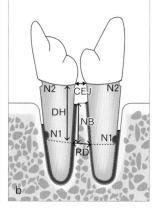

图4-22a，b　有意地将牙根180°旋转后再植，因为有正常的牙周膜，所以能期待它能促进牙槽骨的再生。CEJ：釉牙骨质界，DH：缺损高度，NB：新生骨，N1：根方基准点，N2：冠方基准点，RD：N1的牙根间距。粉色部分为牙周膜。根据参考文献30绘制。

病例4-18 把腭侧异位的侧切牙，移植到中切牙处的病例（图4-23）

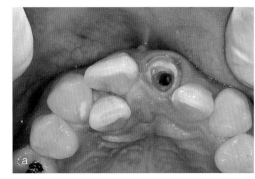
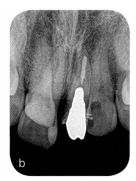

图4-23a，b 左上中切牙根管桩的位置有横折，右侧侧切牙是腭向异位，但患者不希望做正畸治疗。

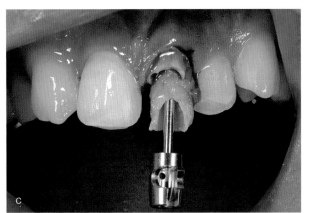
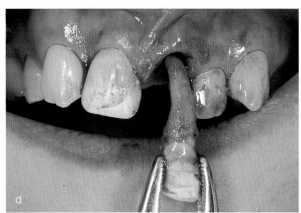

图4-23c，d 尽可能微创拔牙，不损伤拔牙窝，将腭侧异位的侧切牙移植过去。

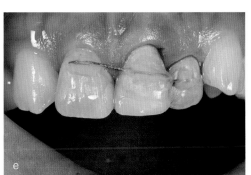
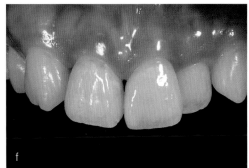
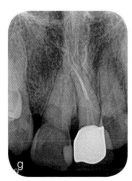

图4-23e～g 移植后直接用钢丝固定，并用树脂恢复形态（e）。安装修复体时的正面照（f）与根尖片（g）。

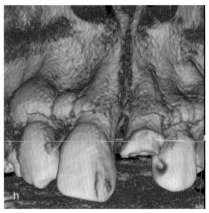
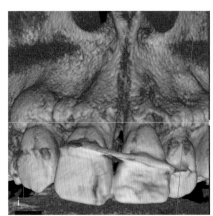
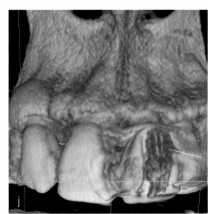

图4-23h～j 术前（h）、术后（i）、移植1年后（j）的CT三维重建像的比较。可很清楚地看到，由于移植牙具有健全的根周膜，唇侧骨得到再生。

病例4-19 唇侧牙槽骨吸收，拔牙后用腭侧的部分牙体残片做拔牙窝盾牌使用的病例（图4-24）

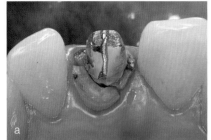

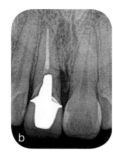

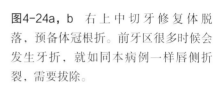

图4-24a，b 右上中切牙修复体脱落，预备体冠根折。前牙区很多时候会发生牙折，就如同本病例一样唇侧折裂，需要拔除。

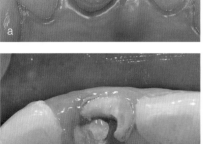

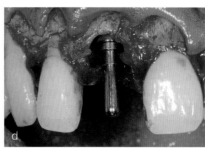

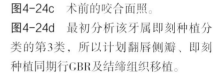

图4-24c 术前的咬合面照。

图4-24d 最初分析该牙属即刻种植分类的第3类，所以计划翻唇侧瓣、即刻种植同期行GBR及结缔组织移植。

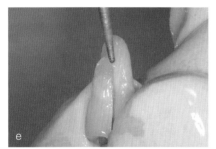

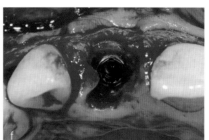

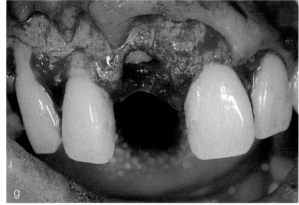

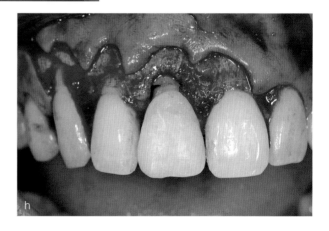

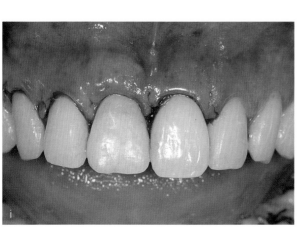

图4-24e～i 治疗时发现牙根的腭侧部分是健康完整的，在口腔外制备盾牌牙片，放置到唇侧骨与种植体之间的空隙。即不让牙片游离，而把它当作是弥补组织缺损的部分放置进去。之后，即刻安装临时修复体，缝合。

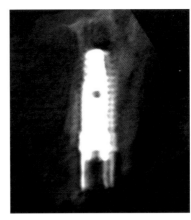

图4-24j　种植后的CBCT像。

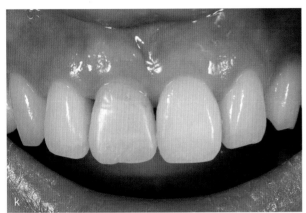

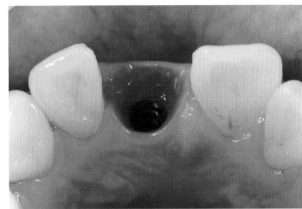

图4-24k，l　种植3个月后，唇侧组织量几乎没有变化，唇侧穿龈处有健康的牙龈覆盖了牙片。

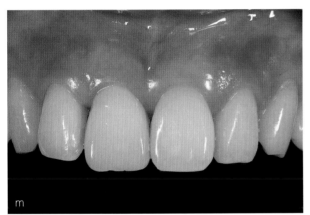

图4-24m，n　最终修复体的正、侧面照。

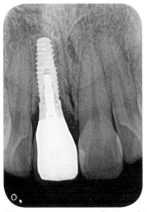

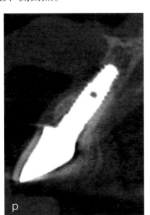

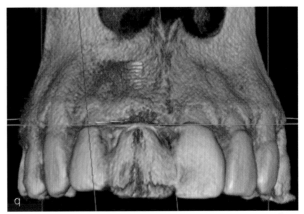

图4-24o～q　HIT术后17个月的根尖片（o）与CT像（p：矢状面图，q：三维重建图）。因为翻了瓣，与植入后的CT像比较，靠近种植体根方的唇侧骨板有些吸收，但是靠近种植体肩台处的唇侧骨几乎没有吸收。因为腭侧牙片移植的原因，原来菲薄的唇侧牙槽骨增厚了。

病例4-20 应用HIT的病例（图4-25）

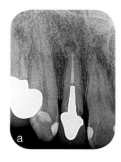
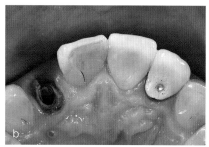

图4-25a，b 以"右上侧切牙的修复体松动"为主诉就诊。检查见桩脱位，龈下龋坏很深，需要拔除。

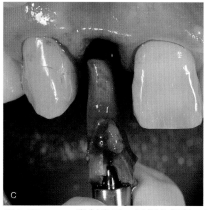
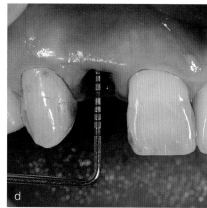
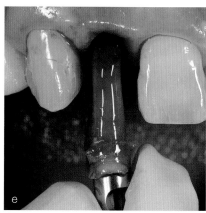

图4-25c~e 微创拔牙，唇侧有折裂，唇侧骨吸收到龈缘下5.5mm，但是牙根的腭侧部分和根周膜是完整健康的。

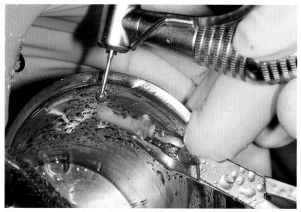

图4-25f 在口外，大量生理盐水冲洗冷却下，制备盾牌牙片。

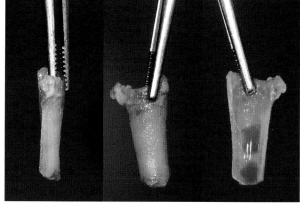

图4-25g 制作盾牌牙片时，保存牙根的颈部附着非常重要。

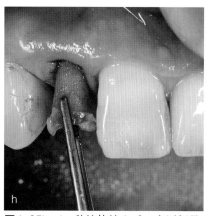
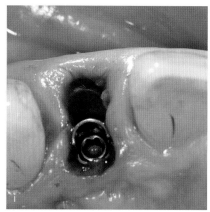
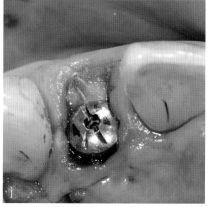

图4-25h~j 种植体植入后，在唇侧骨开裂处插入牙根的腭侧片，固定，用移植材料充填间隙，用少量结缔组织移植物覆盖。

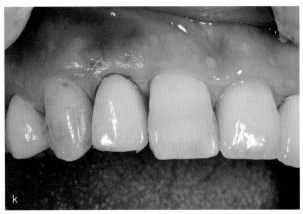

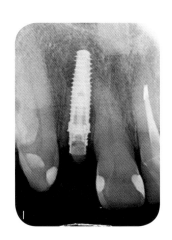

图4-25k，l　之后戴入临时修复体（k）。戴牙后的根尖片（l）。

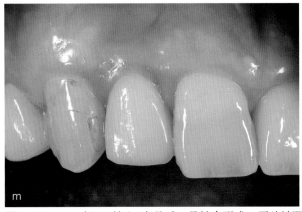

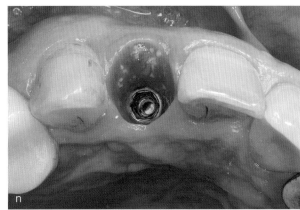

图4-25m，n　行HIT植入3个月后，骨结合形成，牙片被覆盖。唇侧组织得到最大限度的保存。

病例4-21　使用VISTA技术行HIT植入的病例（图4-26）

图4-26a，b　右上中切牙唇侧根折。

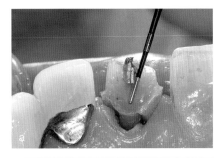

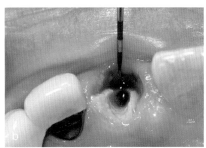

图4-26c，d　微创拔除牙根，腭侧可见健全的牙周膜。

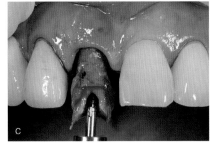

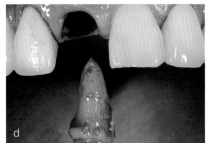

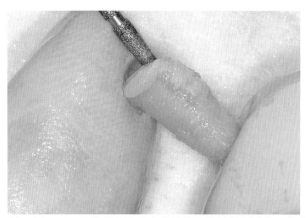
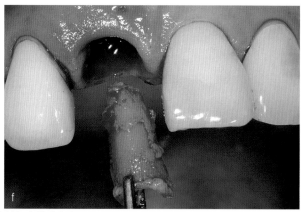

图4-26e, f 按常规方法植入种植体, 修整腭侧牙片, 使之与唇侧骨开裂形态相匹配。

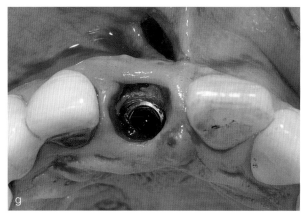
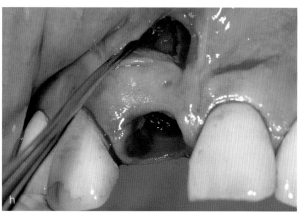

图4-26g, h 使用VISTA入路, 确认腭侧牙片既能覆盖种植体, 也能封闭唇侧骨开裂的部分, 遂将牙片固定在种植体与骨之间的间隙内。

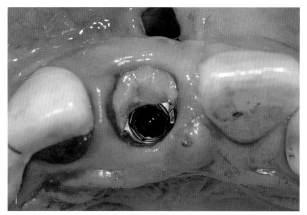
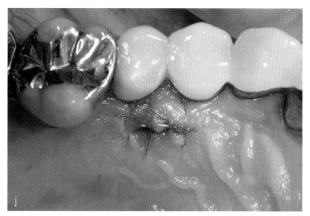

图4-26i, j 做少量结缔组织移植, 将拔牙窝的腭侧牙片覆盖上。

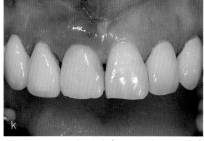
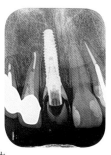
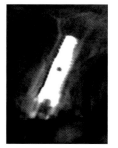

图4-26k, l 之后缝合VISTA切口, 安装临时修复体。

图4-26m HIT植入后的CT像。

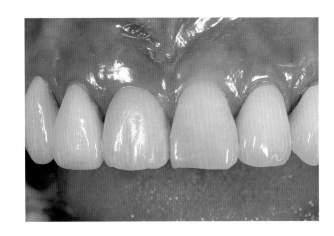

图4-26n　术后1周的状态。

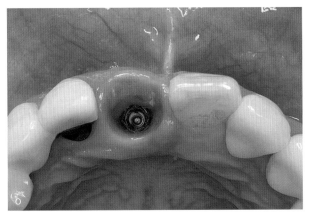

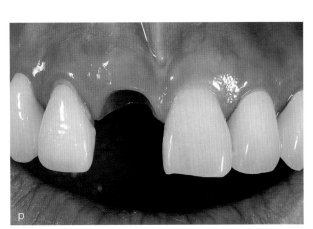

图4-26o，p　HIT术后3个月的状态。唇侧组织量大致得到维持。

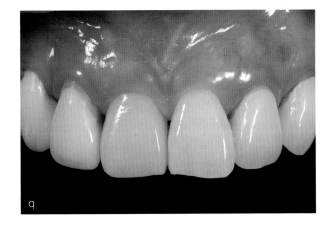

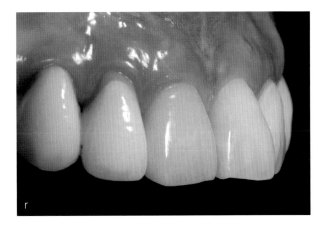

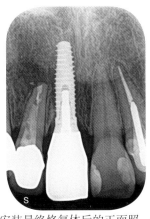

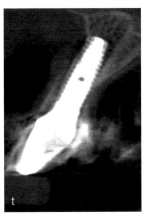

图4-26q～t　安装最终修复体后的正面照、侧面照、根尖片与CT像。

3. 总结

　　本章介绍了PET这个新术式。关于RST，我们已经有长期使用的经验，认为这是可靠的方法。可惜的是关于拔牙窝盾牌术，我们在临床中使用的时间尚短，还没有证明长期预后的病例，所以需要再次指出，使用这个术式时要特别注意。

　　然而，这项技术在一定程度上免去了创伤比较大的结缔组织移植术、GBR等，大大缩短愈合时间，从患者角度来看优点很多。此外，在前牙区多牙缺损的病例里，即使是不能保存的牙，也能靠PET技术利用残存的牙片保留在骨轮廓内，比以往的美学修复方法可能要更方便。今后要注意长期追踪观察，了解其并发症等。

参考文献

[1] Salama M, Ishikawa T, Salama H, Funato A, Garber D. Advantages of root submergence technique for pontic site development in esthetic implant therapy. Int J Periodontics Restorative Dent 2007; 27:521‐527.

[2] Gluckman H, Du Toit J, Salama M. The pontic-shield:Partial extraction therapy for ridge preservation and pontic site development. Int J Periodontics Restorative Dent 2016; 36(3):417‐423.

[3] Gluckman H, Salama M, Du Toit J. Partial extraction therapies(PET) Part 1 :Maintaining alveolar ridge contour at pontic and immediate implant sites. 22 Int J Periodontics Restorative Dent 2016; 36(3):681‐687.

[4] Choi S, Yeo IS, Kim SH, Lee JB, Cheong CW, Han JS. A root submergence technique for pontic site development in fixed dental prostheses in the maxillary anterior esthetic zone. J Periodontal Implant Sci 2015; 45:152‐155.

[5] Wong KM, Chneh CM, Ang CW. Modified root submergence technique for multiple implant-supported maxillary anterior restorations in a patient with thin gingival biotype:a clinical report. J Prosthet Dent 2012; 107:349‐352.

[6] Comut A, Mehra M, Saito H. Pontic site development with a root submergence technique for a screw-retained prosthesis in the anterior maxilla. J Prosthet Dent 2013; 110:337‐343.

[7] 飯田吉郎. 多数歯欠損の抜歯後即時埋入症例. Symmetry & Balance，理想的な軟組織形態を目指して. Quintessence DENT Implantol 2012; 19(2):53‐61.

[8] 窪田努. 上顎前歯部複数歯欠損に対するガイデッドサージェリー. インプラントに隣接する異なる欠損歯槽堤への対応. Quintessence DENT Implantol 2013; 20(5):45‐53.

[9] 藍浩之. 重度歯周病患者にインプラントを用いた全顎修復症例. 硬・軟組織造成および矯正治療を応用して. Quintessence DENT Implantol 2015; 22(3):43‐51.

[10] 飯田吉郎. 上顎前歯部複数歯欠損に自家歯牙移植とインプラントを併用した症例. Quintessence DENT Implantol 2016; 23(6):39‐47.

[11] von Wowern N, Winther S. Submergence of roots for alveolar ridge preservation. A failure(4 -year follow-up study). Int J Oral Surg 1981; 10:247‐250.

[12] Kan JY, Rungcharassaeng K. Proximal socket shield for interimplant papilla preservation in the esthetic zone. Int J Periodontics Restorative Dent 2013; 33:e24‐31.

[13] Salama H, Salama M. The role of orthodontic extrusive remodeling in the enhancement of soft and hard tissue profiles prior to implant placement:a systematic approach to the management of extraction site defects. Int J Periodontics Restorative Dent 1993; 13:312‐333.

[14] Stevens BH, Levine RA. Forced eruption:a multidisciplinary approach for form, function, and biologic predictability. Compend Contin Educ Dent 1998; 19:994‐998, 1000, 1002‐1004 passim.

[15] Korayem M, Flores-Mir C, Nassar U, Olfert K. Implant site development by orthodontic extrusion. A systematic review. Angle Orthod 2008; 78:752‐760.

[16] Potashnick SR, Rosenberg ES. Forced eruption:principles in periodontics and restorative dentistry. J Prosthet Dent 1982; 48:141‐148.

[17] Amato F, Mirabella AD, Macca U, Tarnow DP. Implant site development by orthodontic forced extraction:a preliminary study. Int J Oral Maxillofac Implants 2012; 27:411‐420.

[18] Kwon EY, Lee JY, Choi J. Effect of slow forced eruption on the vertical levels of the interproximal bone and papilla and the width of the alveolar ridge. Korean J Orthod 2016; 46(6):379‐385.

[19] Zuccati G, Bocchieri A. Implant site development by orthodontic extrusion of teeth with poor prognosis. J Clin Orthod 2003; 37:307‐311; quiz 313.

[20] Nozawa T, Sugiyama T, Yamaguchi S, Ramos T, Komatsu S, Enomoto H, Ito K. Buccal and coronal bone augmentation using forced eruption and buccal root torque:a case report. Int J Periodontics Restorative Dent 2003; 23:585‐591.

[21] Hürzeler MB, Zuhr O, Schupbach P, Rebele SF, Emmanouilidis N, Fickl S. The socket-shield technique:a proof-of-principle report. J Clin Periodontol 2010; 37:855‐862.

[22] Cherel F, Etienne D. Papilla preservation between two implants:a modified socket-shield technique to maintain the scalloped anatomy? A case report. Quintessence Int 2014; 45(1):23‐30.

[23] Siormpas KD, Mitsias ME, Kontsiotou-Siormpa E, Garber D, Kotsakis GA. Immediate implant placement in the esthetic zone utilizing the "root-membrane" technique:clinical results up to 5 years postloading. Int J Oral Maxillofac Implants 2014; 29(6):1397‐1405.

[24] Bäumer D, Zuhr O, Rebele S, Schneider D, Schupbach P, Hürzeler M. The socket-shield technique:first histological, clinical, and volumetrical observations after separation of the buccal tooth segment – a pilot study. Clin Implant Dent Relat Res 2015; 17(1):71‐82.

[25] Bäumer D, Zuhr O, Rebele S, Hürzeler M. Socket shield technique for immediate implant placement - clinical, radiographic and volumetric data after 5 years. Clin Oral Implants Res 2017 Mar 23. doi:10.1111/clr.13012.

[26] Gluckman H, Salama M, Du Toit J. Partial Extraction Therapies (PET) Part 2 :Procedures and Technical Aspects. Int J Periodontics Restorative Dent 2017; 37(3):377-385.

[27] Roe P, Kan JYK, Rungcharassaeng K. Residual root preparation for socket-shield procedures:a facial window approach. Int J Esthet Dent 2017; 12(3):324‐335.

[28] Gluckman H, Salama M, Du Toit J. A retrospective evaluation of 128 socket-shield cases in the esthetic zone and posterior sites:Partial extraction therapy with up to 4 years follow-up. Clin Implant Dent Relat Res 2018; 20(2):122‐129.

[29] Nevins ML, Langer L, Schupbach P. Late Dental Implant Failures Associated with Retained Root Fragments: Case Reports with Histologic and SEM Analysis. Int J Periodontics Restorative Dent 2018;38(1): 9‐15.

[30] Takeuchi N, Shirakata Y, Shinohara Y, Sena K, Noguchi K. Periodontal wound healing following reciprocal autologous root transplantation in class Ⅲ furcation defects. J Periodontal Implant Sci 2017; 47(6):352-362.

第5章

GBR的演化及其临床意义

Evolution of GBR and its Clinical Significance

骨增量并非一项万能的技术。我们须根据临床情况与治疗目的，选择合适的处理方法。GBR是应用最广泛的技术，讲究不同的材料和处置的时机，应视具体情况有所区分。骨增量手术包括内侧性成骨和外侧性重建，应根据实际病例具体选择。本章将详述笔者在这一领域的见解。

1. GBR的必要性

拔牙后牙槽骨将会吸收。即使拔牙前没有骨缺损，术后牙槽骨的宽度也可能会减少一半。近年的荟萃分析指出，平均来说拔牙后水平向骨量减少3.8mm，垂直向骨量减少1.2mm[1]。如果有大范围感染，根尖区骨吸收严重，牙槽骨的形态将发生很大变化。此外，义齿戴入时产生压力，造成牙槽骨继续吸收，出现牙槽骨的三维缺损。种植治疗时，为了恢复功能与美观，有必要重建牙槽骨，使之具备合适的形态。为了尽可能地低创、低风险地达成目标，应评估各类术式，把握患者的全身状态，局部条件，酌情改良，选择最适合的术式。

2. 牙槽嵴增量术的选择

以下列举的是牙槽嵴增量的常用术式：

· GBR。

· 骨移植。

· 牵张成骨。

· 正畸牵引。

这些方法里适用范围最广的是GBR和骨移植术。GBR和骨移植术可以增加三维骨量，其成功的关键是充分的软组织减张，一期关闭，一级愈合。这些要点对于此两种术式而言是共通的。

Benic等将GBR相关的骨形态做了分类，应对不同分类选择不同的植入材料（图5-1）。发生水平向骨缺损时，种植体唇侧存在骨开裂，可依靠邻牙的骨壁或残存的骨壁，形成稳定的骨增量空间（2类），这种情况下，可以用颗粒状骨移植物和可吸收膜。在美学区重建牙槽嵴外形时，由于愈合期间组织受压发生塌陷，建议过度增量以弥补组织塌陷。如果骨开裂范围较大，周围骨壁无法支撑植骨空间（3类），可以合并使用钛加强的不可吸收膜和颗粒状骨移植材料。另外，种植条件差的水平向骨吸收（4类）和垂直向骨吸收（5类）病例，推荐使用自体骨块和颗粒状骨移植材料，用可吸收膜。

有文献综述提出[3-4]，与颗粒状骨移植物相比，自体骨块移植在增量方面的严重并发症的风险更低。近年Gultekin[5]等比较两种方法的骨增量效果，一种是自体骨颗粒与颗粒状骨移植物联合使用作GBR（15个部位），另一种是从下颌升支区取自体骨块移植（13个部位）。愈合后的骨增量效果，GBR组为（5.42±0.76）mm，骨块组为（4.54±0.59）mm，GBR组增量值更大。吸收率方面，GBR组为12.48%±2.67%，骨块组为7.20%±1.40%，GBR组的吸收率更大。另外，Rocchietta[6]等报道，块状骨或者颗粒状骨移植物盖不可吸收膜，块状骨移植组的种植体-骨接触率更高，螺纹间骨充填率也更高。但是需要考虑块状骨移植创伤大、供区有限这些问题。

自体块状骨移植最大的问题是，手术创伤大、手术风险高、供骨量有限[7-9]。移植的骨块内部的细胞大多无法存活，随着时间推移，骨块被新生骨组织替代。通常种植体在移植术后4个月时植入，直到7个月时仍会有持续的骨重塑现象[10]。采用颗粒状骨移植的病例里，术后早期就能建立血供，这方面与块状骨移植有很大不同。块状骨移植术也会影响连接基台的术式选择。

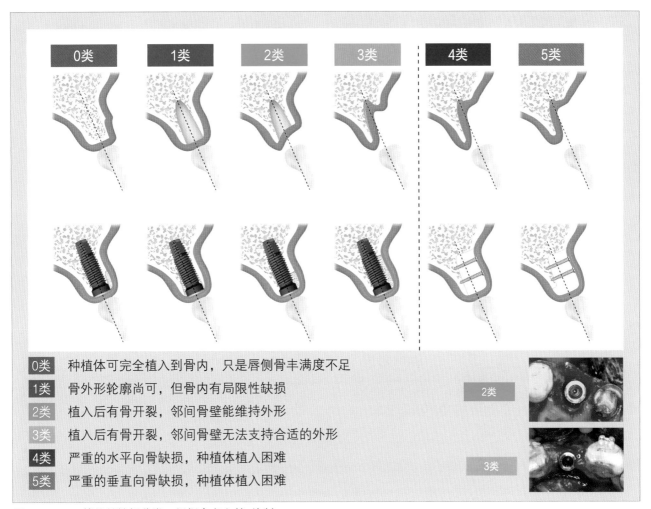

0类　种植体可完全植入到骨内，只是唇侧骨丰满度不足
1类　骨外形轮廓尚可，但骨内有局限性缺损
2类　植入后有骨开裂，邻间骨壁能维持外形
3类　植入后有骨开裂，邻间骨壁无法支持合适的外形
4类　严重的水平向骨缺损，种植体植入困难
5类　严重的垂直向骨缺损，种植体植入困难

图5-1　Benic等的骨缺损分类。根据参考文献2绘制。

做GBR时可联合使用骨移植材料，这样可减少取自体骨的量，甚至可以不需要自体骨。与其他术式相比，GBR创伤小，能实现三维的骨再生。使用维持时间较短的天然胶原膜（非交联的胶原膜）时，自体骨（AB）与异种骨移植物（ABBM）混合的比例不同，效果也不同。当自体骨比例较高（ABBM：AB为60：40）时，与自体骨比例较少（ABBM：AB为90：10）相比，愈合7个半月后，前者的骨增量更大［3.5（1.3）mm：2.9（1.3）mm］，吸收量更小［37（19.9%）：46.9（23.5%）］[11]。

另外据报道，如果使用不可吸收膜，不用自体骨，6~8个月的愈合时间后，可有5mm以上的垂直骨再生，效果长期稳定[12]。

使用骨颗粒移植时，早期术区有血管新生，可以期待移植骨同化为自体组织[13-15]。使用骨刨等工具取自体骨，可以降低创伤。

采用不同的自体骨取骨方法，骨内的细胞活性还有骨形态发生蛋白的释放量会有差异。有文章指出，使用骨磨、骨刨取得的骨，比超声骨刀、钻针取得的骨的活性更高[17]。该研究团队在猪的下颌骨上做了比较研究，取得含皮质骨和松质骨的自体骨块，用骨磨研碎作为移植物，虽然量少，但骨形成的量和吸收率都比其他的方法略有优势[18]。

还有研究指出，与喷冷却水取骨相比，在不喷水条件下用手工取得骨移植物，可能有更好的成骨作用[19-20]。

[病例5-1] 水平向骨吸收造成种植困难的病例（图5-2）

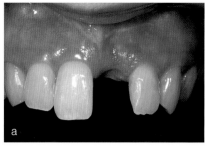
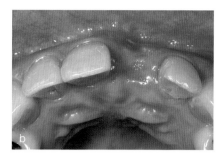
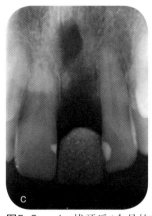
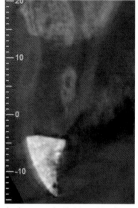
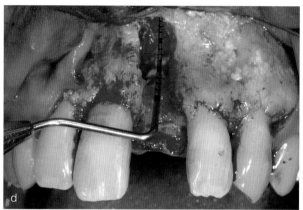

图5-2a～d 拔牙后4个月的临床表现。术前骨吸收严重，唇侧骨板完全丧失，腭侧骨壁缺损，种植终预备的扩孔钻与骨壁几乎没有接触，长15mm的种植体无法达到初期稳定性（Benic分类属4类）。

有报告指出，从自体皮质骨切片处可获得43种与骨再生相关的生长因子[21]。

如今的GBR技术持续改进，已经能实现可靠的垂直向骨增量，同时并发症的风险也在下降[22-23]。与前面提到的Benic等的考虑不一样，笔者认为

为了扩大种植的适应证，获得美观效果，应做必要的骨增量处理。使用骨刨取自体骨，或者用不喷水的低速取骨装置，与DBBM合并使用，此乃GBR材料的首选（**病例5-1**）。

3. 牙槽嵴增量术的时机

① 总体治疗的时机

全口治疗期间，应优先让骨增量部位不受到咬合压力。例如，在前牙区做骨增量时，可以用余留天然牙支持临时牙。如果做不到，可先确定磨牙区的咬合支持，建立一个让前牙区不受负重的环境。如果邻牙的附着水平低于目标的骨水

平，则应优先行正畸牵引（参考**第1章**）。

② 拔牙的时机

如果待拔牙周围还残存有骨组织的话，这牙的软硬组织应尽可能地保存下来。其要点是，为了保护唇侧骨板，种植时不剥离骨膜；如果需要放置膜或者植入结缔组织移植物，翻瓣时应选

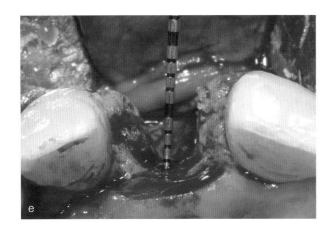

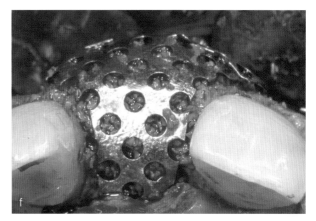

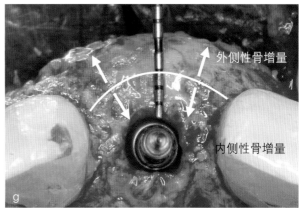

外侧性骨增量

内侧性骨增量

图5-2e~g 用钛网和胶原膜行GBR，拔牙窝内侧和牙槽嵴外侧都有足量的组织再生。

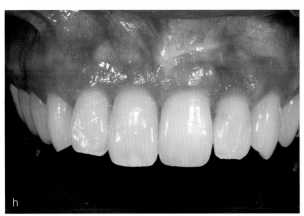

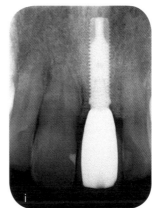

图5-2h~j 治疗结束时的状态，获得了自然的外观。

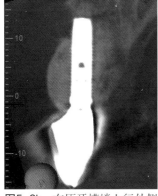

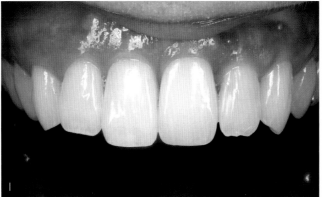

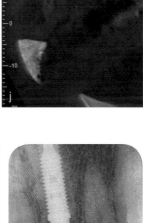

图5-2k 在原牙槽嵴上行外侧性骨增量5年后CBCT，骨量稳定。

图5-2l，m GBR术后7年的状态，虽然轮廓外形有些过突，但患者对美学外观满意。

择半厚瓣。拔牙窝的软组织不足时，推荐用解剖形态的基台、卵圆形桥体等物理方法封闭，或者通过结缔组织移植将其封闭。然而有时仅在拔牙窝内植骨，无法完全保存其形态[24-26]（参考第3章）。这时出于前牙区的美观原因，应增大其轮廓，在拔牙窝的外侧也放置移植材料。这就是后述的牙槽骨外侧性GBR。

如果骨缺损波及邻面、腭侧、舌侧，或面临连续多牙缺失的时候，如果有可能的话，应该利用正畸牵引，引导骨与软组织生长。然而，当感染无法控制，或者附着丧失严重时，应在拔牙后2~3个月愈合后，行增量处理。

3 种植与GBR

种植与植骨是分阶段进行，还是同期进行，取决于组织水平上的骨整合的评估。临床上有很多类似的情况[27-28]。术者应根据患者的实际情况做出选择。

（1）同步法

骨量相对充足、种植体可以固定在预备后的窝洞内，就可以选择种植同期GBR。如果前牙区没有足够的骨增量，会存在美学风险。骨量不足时，在正确的位置植入种植体需要很高的技术。软组织增量术和连接基台时，尽可能不暴露再生的组织。

（2）分期法

许多操作要求等待足够的愈合时间，例如拔牙后要等待2个月以上，骨增量术后要等待6个月以上，种植后要等待4~6个月的时间。分期法治疗次数增加，虽然愈合等待的时间也会增加，但更安全。值得注意的是，种植手术时，再生的骨与原有的骨的硬度有差异时，种植体植入位置容易有偏差。种植后，为了保护再生的骨组织、补偿其吸收，推荐追加GBR手术。

4 GBR和连接基台

如果即刻种植时需要唇侧植骨、封闭拔牙窝，或者即刻负重时需要水平向骨增量，则可在安装基台同期行GBR。这种一次性植入种植体，并在种植体周做GBR的方法是可行的[29]。

4. 内侧性GBR和外侧性GBR

采用GBR做骨增量时，完整的骨壁能提供成骨细胞，有助成骨[30]。所以，在拔牙窝内四周有骨壁存在的内侧性缺损是骨再生的有利型。

在磨牙区，首要目的是种植体在骨内能维持、行使功能。但在前牙区，为了获得美观效果，则在满足种植体存留并行使功能之外，还须维持牙槽骨的自然轮廓。内侧性GBR有不同的目的，再次阐述一些内侧性GBR的新术式。

5. 美学区内侧性GBR的新术式：微创可吸收膜口袋瓣技术

唇侧骨吸收严重时，行内侧性GBR需使用钛网和可吸收膜，如果使用不可吸收膜，则须手术去除。我们提出一项简便低成本、微创的新术式，命名为"微创可吸收膜口袋瓣技术"，以下将详述报告。

1 适应证

如果待拔牙的腭侧牙槽骨的高度正常，则应贴腭侧骨壁进行种植。虽然唇侧已经存在骨开裂，或者预测种植后会有唇侧骨开裂，但种植体仍可植入到骨的容纳空间内。这就是内侧性GBR的适应证。

如果病例属于即刻种植分类的第3类，选择即刻种植，还是等拔牙后软组织愈合后再进行种植，取决于种植体植入时的初期稳定性是否良好、拔牙前的颈缘线的美观性是否协调、CBCT的牙槽骨的骨量及状态（基底部的骨量、待拔牙的根尖病变的大小等）等因素。如果存在重度牙周炎症，应在炎症消除后再行拔牙。如果待拔牙的颈缘线已有退缩，应先拔牙，等待角化黏膜愈合后，再计划种植。

2 术式的说明、材料与方法

下面笔者将以**病例5-2**为基础，用示意图来讲解本术式。

病例5-2 使用可吸收膜口袋瓣技术、即刻种植的病例（即刻种植的3类）（图5-3～图5-11）

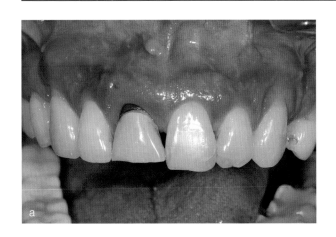
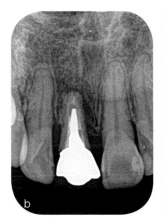
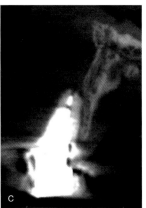
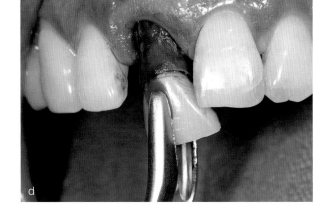

图5-3a～d 正畸结束后，11因唇侧根纵裂计划拔除。CBCT可见唇侧骨丧失，腭侧牙槽骨正常。根尖部牙槽骨颊舌向宽度不足，无法满足实现初期稳定性的最低要求。

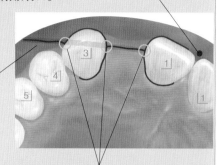

在尖牙远中颊侧成45°做纵形口。

做骨增量时，正中乳头应尽量避开。如果预测要做大量的植骨，即使只涉及一个牙位，也要在远离缺牙区的轴角做纵切口。

从咬合面看，嵴顶水平切口与纵切口恰好连接成一条线，形成水平切口的入路。嵴顶切口起点位于颊侧轴角处。

切口与龈缘尽可能成直角。腭侧仅做沟内切口。

图5-4 在种植位点，以两邻牙近缺牙侧轴角处为基准，沿牙槽嵴顶做水平切口。行邻牙沟内切口，在同侧尖牙远中以45°方向做纵切口。沟内切口延至11远中轴角，不做纵切口。

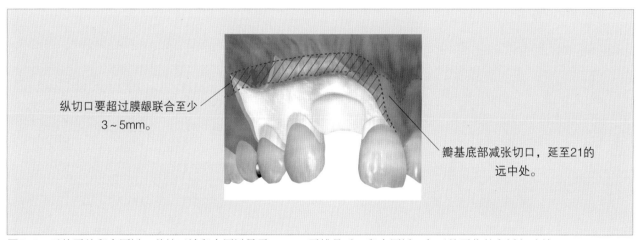

纵切口要超过膜龈联合至少3~5mm。

瓣基底部减张切口，延至21的远中处。

图5-5 天然牙处翻半厚瓣。种植区域翻全厚瓣暴露2~3mm牙槽骨后，翻半厚瓣，与天然牙位的翻瓣相连续。

（1）切口设计

如果要拔牙，那么应该先拔牙，然后沿龈沟切开。如果术前已经拔牙，在拟种植牙位处，以两邻牙的近缺牙侧轴角处作为基准，沿牙槽嵴顶做水平切口。天然牙处行沟内切口，在同侧尖牙远中以45°方向做纵切口。切口在对侧延伸一个牙位，一直到远离缺牙这一侧，不做纵切口。这样与原来的GBR切口连成一条直线（**图5-4**）。

（2）切口深度

天然牙处翻半厚瓣。种植区域翻全厚瓣暴露2~3mm牙槽骨后，翻半厚瓣，与天然牙位的翻瓣相连续。注意翻半厚瓣时应避免穿孔（**图5-5**）。

（3）口袋瓣形成与可吸收膜的设置

用骨凿轻轻地去除种植部位牙槽骨面附着的

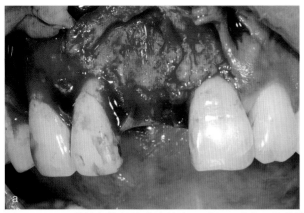

图5-6a，b　种植部位的骨膜从骨表面剥离，形成口袋状的龈瓣。之后修剪可吸收膜，将其插入到骨膜下，侧方放置在两邻牙的骨膜下，用可吸收缝线缝合固定。

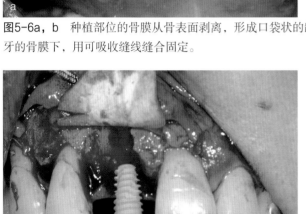

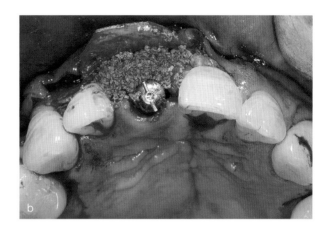

图5-7a~c　植入种植体，在口袋瓣内的空间充填骨移植材料（DBBM）。为了让骨移植材料完全被膜覆盖，将可吸收膜缝合固定在腭侧黏膜上。

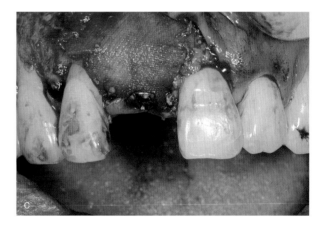

骨膜。在预估种植体唇侧面会露出的部位，继续向根方再剥离2~3mm，形成口袋状瓣。接着将吸收缓慢的可吸收膜修剪成适合口袋瓣的形状，插入到骨膜下，侧方放置在两邻牙的骨膜下，用可吸收缝线（Vicryl 6-0 P-1，Ethicon公司产品）缝合。这样就预留出唇侧的水平向GBR的植骨空间了（图5-6）。

（4）种植时充填骨移植材料

按常规方法种植。如果是即刻种植的病例，应在龈缘上方安装临时基台。颊侧种植体暴露部分与可吸收膜之间形成的口袋瓣的空间内充填骨移植材料（DBBM）。如果膜没有完全盖住种植体肩台，应再放置一张可吸收膜。为了让可吸收膜完全覆盖植骨材料，应将腭侧黏膜与可吸收膜缝合起来（图5-7）。

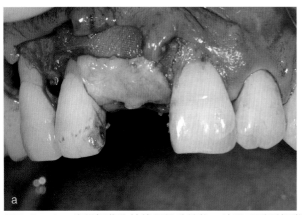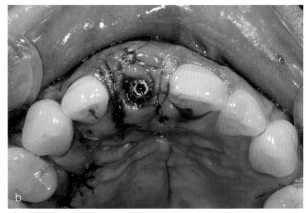

图5-8a，b 从腭侧获取结缔组织移植物，放置于牙颈部附近，缝合固定。

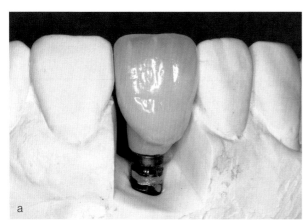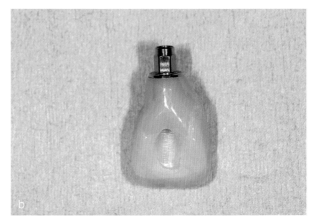

图5-9a，b 用氧化锆底冠重塑穿出形态，塑形范围至距离种植体0.5～1mm处。最终修复体与成品基台用树脂粘接起来，用螺丝固位。

（5）结缔组织移植与缝合

从腭侧取结缔组织移植物，与两邻牙的骨膜缝合固定，或者缝合在瓣的内侧。最后，如果延期种植，用可吸收缝线将牙槽嵴顶处用水平褥式加间断缝合，完全关闭术区。如果即刻种植，则将腭侧黏膜与颊侧龈瓣行间断缝合。天然牙周围与纵切口处，行间断缝合（图5-8、图5-9）。

③ 术式特点与注意事项

传统的GBR方法采用全厚瓣，然而，前牙区相邻天然牙的唇侧骨很薄[31]，可以预测，一旦骨膜与牙槽骨分离、血供被切断，骨吸收不可避免[32-33]。本技术的要点是，在天然牙周围分离半厚瓣，保存骨膜，与翻全厚瓣的传统方法相比，可以更好地保护天然牙周组织。

半厚瓣的主要优势在于，通过微创的减张切开完成制备，在种植体植入部位保存骨膜，形成与骨面分离的口袋瓣。通过可吸收线将可吸收膜缝合固定，既不需要用膜钉固定，也不需要像放置不可吸收膜那样二次手术取出，这也是一个优点。采用传统全厚瓣的难点是，在最关键的种植体肩台周围放置足够的颗粒状骨移植材料。而采用本术式可以实现这一点。

需要注意的事项是，翻半厚瓣时容易穿孔。只有熟练掌握了天然牙半厚瓣制备技巧的医生，才适合使用这项技术。如果在天然牙处发生瓣的穿孔，一般不会引发很大的问题。但如果穿孔发生在种植体植入部位，由于下方有可吸收膜，

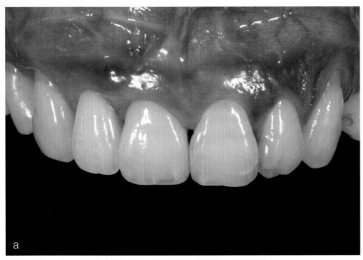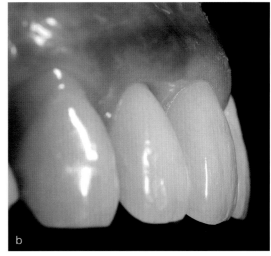

图5-10a，b　安装最终修复体时的正面照、侧面照。

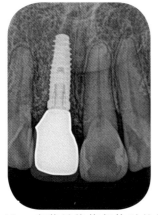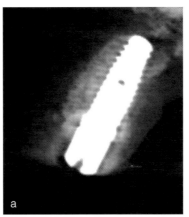

图5-10c　安装最终修复体时的根尖　　　**图5-11a，b**　种植时（a）和安装最终修复体时（b）的CBCT。
片。

即使缝合关闭穿孔，黏膜裂开的风险依然增加。在这种情况下，推荐使用结缔组织移植修补穿孔（病例5-3、病例5-4）。

　　本术式同期进行内侧性GBR和结缔组织移植，1次手术实现软硬组织增量。由上述两病例的CBCT图像的比较得知，由于只做了结缔组织的移植，没有用到钛网和不可吸收膜，造成唇侧成骨量不足，轮廓外形不够理想（图5-10、图5-11）。如果想达到更完美的美观效果，在骨量不足的地方可使用软组织增量来弥补，根据笔者的经验，这样做可实现良好的远期效果。如果担心骨量不足，仅使用本术式增加骨量，按常规做法分阶段行软组织移植，或许能有更好的结果。

病例5-3 使用可吸收膜口袋瓣技术、延期种植的病例（图5-12）

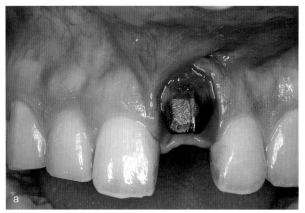
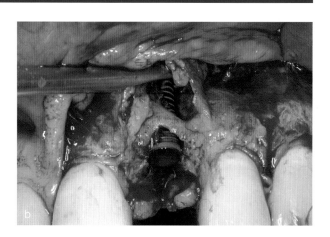

图5-12a，b 21发生骨粘连，需要拔除。24周后种植。

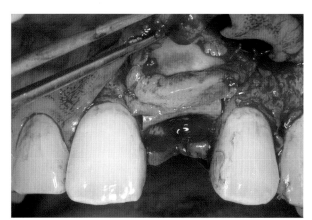

图5-12c 形成口袋瓣，将可吸收膜与骨膜缝合固定，再进行结缔组织移植，与邻牙的骨膜缝在一起。

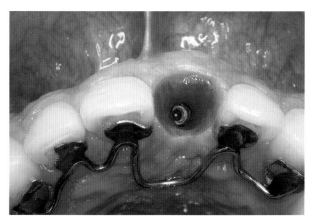

图5-12d 12周后牙龈环切，袖口塑形，过渡到最终修复。

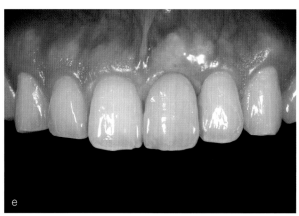
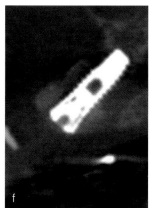
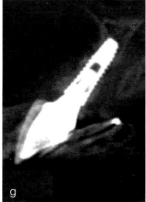

图5-12e～g 安装最终修复体时的正面照（e）、植入后即刻的CBCT（f）和安装最终修复体后的CBCT（g）。比较CBCT像可见术后出现骨吸收。

病例5-4　美学区即刻种植时使用可吸收膜口袋瓣技术，分阶段行根留置术（RST），包含两次外科治疗的病例（图5-13）

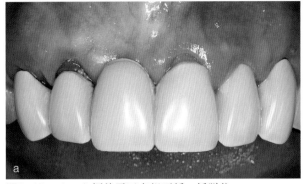
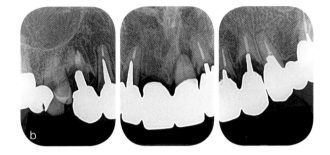

图5-13a，b　上颌前牙区有龈下龋，桥脱位。

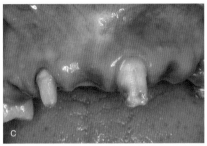
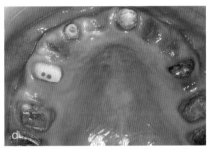
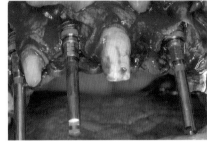

图5-13c，d　13、22、23为残根，未被拔除，断端位于龈下，被牙龈部分覆盖。

图5-13e　翻半厚瓣，植入种植体。13与23做即刻种植（3类），11做延期种植。因为余留牙还在，可评估内侧性GBR可行性。

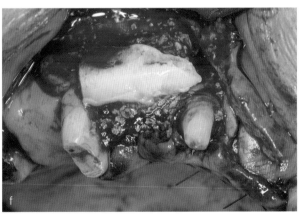
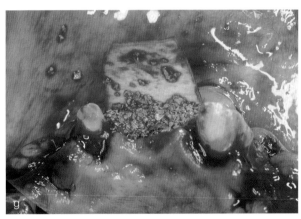
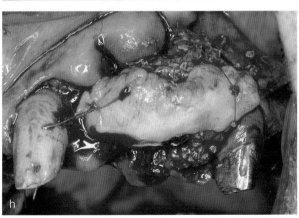
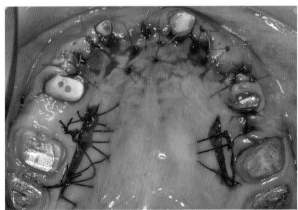

图5-13f～i　种植体植入后，安装2～3mm的临时基台，尖牙处用DBBM充填间隙，用结缔组织移植物覆盖。11处用可吸收膜口袋瓣技术，仅GBR、不做结缔组织移植。

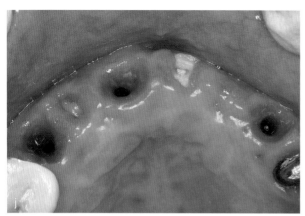

图5-13j，k 4个月后，进行软组织袖口塑形。调磨12、21，行RST术。

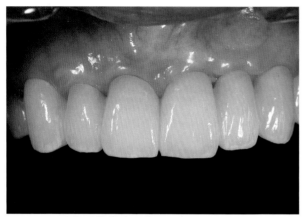

图5-13l 虽然颈缘线略不协调，但相对于仅行两次手术而言，这样的美学效果已经颇令人满意了。

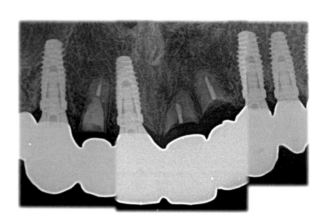

图5-13m 最终修复体安装后的根尖片。

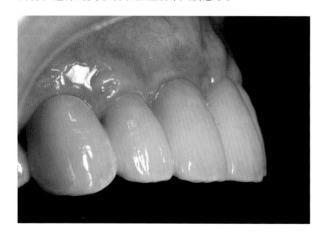

图5-13n 最终修复体安装后的侧面照。

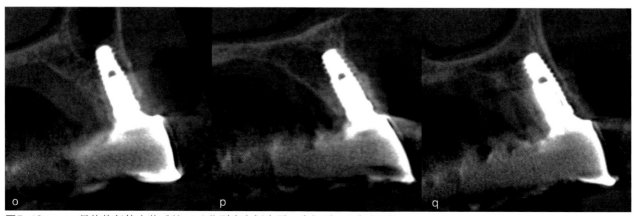

图5-13o～q 最终修复体安装后的CT（分别为右侧尖牙、中切牙、左侧切牙）。

6. 外侧性GBR的目的

无论是拔牙后的愈合位点还是新鲜拔牙窝，当骨壁有进行性吸收的情况时，外侧性GBR的难度很高。内侧性GBR以"保存"为目的，而外侧性GBR则是一项"重建"。行外侧性GBR时，采取与内侧性GBR同样的手法，外侧骨增量手术无法达到目的的案例并不少见（病例5-5）。

外侧性GBR的目的是：

· 获得骨量，利于种植，扩大种植的适应证。

· 萎缩的牙槽嵴得以扩宽，实现美学效果。

· 修复体与余留牙更协调，舒适感更高。

病例5-5 行牙槽嵴保存术和外侧性GBR后，效果不佳的病例（图5-14）

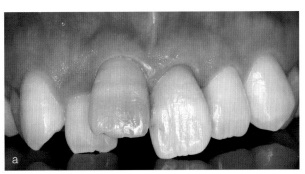
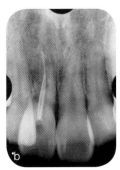

图5-14a，b 29岁，女性。11拟行种植，在正畸期间行牙槽嵴保存术。

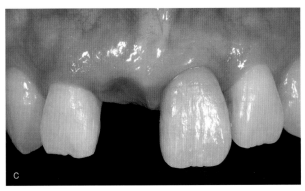
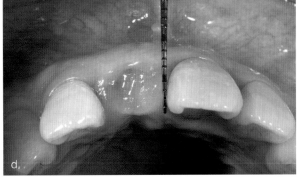
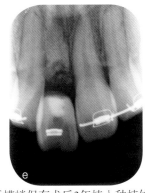
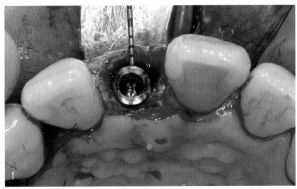

图5-14c~f 牙槽嵴保存术后3年植入种植体。虽然牙槽嵴外形得到保存，维持了理想的形态，但是根尖片示骨粉颗粒未与周围骨同化。翻瓣后可见唇侧骨维持良好，但是拔牙窝内的移植材料被软组织包裹起来，形成了内侧性骨缺损。如果这次直接做无翻瓣种植，种植体表面会有很多软组织和未被替代的移植物覆盖。

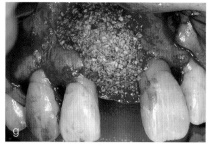
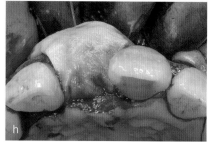

图5-14g，h 预测唇侧骨板会有吸收，为了补偿吸收获得美学效果，植入DBBM和放置内源性胶原膜。这是外侧性的GBR操作。没有固定膜。

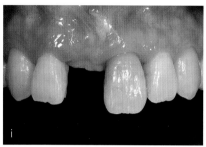
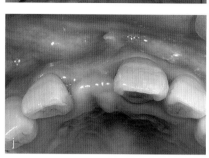

图5-14i，j 7个月后，没看到过增量的效果。

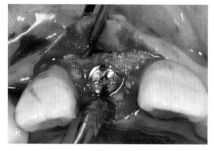
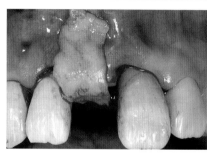

图5-14k，l 7个月后，内侧性缺损被骨组织充满，但是外侧性GBR增加骨量的目标没有实现。使用维持效果较弱的材料做外侧性骨增量是困难的。于是通过结缔组织移植增加软组织。

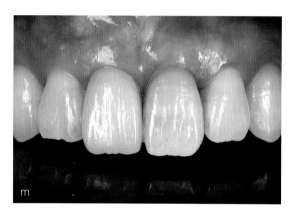
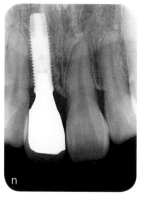

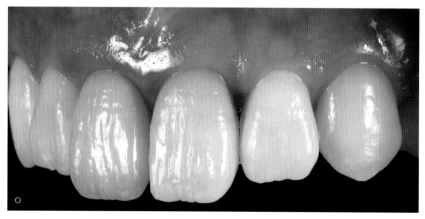

图5-14m～o 术后4年，最终达成与天然牙同样的美学效果。

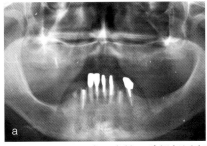
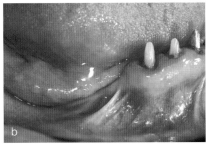
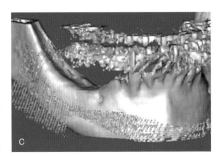

图5-15a～c 62岁，女性。希望行固定牙修复。然而牙嵴堤严重吸收。

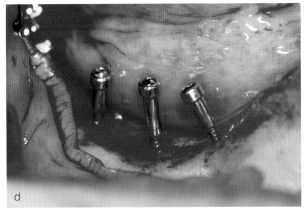
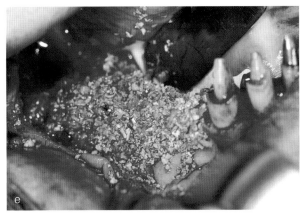

图5-15d，e 残余骨组织无法固定种植体，所以采取分阶段种植。

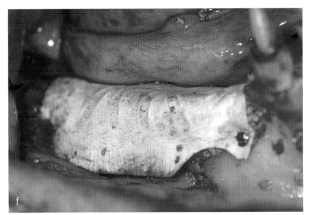
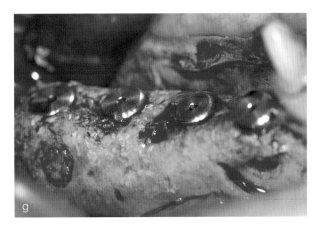

图5-15f，g 10个月后，种植体植入到对修复有利的部位。

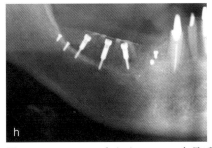
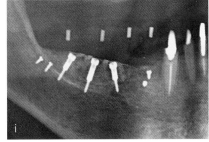

图5-15h～j GBR后（h）、GBR9个月后（i）、种植后（j）的X线片。

1 扩大适应证

在磨牙区，种植的最大目的是恢复功能。

GBR可实现水平向与垂直向的牙槽骨再生，长期支持种植体。外侧性GBR可以使得原来种植困难的部位变得能够种植[34-42]。根据我们的经验，仅靠再

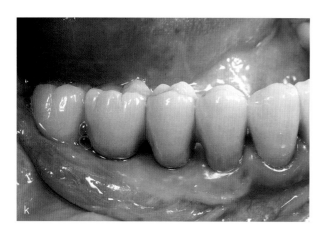
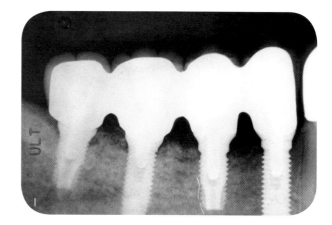

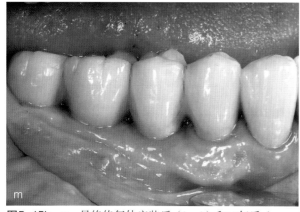
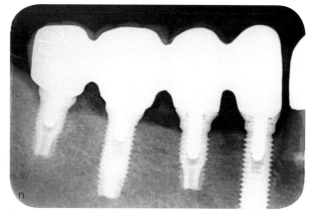

图5-15k～n　最终修复体安装后（k，l）和10年后（m，n）的状态。

病例5-7　用外科导板重建前牙区牙槽嵴三维结构的病例（图5-16）

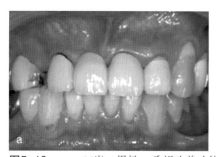
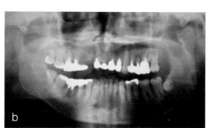
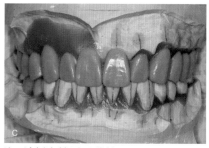

图5-16a～c　56岁，男性。希望改善功能与美观就诊。修正颌位，正畸改善牙齿排列，计划在缺牙区种植。

生的骨，也可以长期支持种植体（病例5-6）。

② 获得美观

在前牙区发生了组织丧失，美观受损，这时可以用外科导板指导GBR实现骨的三维重建，

实现美学种植修复，长期维持疗效[43-44]（病例5-7）。

③ 修复体与余留牙协调

在磨牙区即使骨量满足种植要求，为了让修

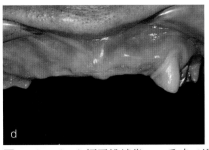
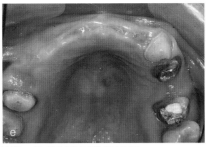
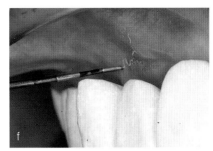

图5-16d～f　上颌牙槽嵴靠GBR重建三维外形，为此制作了外科导板。

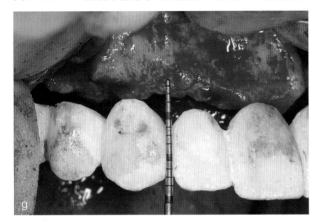
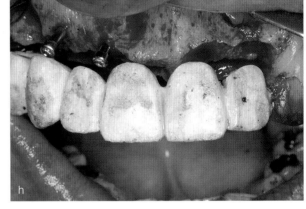

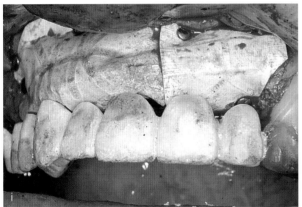
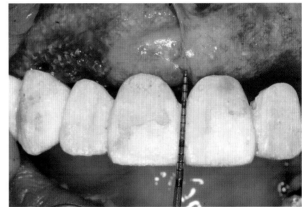
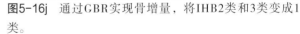

图5-16g～i　外科导板指导GBR实现骨的三维重建。这是Salama等提出的IHB分类的2类与3类。

图5-16j　通过GBR实现骨增量，将IHB2类和3类变成1类。

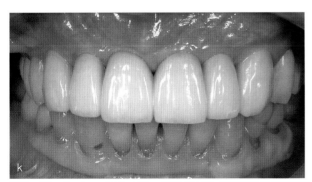
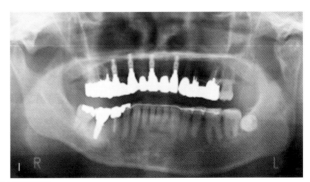

图5-16k，l　GBR术后11年，最终修复体安装7年后的正面照和曲面断层片。

复体更近似天然牙，仍行骨增量术。

　　按这样的组织处理方法，牙槽嵴上方直立的牙冠颈部不易残聚食物残渣，患者感觉更舒适。

患者可用清洁余留天然牙同样的方法来清洁种植牙。为提升种植治疗的质量，我们要多思考（**病例5-8**）。

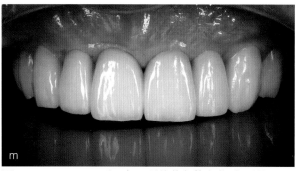
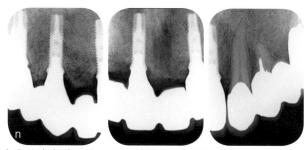

图5-16m，n GBR后11年，最终修复体安装7年后的正面照与根尖片（治疗3年后22、23行结缔组织移植）。

病例5-8 下颌磨牙区牙槽嵴三维重建的病例（图5-17）

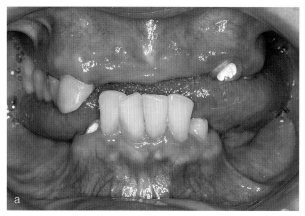
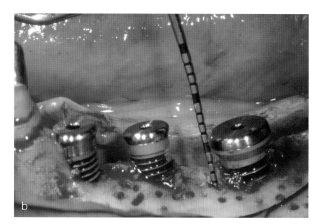
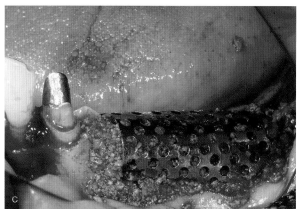
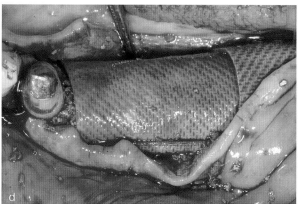
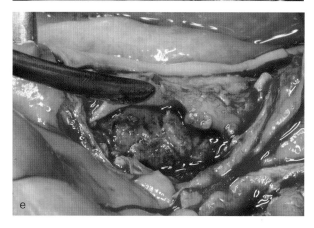

图5-17a～e 57岁，女性。下颌左右磨牙有显著的牙骨嵴吸收。种植同期GBR。

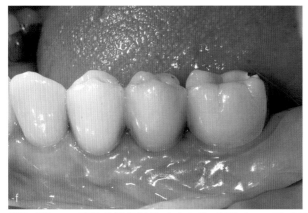
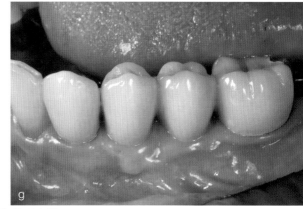

图5-17f, g 安装最终修复体时（f）和6年后（GBR后7年）（g）的口内照。

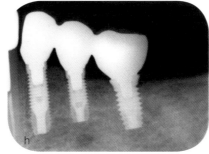
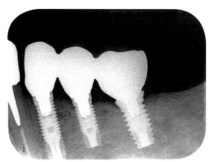

图5-17h, i 安装最终修复体时（h）和6年后（GBR后7年）（i）的根尖片。

图5-17j 安装最终修复体时6年后（GBR7年后）下颌正面照，右侧也做同样的处理。牙槽嵴形态良好，上部修复体与余留牙协调。

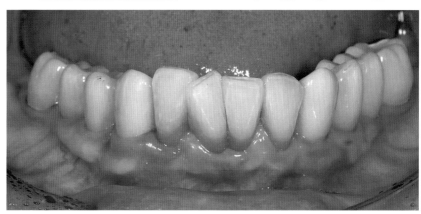

但是近年短种植体显示其优良性能，有效骨高度8mm以下也能做种植。如果只是为了恢复功能，使用短种植体可以减少创伤，缩短时间。为了获得种植修复体的舒适性行GBR，究竟是让患者的负担增加了，还是说这个支出是值得的，因患者而异，也因术者经验而异，需要做充分的权衡[45-46]。

牙周病是成年人失牙的主要原因，所以寻求种植治疗的病人很可能有牙周病史。近年的研究表明，牙周病史是种植体周围炎的高危因素[47]。

医生常常讨论修复体的穿龈部位是否便于清洁工具进入，或者食物残渣是否容易停滞在周围，也就是说应分开讨论究竟是外观上的可清洁性，还是软组织边缘下清洁工具的可进入性。Katafuchi等提出修复体的穿龈角度超过30°，容易发生种植体周围炎。实际上要意识到，外观上的可清洁性，以及种植体周围炎危险因素控制的可清洁性，未必能达成一致。应根据患者的情况权衡孰轻孰重（病例5-9）。

外侧性GBR不但扩大了种植的适应证，而且达成美观效果，提高修复体的质量。临床工作中，要优先患者的诉求，制订治疗计划。

病例5-9 种植体周围炎发生后，修正穿龈袖口外形的病例（图5-18）

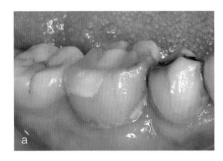 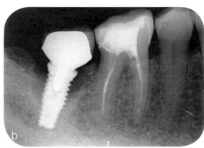

图5-18a，b 仿邻近的第一磨牙的形态，做出同样的穿出外形，让食物残渣不容易滞留，也让清洁工具能轻易进入。然而3年未到访维护，出现了进展性的种植体周围炎。是因为过度地扩大了穿出袖口，袋口水平向深度大，黏膜下的可清洁性反而下降了。

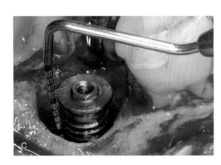 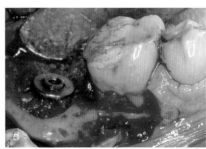

图5-18c，d 种植体表面清创，植入自体骨行GBR。

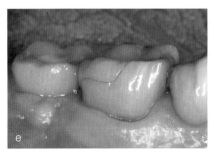 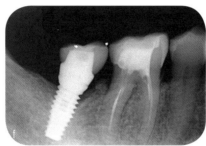

图5-18e，f 不再做平台转移，尽可能地减小软组织边缘下水平向的袋深，安装直的穿出形态的修复体，螺丝固位。穿出形态与邻牙并不协调，因为颈部凹陷变大，食物容易滞留，外观上的可清洁性低下，但是龈缘下的水平向的袋口变窄，种植体周围炎更易控制。

4 外侧性GBR的难点

外侧性GBR之所以是难度大的，因为以下两点：

· 创造空间。

· 龈瓣处理。

创造空间，让骨组织能向外侧生长，并且维持住这一空间。术区体积增加后，需要龈瓣覆盖术区，达到一期愈合，即需要龈瓣处理技巧。

5 创造空间

优先考虑GBR的安全性，首选使用内源性胶原膜和颗粒状植骨材料的组合。即使按这种组合过度植骨，在缝合操作时移植物发生移动，也有可能维持不好空间，最后达不到目标形态[48]。所以，为了实现骨外侧增量，应设法在缝合时和术后愈合期间内，术区耐受可能发生的压力，维持骨再生的空间。

目前，选用颗粒状骨移植材做GBR，并有效创造空间的方法共有三种，如**图5-19**所示。

（1）香肠技术

有的屏障膜材料，虽然生物相容性高，但是吸收快；虽然亲水性强能与术区贴合，操作性能

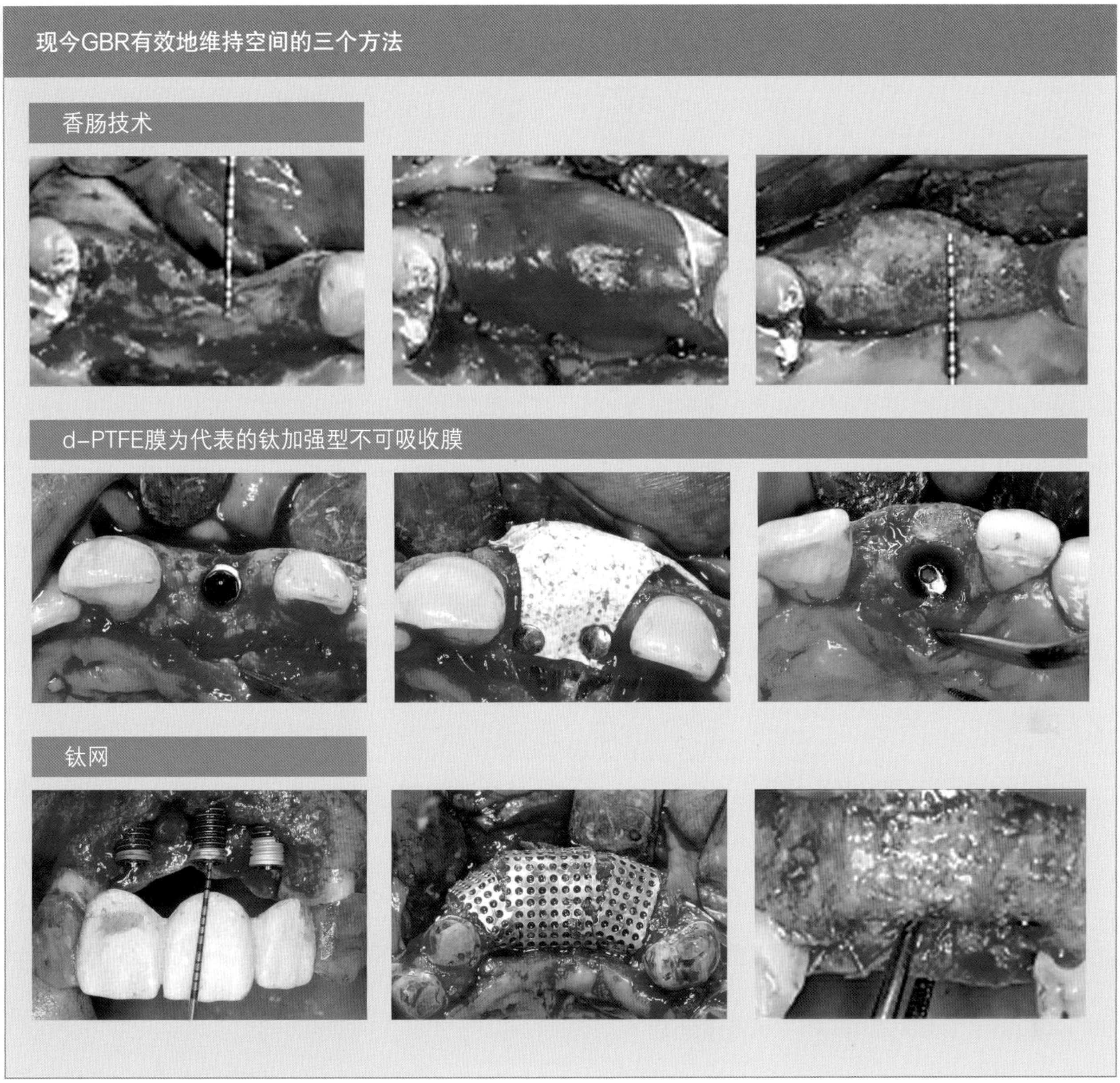

现今GBR有效地维持空间的三个方法

香肠技术

d-PTFE膜为代表的钛加强型不可吸收膜

钛网

图5-19 现今GBR有效地维持空间的三种方法。

高，但是对空间的维持性能低下，它用作外侧性GBR是不太合适的。在根尖处用固位钉固定内源性胶原膜，能减少移植物的移动，适当地维持种植体肩台周围的空间[49]。

Urban等提出"香肠技术"，也是利用内源性胶原膜高延展性的特点，膜周围用骨钉固定，防止骨移植材料漏出，用力将植骨材料压入膜内，这样颗粒状的移植材料才能耐受外部压力，维持形态。自体骨与DBBM以各50%混合，使用屏障作用只有6周的生物膜，这样膜吸收后，植骨区可以得到骨膜来源的营养供给，相对早地实现骨再生。与不可吸收膜的技术相比，能低风险地实现充足的水平向骨增量[50]。这一技术适用于以下所列的骨增量高风险因素患者：

· 糖尿病等系统性病患者。
· 高龄、吸烟等愈合能力低下的患者。
· 失败的愈合（软组织瘢痕化）。
· 浅的口腔前庭，薄的软组织等手术条件差的部位。

病例5-10 使用骨钉固位，有损伤下颌管风险的病例（图5-20）

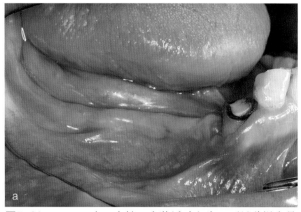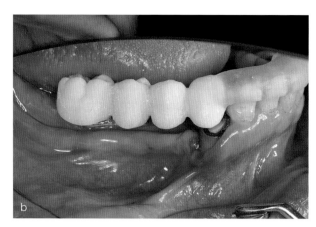

图5-20a，b　55岁，女性。安装活动义齿，可见牙合堤有骨吸收。

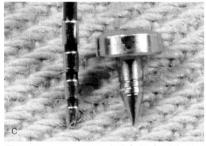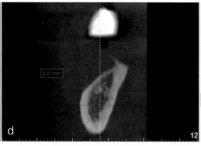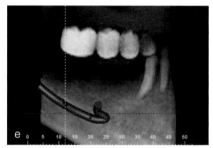

图5-20c~e　CT显示重度的水平向骨吸收。46远中骨面至下颌管不到3mm距离，如果用骨钉或螺钉固定膜的话，有可能会损伤下颌管。

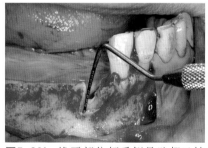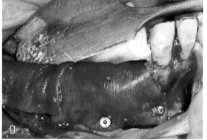

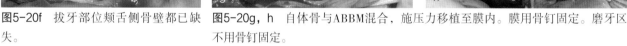

图5-20f　拔牙部位颊舌侧骨壁都已缺失。

图5-20g，h　自体骨与ABBM混合，施压力移植至膜内。膜用骨钉固定。磨牙区不用骨钉固定。

对于这样的高危患者或部位，这一技术具有很高使用价值。但是为了弥补可预见的骨吸收，需要过量植骨，可能需要加大自体骨的取骨量，增加瓣减张程度，因此创伤变大。另外，多处使用到骨钉固位，切记勿伤及余留牙与下牙槽神经管（病例5-10）。

（2）钛加强的不可吸收膜

过去的e-PTFE膜是由钛支架强化，能形成三维空间，是不可吸收膜的金标准。但是与胶原膜相比，这种膜的生物相容性低，需要二次除膜的手术。如果软组织裂开，膜暴露，细菌侵入到膜材料内部，会成为感染源[51]。所以，如果GBR的不可吸收膜暴露后，存在再生骨量大幅下降的风险[52]。

后来，人们开发出一种PTFE密度增高的膜，叫d-PTFE膜。它有0.2μm的孔，既能让营养成分通过该孔，也能隔绝细菌侵入。有报告指出这种膜在拔牙窝保存术、牙槽嵴增宽术中表现出良好的性能[53-55]。因为膜的这种特性，不要求一期关

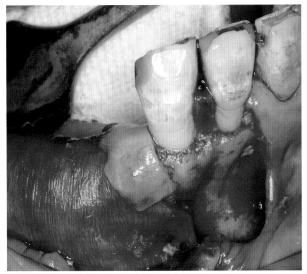

图5-20i　拔牙窝上方放置结缔组织。

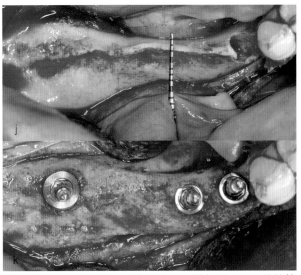

图5-20j，k　6个月后，骨宽度由1mm增加至7mm，种植体有足够的初期稳定性。

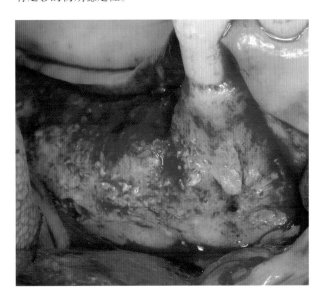

图5-20l　固定膜的骨钉没入骨组织内。

病例5-11 d-PTFE膜的感染病例（图5-21）

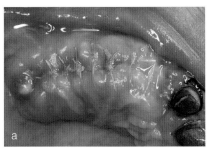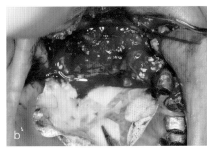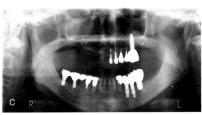

图5-21a～c　手术2周后，自觉术区疼痛溢脓，来院进一步检查。见感染累及膜内，伴上颌窦炎。

闭术创，减少创伤，也不需要过度地将龈瓣冠向复位，减少膜龈联合冠向移位，美观结果更易实现。还有除去膜操作简单，不需要组织缝合[56]。

但是，即使没有细菌侵入膜内，边缘处的膜下也

病例5-12 用不可吸收膜，经历较长的恢复时间的病例（图5-22）

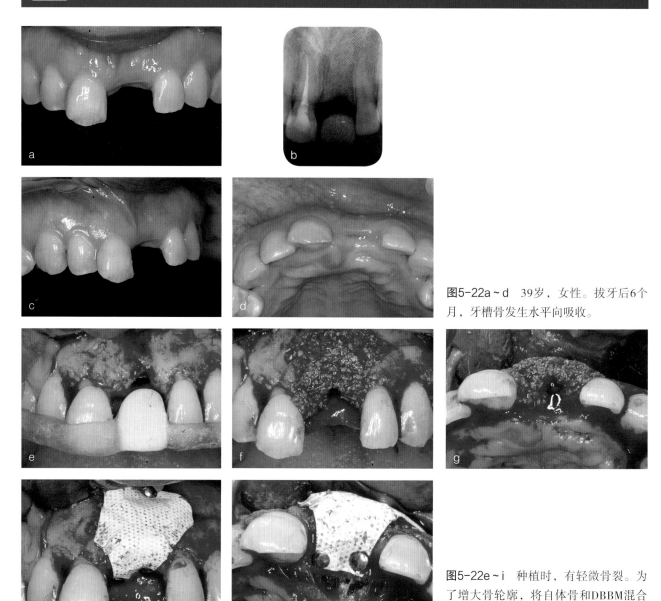

图5-22a~d　39岁，女性。拔牙后6个月，牙槽骨发生水平向吸收。

图5-22e~i　种植时，有轻微骨裂。为了增大骨轮廓，将自体骨和DBBM混合植入，用钛加强的不可吸收膜覆盖。

会有细菌感染，有可能导致内部组织破坏（病例5-11）。

所以，笔者认为应常规做到一期封闭。如果发生软组织开裂，用d-PTFE膜比用e-PTFE膜的失败风险更低。另外得到钛支架强化的话，还可以做垂直向的GBR，与e-PTFE膜达到相似的效果[57-60]。它具有的不可吸收性，术后恢复时间可以更长些，有利于组织成熟（病例5-12）。

近年，厂家研究出一种钛制的厚20μm的膜。它内侧有20μm的孔隙，相比d-PTFE膜的孔隙是0.2μm，这种新型膜孔隙要大100倍。它同样拥有与d-PTFE同样的阻挡细胞的能力，还可以从软组织获得营养。加上它得到钛支架的强化，三维赋形能力也是共通的。它比较薄，质地软柔、操作性强（病例5-13）。

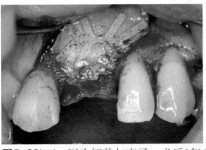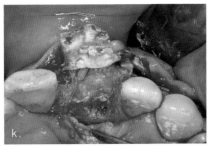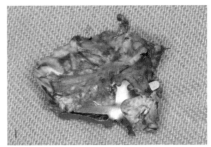

图5-22j~l　因为怀孕与产子，术后2年4个月才来复查，膜与组织仍牢固地结合，去除d-PTFE膜的过程是困难的。

图5-22m，n　几乎没有软组织长入屏障空间，露出覆盖螺丝时，可见骨组织再生。

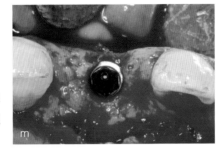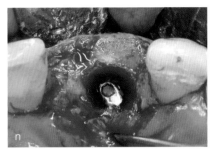

图5-22o，p　手术增加了充足的骨量，与邻牙牙槽骨量相似。

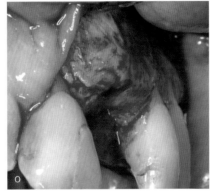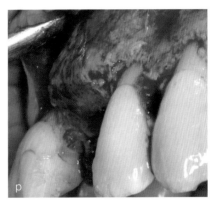

图5-22q，r　最终修复体安装后的正面照与根尖片。

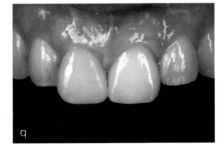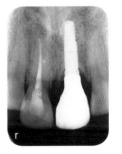

（3）钛网

1971年，Boyne开始用钛网与自体骨颗粒重建牙槽嵴。1985年，他把10年观察的病例报道出来。使用厚0.38mm的钛网做支架，取自体髂骨植入，重建上下颌骨[61]。钛网是比钛加强膜更坚固的支架。另外，细菌不会侵入到材料内部，即使钛网在口腔内暴露，也不容易变成感染源[62]。有报告称，50%的病例会发生暴露，却没有一例发生感染[63]。适应证广，无论是小范围的骨增量术，还是上下颌骨重度垂直向缺损均适用[64-66]。还有的报告指出，它可以与可吸收膜合并使用[67]（病例5-14）。

近年有一篇系统回顾纳入了17篇文献，结果显示，使用钛网做GBR后，平均垂直骨增量达4.91mm（范围：2.56~8.6mm），水平向骨增量达4.36mm（范围：3.75~5.65mm）。平均暴露

病例5-13 用钛制的有蜂窝状微米级孔隙的不可吸收膜做GBR的病例（图5-23）

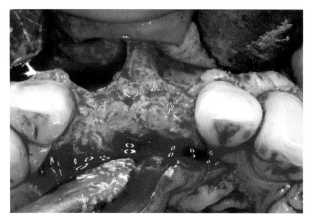

图5-23a 21岁，男性。因外伤失去两颗中切牙。

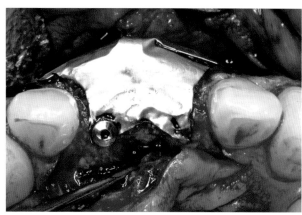

图5-23b 钛制的有蜂窝状支架做三维调整，留出外侧性成骨空间。

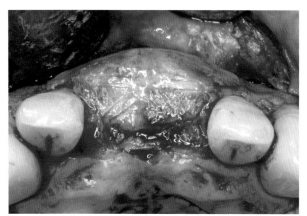

图5-23c 6个月后，缺牙区牙槽嵴骨量增加，形成有良好的形态。

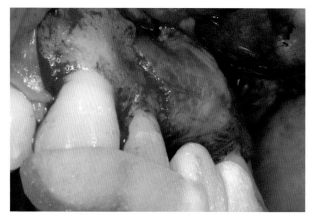

图5-23d 用外科导板引导，重建了支持邻间乳头的骨组织。

	病例数				平均值标准差				
	上颌		下颌		年龄（岁）	DD1（mm）	愈合时间（月）	VHAB（mm）	VHAB/DD1（%）
	总数	前牙	磨牙	前牙	磨牙				
没暴露	17	8	4	2	3	49.5±15.1	9.8±3.8	8.0±1.5	8.8±4.2	87.3±25.0
暴露	2	2	0	0	0	55.5±6.4	11.1±5.4	7.8±0.7	7.2±0.2	73.4±37.7
总	19	10	4	2	3	50.2±14.4	10.0±3.8	8.0±1.4	8.6±4.0	85.8±25.6

图5-23e 我们用rh-PDGF（人重组血小板源生长因子）、自体骨和DBBM混合作为移植材料，合并使用钛网为19位患者做GBR，结果如表所示。2例有膜暴露，总平均愈合时间为（8±1.4）个月，平均垂直骨增量高度为（8.6±4.0）mm。（译者注：DD1：骨缺损深度；VHAB：骨增量的垂直高度；VHAB/DD1：骨增量的百分比）

频率是16.1%。但是所有病例都能植入种植体，平均成功率是89.9%，生存率为100%，失败为0[68]。

　　笔者曾用rh-PDGF（人重组血小板源生长因子）、自体骨和DBBM混合作为移植材料，用钛网和交联性的可吸收膜，分期做垂直向GBR的临床疗效，仅2例有膜暴露，总体平均愈合时间为（8±1.4）个月，平均垂直骨增量高度为（8.6±4.0）mm[69]（图5-23e）。这个增量结果与其他方法相比，毫不逊色。

7. 使用胶原膜与钛网的GBR

我们使用钛网的方法与其他文献所描述的方法略有不同。我们既需要利用胶原膜优良的生物相容性，也需要具备维持空间功能的钛网，在局部地区充当支架作用。换言之，从大量使用钛网成骨的病例报告来看，不需要用钛网覆盖整个术区，只需要在必要的部位放置钛网，再覆盖一层

使用胶原膜与钛网的GBR术（图5-24）

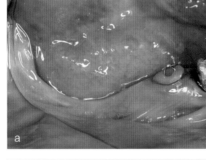
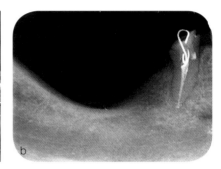

图5-24a，b 59岁，女性。47、46骨量不足，种植困难。45为延长牙冠做正畸牵引。

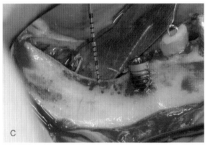
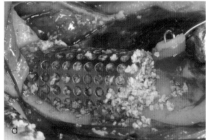
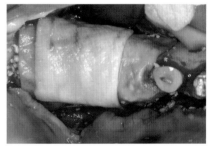

图5-24c，d 45骨修整后，46处植入种植体，肩台平齐45远中牙槽嵴顶。将PRP与ABBM混合后移植，用钛网覆盖。虽然不特意固定钛网，但是它得到远中牙槽嵴顶和种植体的支撑，钛网安置稳定。

图5-24e 用PRP浸染内源性的胶原膜，将移植物完全覆盖。

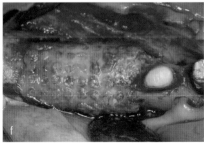
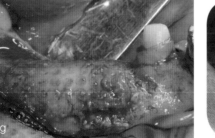
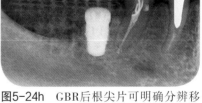

图5-24f，g 10个月后，47植入种植体，有足够的初期稳定性。

图5-24h GBR后根尖片可明确分辨移植物的高度与原牙槽嵴高度。

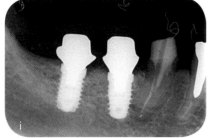
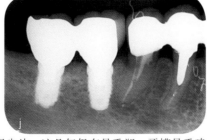
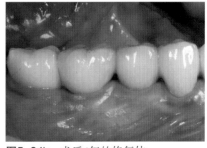

图5-24i，j 1年后（i）和4年后（j）的根尖片。这几年仍有骨重塑，牙槽骨重建区与原牙槽骨的边界已不清晰。

图5-24k 术后4年的修复体。

钛网的三维调整

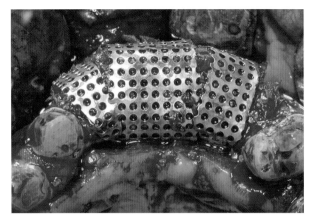

图5-25　顺从牙槽嵴的曲度，使用多个钛网，尽量增加覆盖的面积。

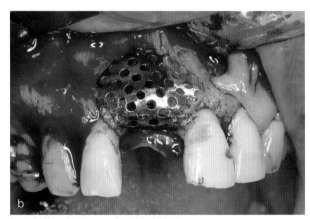

图5-26a，b　使用颊舌向弯曲钛网，沿轴角处剪开重叠，在近远中处弯曲，使钛网适合牙槽嵴外形。

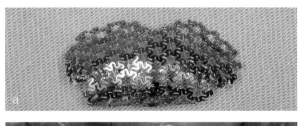

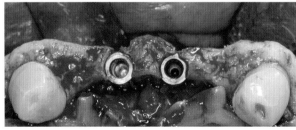

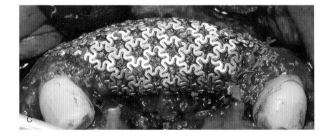

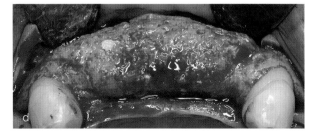

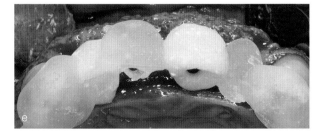

图5-27a～e　超柔钛网是一种有特殊构造的，可行三维调整的钛网。唇侧线角处折叠，可与牙合堤精密贴合。

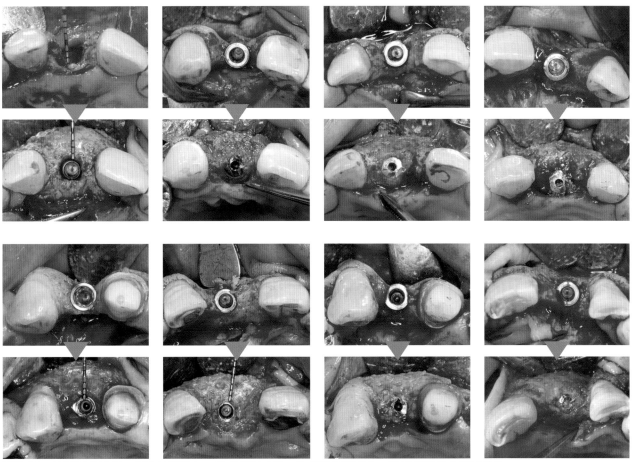

图5-28　钛网不做固定，实施外侧性GBR的术前与术后。外侧性组织再生，达到邻牙骨水平连线处。

胶原膜即可。如果植入颗粒状的移植物时，单纯用胶原膜来维持空间比较困难，加用钛网则能实现外侧性成骨（**图5-17**）。

1 **钛网的三维弯制成型**

使用钛网的一个难点是，怎样将它弯制成合适的三维形状，让它能维持想要的空间。尤其是在前牙区，牙堤呈曲线，需要将钛网弯制成颊舌向和近远中向都合适的外形。一个方向弯制钛网尚且容易，两个方向都弯制好是不可能的。应对的方法有三个。

- 只在一个方向弯曲，使钛网与颌堤曲线拟合放置（**图5-25**）。
- 沿线角处剪开，并重叠拼合：笔者使用的钛网是0.1mm厚的，质地柔软，操作性强

（**图5-26**）。

- 使用三维弯曲的特殊的钛网：虽然厚度达0.15mm，但是可塑性很强，不剪开也能做到三维整塑。根据需要做重叠与弯曲处理，还能弯制很大的弯曲（**图5-27**）。

骨增量当中移植物的固定处理很重要。组织再生的前提是血块的稳定性。微动可能会阻碍种植体与骨结合[70]。有学者指出，运动幅度大于100μm将会产生问题[71]。

一项鼠实验的结果表明，如果一天之内有20次幅度0.5mm的摇动，每次30秒，钛支架内的成骨进程会受阻[72]。微小的摇动都会造成骨再生不利的影响，如果GBR时没有固定膜或者钛网，实际临床上骨再生会受到多少的影响，笔者尚无法确切陈述（**图5-28**）。

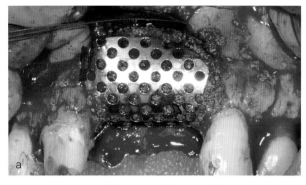

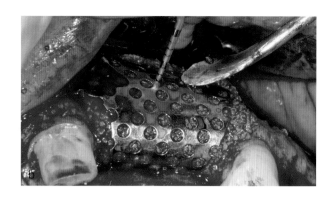

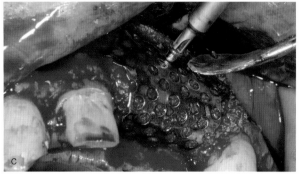

图5-29a～c 测量钛网至骨面的距离，选择的螺钉长度要比此距离值大3mm，在任何一处钉入。多处钉入的话，就能固定钛网。

根据我们的经验，如果调整好钛网的三维形态，稳定放置于受植区，将骨移植材料固定的话，即使没有用膜钉或螺钉完全固定钛网，也可以获得良好的疗效。这样术式简化了，在植骨术中的钛网适应证变得更广。

如果钛网与受植区不够贴合，很难获得固位稳定性时，就需要用到固定装置了。钛网与骨面不接触也能实现固定（图5-29）。

如果不固定钛网，做垂直向骨重建时，需要设置钛网内部的支撑结构。方法如下：

· 钛网内部放置支撑螺钉。
· 植入种植体，用覆盖螺丝或者愈合基台支撑垂直高度。

当然如果能调整好钛网，使之适合于骨外侧面，在外侧固定钛网，是最合适的方法了。钛网的一个缺点是，钛网的孔隙内会有软组织长入，需要用诸如手术刀这样锐性器械分离翻瓣才能取出钛网。有的时候骨组织延伸生长到钛网的外侧，即骨组织将钛网植入，这时需磨除钛网外侧

的骨组织，才能摘除钛网，或者索性保留一部分钛网在骨内。

以上讨论了三个维持空间的方法及其优点。实际在临床上要考虑局部的状态（骨缺损形态、软组织）、患者的条件、术者的技术等，选择最好的方法。

2 使用胶原膜和钛网，扩大GBR的适应证

如果没有达到种植体植入所需的骨高度要求时，在上颌磨牙区还可以用上颌窦提升的方法实现骨增量。但是，在下颌磨牙区，根尖下方有下颌神经管的限制，为了能安全地种植，只能在牙槽嵴顶行垂直向骨增量。若患者使用活动义齿，下颌比上颌更容易持续发生骨吸收。下颌磨牙区垂直向骨再生的应用频率要更高。幸运的是，这一部位的龈瓣减张伸展处理比较容易，能实现一期关闭创口。如果空间维持得适当，能达成目标，实现良好的GBR效果（病例5-15）[12,57,65,70]。

病例5-15 胶原膜与钛网合用，扩大GBR的适应证（图5-30）

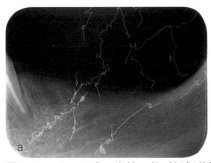
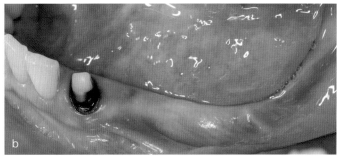

图5-30a，b 57岁，女性。长时间佩戴修复游离端缺失的活动义齿，缺牙区重度骨吸收。

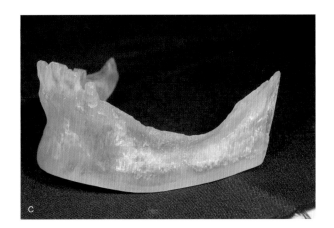
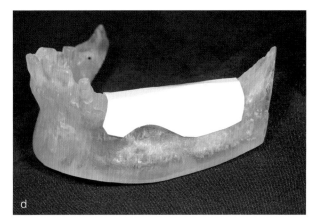

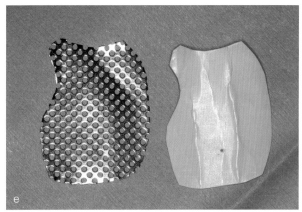

图5-30c～e 在光固化的颌骨模型上，可以做钛网的精密调节，让手术简化，缩短手术时间，疗效更佳。可以先制作纸型，模拟好了就可在钛网上放心地修剪。

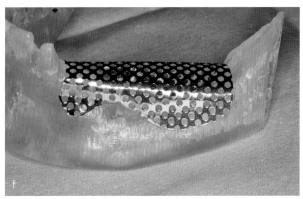
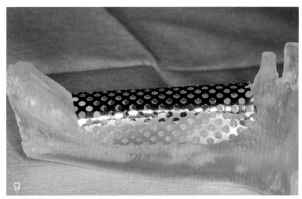

图5-30f，g 精密修整钛网时，颊侧避让颏孔，舌侧避开下颌舌骨肌附着处。

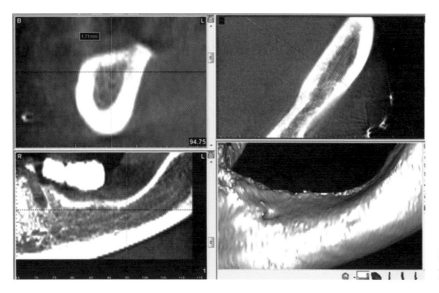

图5-30h CT像见牙槽嵴顶到下颌管距离不到2mm，无法种植。

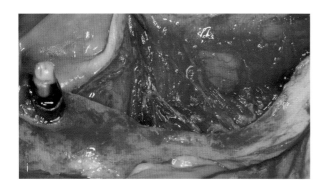

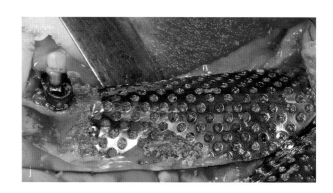

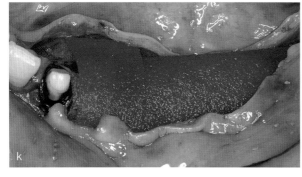

图5-30i～k 剥离下颌舌骨肌，松弛舌侧瓣，使之能充分延伸。用骨刨取自体骨与DBBM混合，移植至钛网内，固定在计划的位置。用交联型胶原膜完全覆盖。

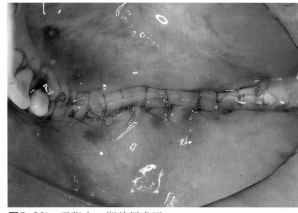

图5-30l 无张力一期关闭术区。

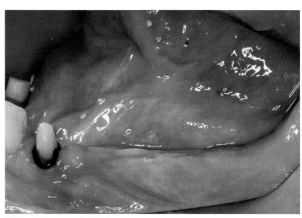

图5-30m 10个月后。

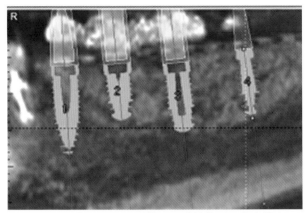

图5-30n　10个月后的CT影像见，种植体可以安全植入。

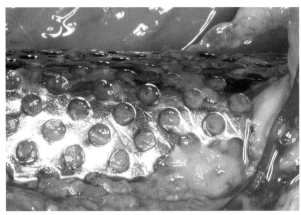

图5-30o　钛网基底部有成骨，包裹钛网。

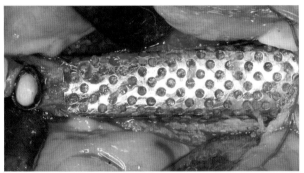

图5-30p　用手术刀做锐性分离，翻瓣，露出钛网。

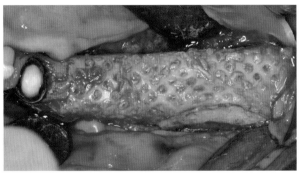

图5-30q　去除钛网，暴露下方的软组织。

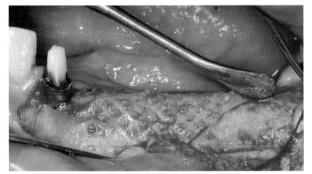

图5-30r　去除软组织，暴露皮质骨。

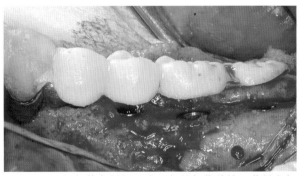

图5-30s　根据修复导板，在理想的部位种植，获得良好的初期稳定性。

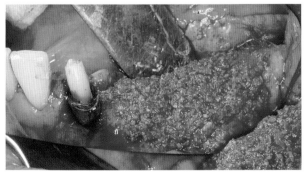

图5-30t　植入种植体后追加GBR。

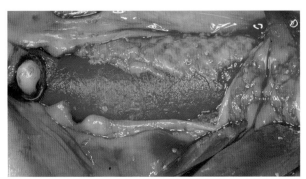

图5-30u　交联型胶原膜覆盖，将剥离下来的原钛网下的软组织复位，无张力关闭龈瓣。

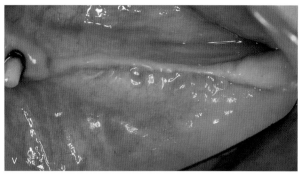
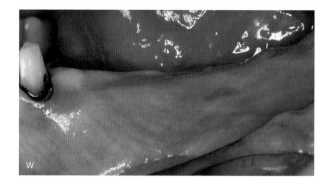

图5-30v，w　4个月后见角化组织不足。

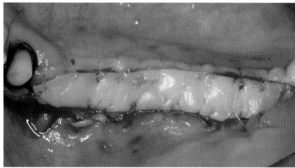

图5-30x　从腭侧取游离牙龈移植。

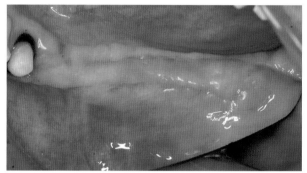

图5-30y　2个月后的状态，见足够厚的角化黏膜形成。

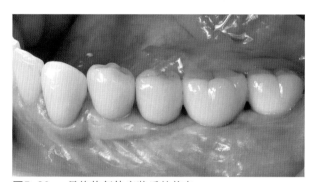

图5-30z　最终修复体安装后的状态。

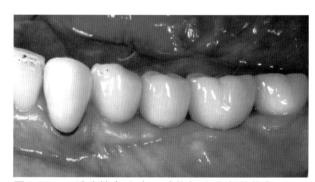

图5-30aa　治疗结束后2年，功能负重后4年的状态。

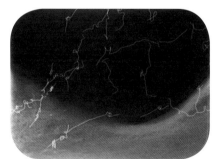

图5-30bb　术前根尖片。

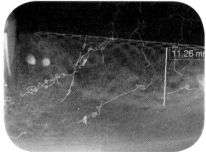

图5-30cc　GBR术后9个月的根尖片。

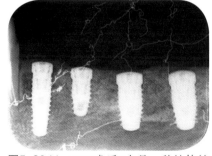

图5-30dd　GBR术后9个月，种植体植入后的根尖片。

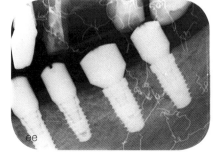

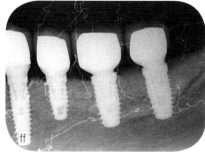

图5-30ee　安装基台后的根尖片。

图5-30ff　功能负重4年后，安装最终修复体2年后的根尖片。再生的骨组织维持稳定。

参考病例5-1 根据牙邻间轮廓笑线选择修复设计（图5-31）

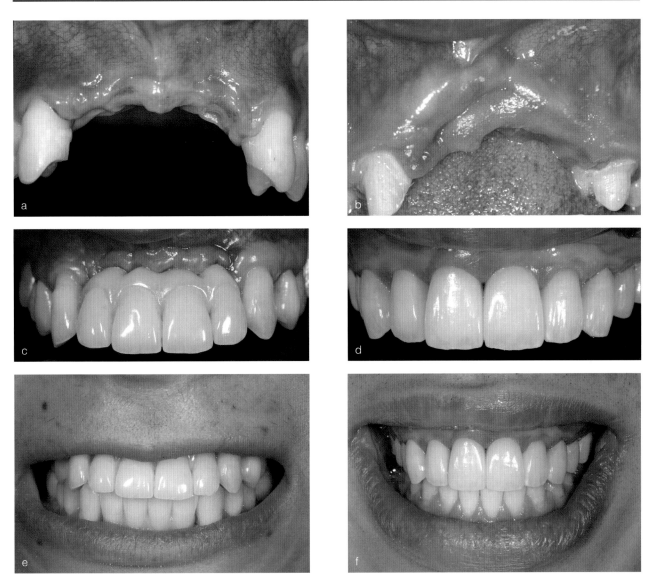

图5-31a～f 根据牙邻间轮廓笑线选择修复设计。两位患者岁数相仿，有同样的水平向及垂直向组织缺损。考虑笑线等因素，治疗计划会相差很大。使用了牙龈瓷的这患者，微笑时只露出部分的牙齿，应恢复牙冠的自然形态，无法靠外科手段恢复这么高的邻间乳头外形。而使用了桥修复的患者，因为笑线高，如果使用牙龈瓷，修复体与牙龈之间的界线将会露出，很难达到自然美观的效果。

3 **应用胶原膜与钛网行GBR，获得前牙区美观效果**

前牙与周围组织一并丧失时，发音和咀嚼功能变差，会影响到患者的社交活动。如果是多牙缺失，这种负面的影响会更严重。所以，前牙区种植的一项必要条件是恢复美观。单牙缺失时，邻间乳头由邻牙支持，种植体位置合适，唇侧有足够的组织的话，可以获得与天然牙同样的美观效果。

但是，多颗牙与周围组织一并丧失时，如PET的章节（参考第4章）所述，因为天然牙与骨嵴顶上的附着结构一并缺失，再现健康完整的软组织轮廓是极为困难的。

参考病例5-2 多牙缺失病例的骨增量术（图5-32）

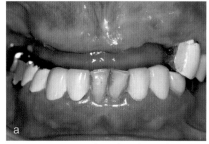
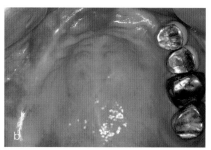
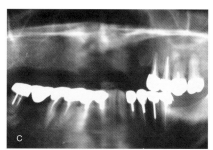

图5-32a～c　患者寻求上颌的美观种植修复来院治疗。初诊时正面照、咬合面照和X线片。

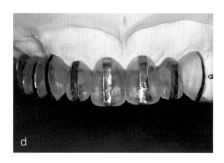
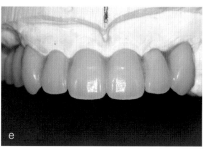

图5-32d，e　制作诊断蜡型及外科导板。

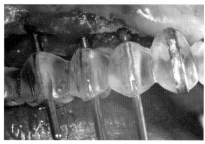
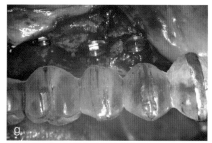
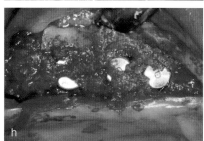
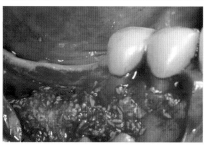

图5-32f～i　16、15备洞，行上颌窦内提升术，植入种植体。16-14、46行GBR，水平向增宽骨嵴。

　　根据病例特征，考虑患者的笑线，甚至邻间轮廓笑线，选择使用牙龈瓷更能获得美观效果，这种临床病例并不少见（**参考病例5-1**）[74]。换言之，对低笑线患者来说，微笑时不会显露外科重建后形成的颈缘线，如果原来有健全的牙周组织，邻间乳头会露出一部分，自然的牙冠形态也会显露；如果无法用外科方法恢复高耸的邻间乳头，在应术前与患者充分沟通，获得患者的理解。即使可以使用牙龈瓷，也应出于支持唇丰满度，以及创造清洁便利性为目的，做必要的骨增量处理（参考**第8章**）。

　　考虑到患者的笑线和邻间轮廓笑线，选择桥修复时，有必要使用修复导板指导手术，明确软硬组织增量的范围（**参考病例5-2**）。

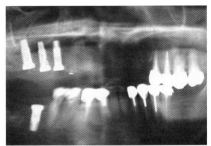

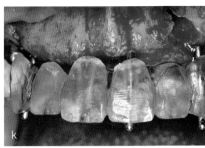

图5-32j 右侧种植时的曲面断层片。

图5-32k，l 13、11、23处用2710钻，在合适的位置植入种植体。23处即刻种植。

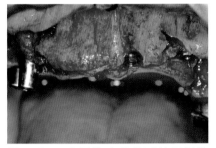

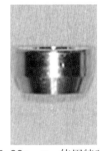

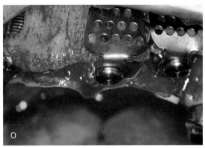

图5-32m 为了构建美学区的组织轮廓，需满足唇侧至少2mm的骨厚度，高度上需再增加2~3mm。

图5-32n，o 使用特殊制作的，外连接种植体专用的基台（FT基台，纯金制作，高3mm），安装在种植体上，上方放置钛网（FTwing），用覆盖螺钉固定。

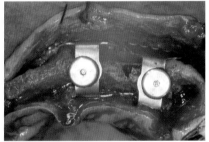

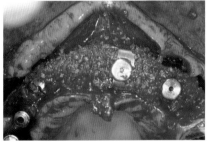

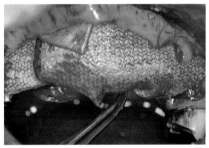

图5-32p FT基台与钛网（FTwing）安装时的咬合面照。

图5-32q 异种骨与自体骨混合，放置在种植体以及钛网间的间隙。

图5-32r 之后使用可吸收膜覆盖，缝合。

图5-32s 9个月后，FT基台与FTwing去除后，颊舌向骨厚度、骨高度均有充足的骨再生。与植入时相比，种植体位于再生的骨组织内。

图5-32t 组织学切片显示，有良好的骨组织再生（石田武医生友情提供）。

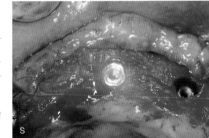

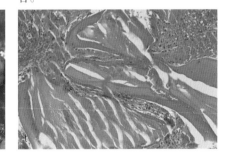

4 水平向增量的标准

有报道称，从水平向来看，如果种植体周围有骨开裂的话，黏膜容易发生退缩，也容易出现炎症[75]。Grunder等提出，如果种植体唇侧有2mm以上的骨，或者说导板显示将来的颈缘线处能实现唇侧骨增量，即使种植体与基台接合面周围有骨改建，也可以预防黏膜退缩和透色，种植体间的邻间乳头也更有可能形成[76]。虽然近年有报道称，软组织增量后，骨开裂的病例也能维持良好的结果[77]，但是我们还是支持Grunder的观点，即应该有水平向2mm以上的骨量作为目标，设计骨增量术，评估结果，根据实际情况来增加软组织的量（图5-33）。

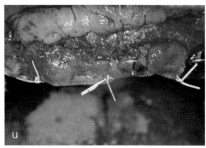
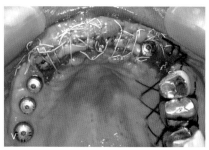
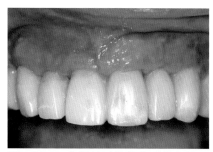

图5-32u，v 种植体之间植入带上皮的结缔组织，矫正角化黏膜的高位附着（即根向复位瓣术）。

图5-32w 戴螺丝固位的临时修复体，重塑袖口。这个程序与单牙种植程序相同。

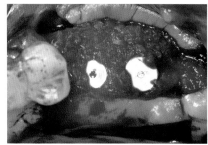
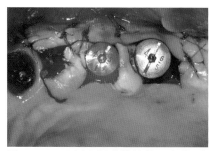
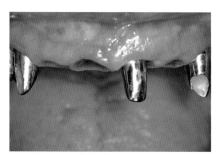

图5-32x 上颌左侧拔牙2个月后，植入时同时做GBR。

图5-32y 上颌左侧种植体植入大约6个月后，上下颌做二次手术。

图5-32z 口内安装G-UCLA基台，使用临时修复观察，一般需要6个月时间。理由是种植体周围嵴顶上附着的建立需要大约半年时间，是否在此期间出现黏膜反应（如退缩），需要追踪观察。根据不同情况相应处理，即如果基台边缘暴露于黏膜上，那么应再修整基台边缘。

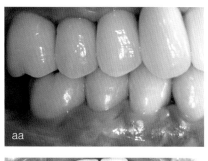
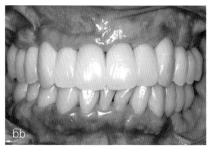
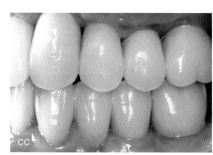

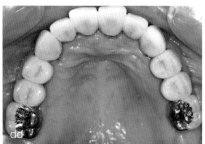
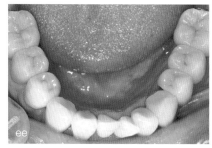

图5-32aa～ee 安装最终修复体时口内照。

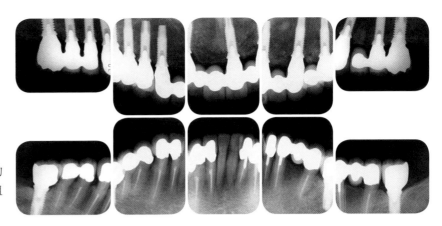

图5-32ff 本病例采用平台转移概念的种植体，所以很幸运种植体颈部的骨组织被保存下来。

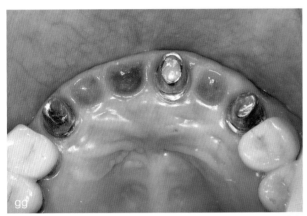

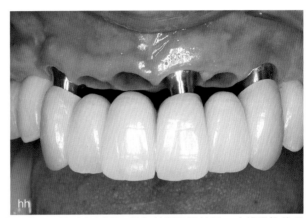

图5-32gg，hh 即使是只需要植入种植体就能完成的病例，也需要引入4D策略与原则，增加软硬组织的量，才能重构美观区的组织框架。

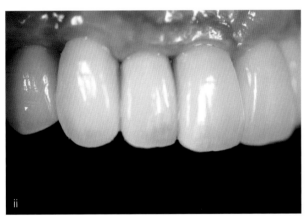

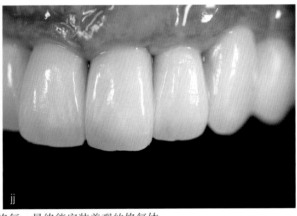

图5-32ii，jj 做了必要的足量的组织再生手术后，选择使用桥体修复，最终能安装美观的修复体。

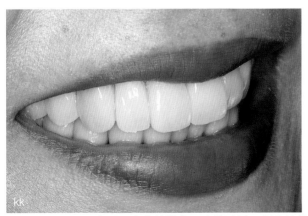

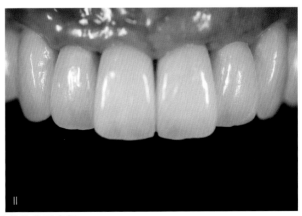

图5-32kk，ll 患者展现自然的笑容。这是运用4D概念的美学区种植的典型病例。

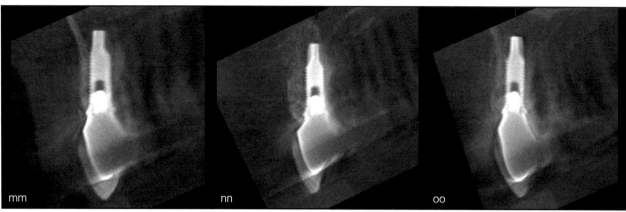

图5-32mm～oo　最终修复体安装2年后的CBCT（从左往右分别为右侧尖牙、左侧中切牙、左侧尖牙）。增加的骨量稳定。左侧中切牙处骨嵴维持在种植体上方水平。

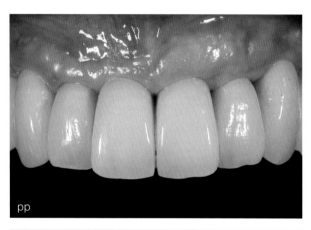

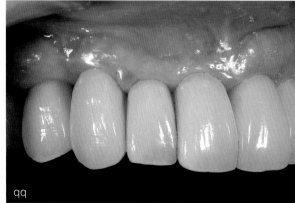

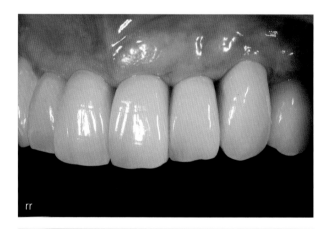

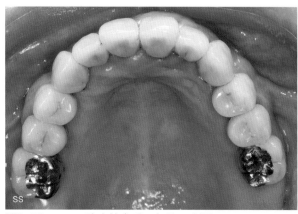

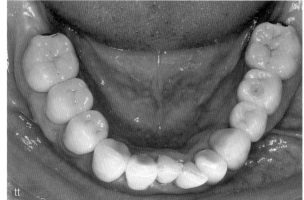

图5-32pp～tt　治疗结束后10年的口内照。

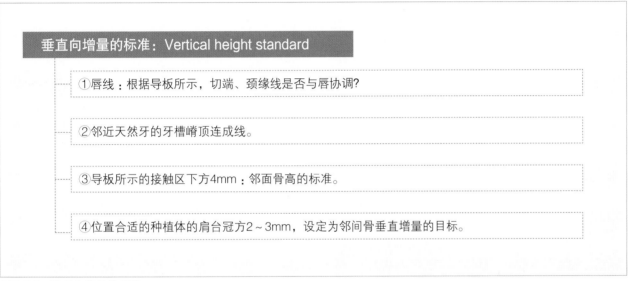

水平向增量的标准：Horizontal standard

①唇线：根据导板，是否能获得合适的侧貌？

②种植体唇侧有2mm以上的骨厚度。

③导板所示的未来颈缘线处，唇侧能实现骨增量。

图5-33　水平向增量的标准。

垂直向增量的标准：Vertical height standard

①唇线：根据导板所示，切端、颈缘线是否与唇协调？

②邻近天然牙的牙槽嵴顶连成线。

③导板所示的接触区下方4mm：邻面骨高的标准。

④位置合适的种植体的肩台冠方2～3mm，设定为邻间骨垂直增量的目标。

图5-34　垂直向增量的标准。

5 **垂直向增量的标准**

垂直向增量的目标如下：

· 垂直向增量至邻近天然牙的骨嵴顶。

· 邻间骨增量达到导板所示的邻接触区下方4mm[78]。

· 位置合适的种植体的肩台冠方2～3mm，设定为邻间骨垂直增量的目标。

以上三个目标应当是一致的。但如果临床上发现不一致，那么导板所示的目标是难以实现的。为了达到三维骨增量的标准，可能要以患者原有的骨壁为基础，行外侧性骨增量。优先增加缺损严重、风险高的位置的骨量，植入种植体，分阶段实现二次骨增量（**图5-34**）[79]。

以下通过展示病例，阐述前牙区的骨增量的标准（**病例5-16、病例5-17**）[79]。

病例5-16 展示前牙区骨增量标准的病例（图5-35）

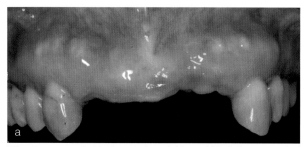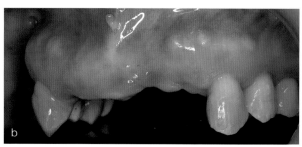

图5-35a，b　初诊时：44岁，女性。牙周治疗后，正畸治疗调整间隙。GBR前的状态，缺牙区牙槽嵴有水平向吸收。21、22处骨高度不足。

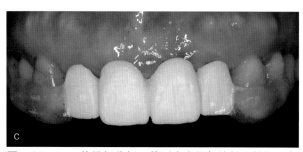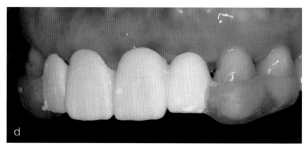

图5-35c，d　戴导板分析，估测未来的邻接触区较长，邻间乳头较低平。

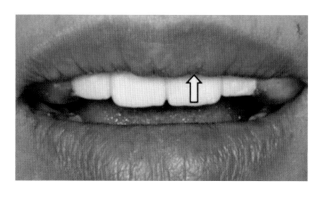

图5-35e　为了最终获得与颜面部协调的自然外观与笑容，需要根据诊断导板，将骨组织与颜貌关联分析。

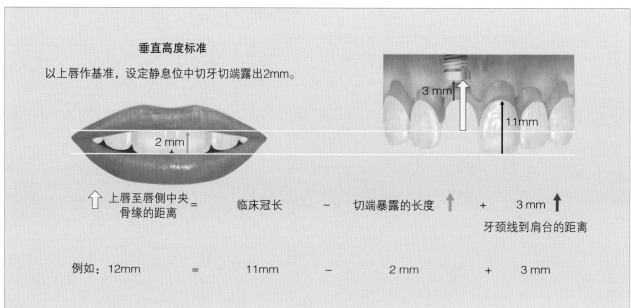

垂直高度标准

以上唇作基准，设定静息位中切牙切端露出2mm。

3 mm

11mm

2 mm

⇧ 上唇至唇侧中央　＝　临床冠长　－　切端暴露的长度 ⬆　＋　3 mm ⬆
　　骨缘的距离　　　　　　　　　　　　　　　　　　　　　　牙颈线到肩台的距离

例如：12mm　＝　11mm　－　2 mm　＋　3 mm

图5-35f　以唇部作为基准，评估骨的高度。例如，息止位中切牙切端暴露2mm，冠长11mm，那么牙冠中央处骨水平的位置在距上唇12mm处。邻间骨高还需增加2~3mm。

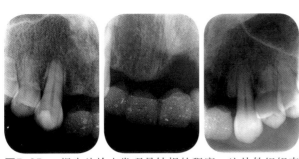

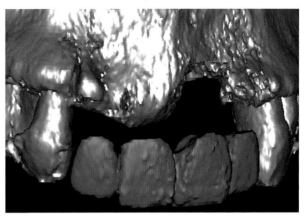

图5-35g　根尖片检查发现骨缺损的程度，比从软组织表面观察要更严重。正中和21、22间的邻间骨高（IHB）为3类。

图5-35h　CT的三维重建影像可见三维骨缺损状态。

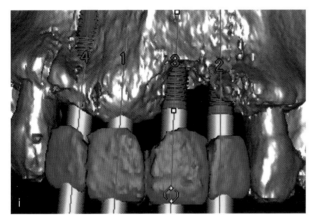

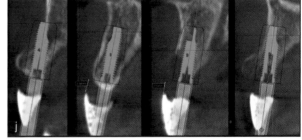

图5-35i，j　将种植体尽可能地植入到骨内，设计桥修复。为了符合这个条件，规划11、22的植入部位。

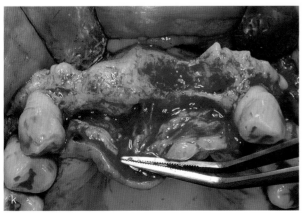

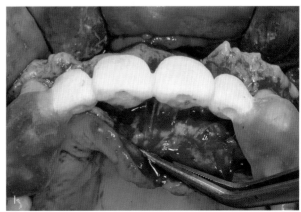

图5-35k，l　术中评估骨缺损是很重要的。为了能准确评估制订目标，导板必不可少。本病例从导板上分析，两个中切牙应有水平向骨增量。22处应做骨切除术，可作为自体骨供区。

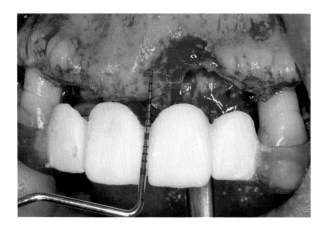

图5-35m 从正中到左侧有垂直向重度的骨缺损。

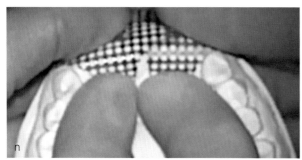

图5-35n，o 在研究模型上预弯钛网。沿线角切开，两端重叠，让钛网适应牙槽嵴的弯曲形态。

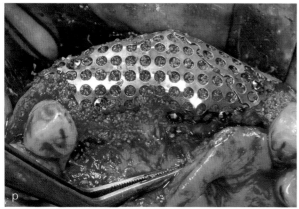

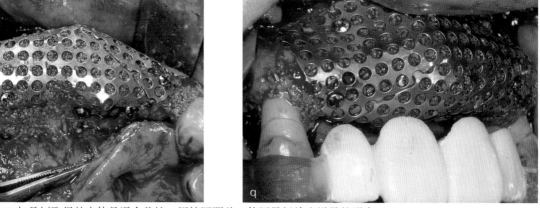

图5-35p，q ABBM与骨刨取得的自体骨混合移植。用钛网覆盖。使用导板检查增量的形态。

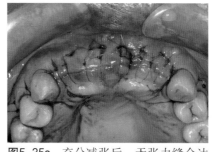

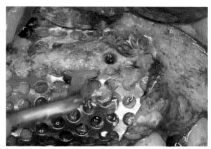

图5-35r 交联型胶原膜全覆盖植骨区。

图5-35s 充分减张后，无张力缝合达到一期关闭创口。

图5-35t 根尖侧骨增量至钛网之上。

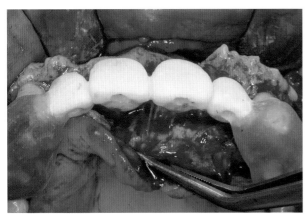

图5-35u　GBR前的状态。

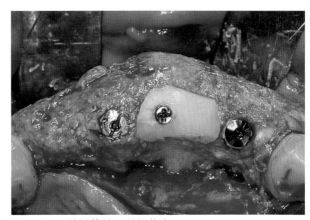

图5-35v　种植体植入后的状态。

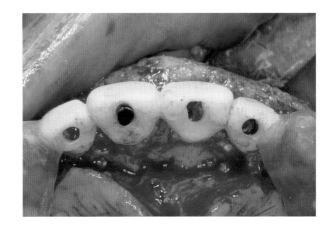

图5-35w　与GBR前的咬合面（图5-35u）相比较，牙槽嵴骨重建达到标准，支持正中邻间乳头的骨组织形态已建立。

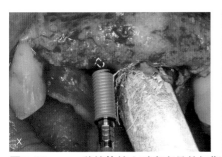

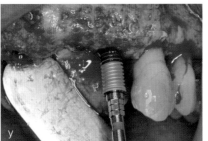

图5-35x，y　种植体植入时有充足的初期稳定性。

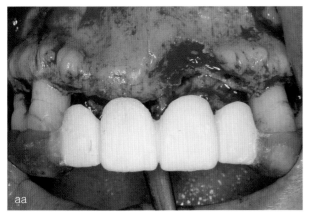

图5-35z　为了避免二次去除不可吸收移植物的手术，用自体骨块行牙槽嵴顶再生术，用螺钉固定。

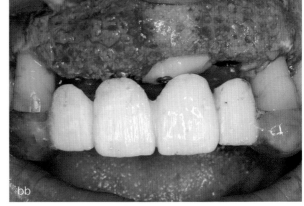

图5-35aa，bb　虽然垂直向骨增量的目标大致已实现，但是21、22间还是有骨量不足的情况。

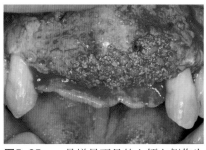
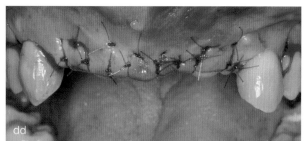
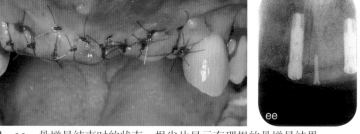

图5-35cc 骨增量不足的上颌左侧作为中心，行骨移植后，用交联式胶原膜覆盖。

图5-35dd，ee 骨增量结束时的状态。根尖片显示有理想的骨增量结果。

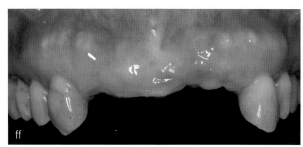
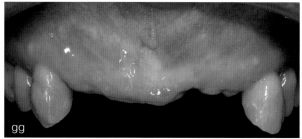

图5-35ff，gg 术前（ff）和两次GBR术，种植术后7个月（gg）的状态对比。切牙区的牙槽嵴形态与邻间乳头顶点连线，二者达到三维方向上的协调，改善效果明显。但是21、22之间的区域并不理想。

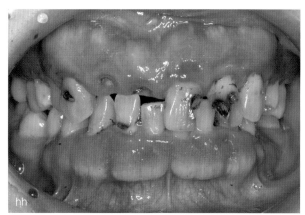
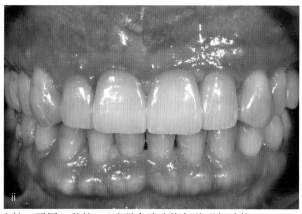

图5-35hh，ii 初诊时（44岁，女性，hh）与治疗结束后（ii）的比较。牙周、种植-正畸联合治疗恢复美观与功能。

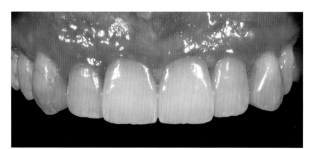
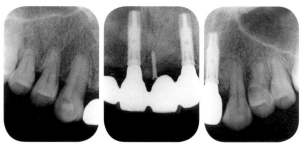

图5-35jj 最终修复体获得自然外观。在合适的牙位设置桥体。尽管21、22间的邻间乳头完全没有形成，但是的软组织形态良好。

图5-35kk 治疗后的根尖片，与术后即刻的根尖片（ee）相比，追加的骨增量术部位可见骨吸收。但是正中位置增加的骨组织能支持正中邻间乳头的外形。

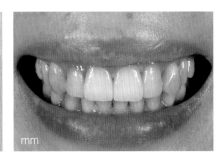

图5-35ll　息止位露出适当的临床牙冠。

图5-35mm　重现自然笑容。

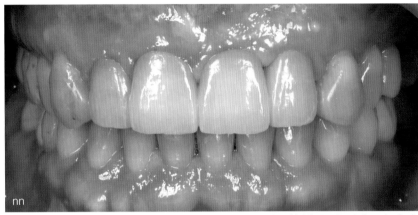

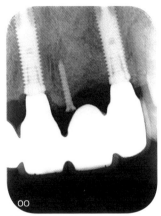

图5-35nn，oo　GBR术后5年、治疗3年后的状态。种植体周围组织稳定，根尖片与治疗后的相比，没有大的改变。

病例5-17　**重度垂直向缺损，分阶段GBR处理的病例（图5-36）**

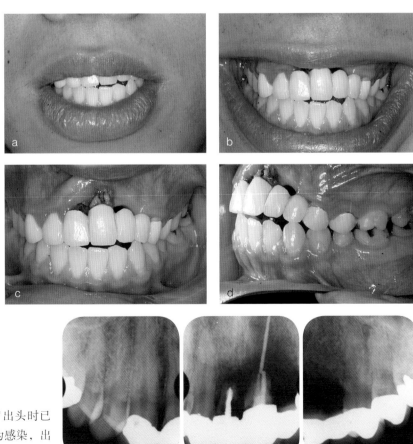

图5-36a～e　患者因交通意外，在10岁出头时已佩戴桥修复体，因此牙萌出受限。且因为感染，出现重度的骨缺损。除此以外，还有开𬌗。

189

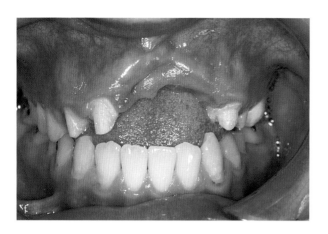
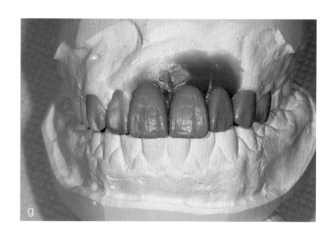

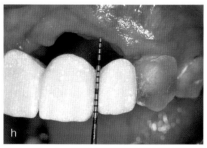
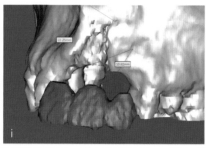
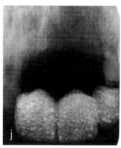

图5-36f~j 拔除预后不良的牙齿后，评价三维骨缺损。虽有4颗牙缺失，但按3颗牙缺失处理。23由24取代，这样更好把握缺牙间隙。CT显示重度的三维组织缺损。

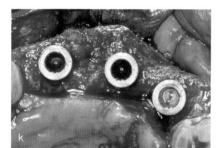
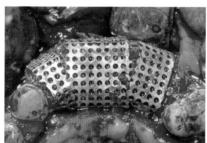
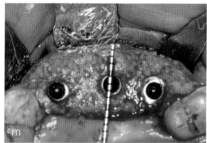

图5-36k~m （水平向观）用3片独立的钛网，覆盖唇侧线角，再现新的牙槽嵴外形。7个月后，种植体唇侧有约4mm厚的足量骨组织再生。这样即使发生骨改建，牙槽嵴的形态也能维持。

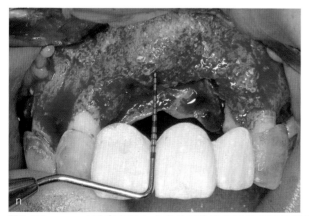
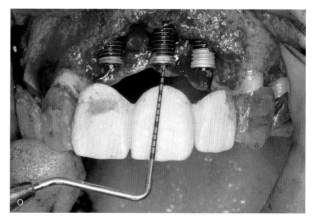

图5-36n，o （垂直向观）未来的骨缘线应连接邻牙的骨嵴顶，在邻间处应在邻接触面根方4mm处。未来的软组织边缘应与导板显示FGM（游离龈缘）一致，也就是说种植体上方约3mm处。骨缘线与软组织边缘线应该是一致的，它是骨垂直向增量的参考标准。如果不一致的话，就无法实现导板所示的临床牙冠形态。

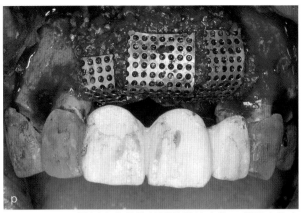
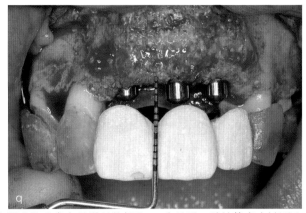

图5-36p，q　钛网由种植体的覆盖螺丝支持，所以未能实现前文所述的垂直向骨增量的标准。7个月后，种植体完全被再生组织所覆盖，但是仍不能满足美观结果的要求。还需要3mm的垂直向骨增量。

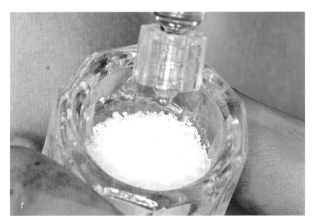
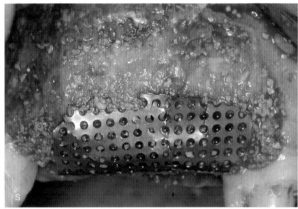

图5-36r，s　3mm的愈合基台支持下，植入被rh-PDGF（人重组血小板源生长因子）溶液浸泡的DBBM，用钛网与胶原膜覆盖行二次GBR。

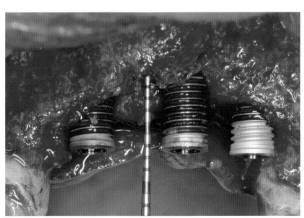
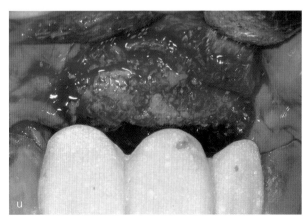

图5-36t，u　7个月后，用同一个导板检查，可见垂直向骨增量实现了上述的标准。2次GBR实现了9mm的垂直向骨增量。

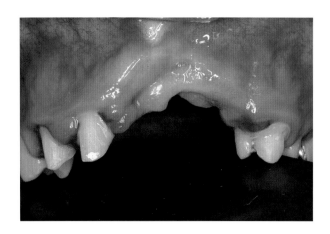

图5-36v 术前的正面照，重度垂直向缺损。

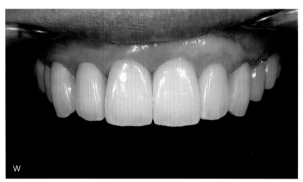

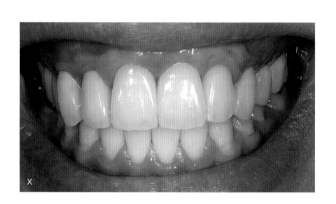

图5-36w，x 修复体有美观的形态，患者对结果满意。

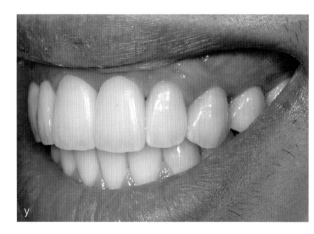

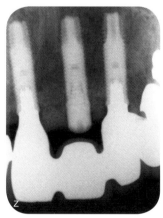

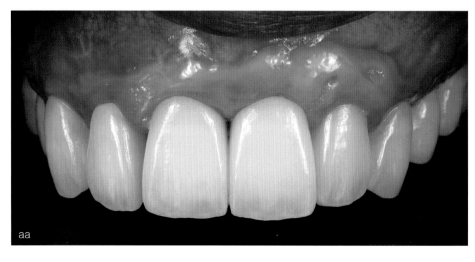

图5-36y～aa 治疗结束后6年复查，观察到软组织增生倾向和一些低咬合现象，总体表现良好。

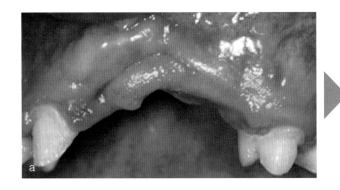
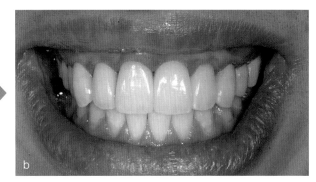

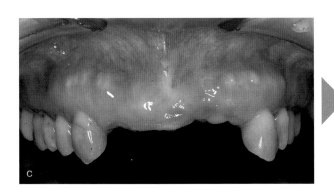
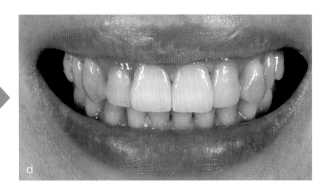

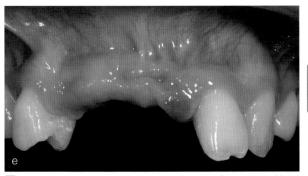
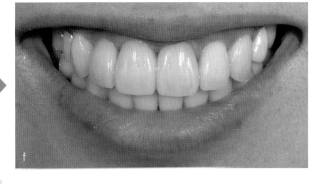

图5-37a ~ f 前牙区有重度组织缺损。重建后组织与笑容协调。

前牙区多牙缺失，伴随周围组织缺损，为患者的社交生活带来很大的影响。三维重建组织，兼顾美观与功能恢复，是种植治疗当前面临的巨大挑战。但是如果能踏实地做好每一步，及时地再评估并做出适当调整，最终可以达成满意的结果。恢复患者的自然外观，让患者能重拾自信，对患者来说是莫大的好消息（**参考病例5-3**）。

8. 总结

　　临床上开始使用GBR至今已有三十几年。种植体植入计划从原来的以外科为主导，转变为修复为主导，GBR是这一转变的原动力。合并使用骨移植材料，用相对微创的方法实现骨组织的三维增量，这是GBR的优点。近年GBR成功的重要因素是，使用能创造成骨空间的钛网和胶原膜，不易被细菌侵入到膜内的钛加强型不可吸收膜，使用生物相容性高的弹性膜，使用香肠技术等。这些方法不断改进。关于瓣的处理技术在后文有详述。

　　GBR的适应证在扩大，让一些临床复杂病例有机会获得美观结果，戴上舒适度更好的修复体。为了实现长期成功的疗效，应根据每个病例制订优先顺序，修复体设计、时间、费用、创伤性等给予考虑，选择合适的术式并实施，这是临床医生在享用不断改进的GBR术时需要做到的地方。

参考文献

[1] Tan WL, Wong TL, Wong MC, Lang NP. A systematic review of post-extractional alveolar hard and soft tissue dimensional changes in humans. Clin Oral Implants Res 2012; 23 Suppl 5 : 1 - 21.

[2] Benic GI, Hämmerle CH. Horizontal bone augmentation by means of guided bone regeneration. Periodontol 2000 2014; 66(1):13 - 40.

[3] Jensen SS, Terheyden H. Bone augmentation procedures in localized defects in the alveolar ridge:clinical results with different bone grafts and bone-substitute materials. Int J Oral Maxillofac Implants 2009; 24 Suppl:218 - 236.

[4] Chiapasco M, Abati S, Romeo E, Vogel G. Clinical outcome of autogenous bone blocks or guided bone regeneration with e-PTFE membranes for the reconstruction of narrow edentulous ridges. Clin Oral Implants Res 1999; 10(4):278 - 288.

[5] Gultekin BA, Bedeloglu E, Kose TE, Mijiritsky E. Comparison of Bone Resorption Rates after Intraoral Block Bone and Guided Bone Regeneration Augmentation for the Reconstruction of Horizontally Deficient Maxillary Alveolar Ridges. Biomed Res Int 2016; 2016:4987437.

[6] Rocchietta I, Simion M, Hoffmann M, Trisciuoglio D, Benigni M, Dahlin C. Vertical Bone Augmentation with an Autogenous Block or Particles in Combination with Guided Bone Regeneration: A Clinical and Histological Preliminary Study in Humans. Clin Implant Dent Relat Res 2016; 18(1):19 - 29.

[7] Costa Mendes L, Sauvigné T, Guiol J. Morbidity of autologous bone harvesting in implantology:Literature review from 1990 to 2015. Rev Stomatol Chir Maxillofac Chir Orale 2016; 117(6):388 - 402.

[8] Raghoebar GM, Meijndert L, Kalk WW, Vissink A. Morbidity of mandibular bone harvesting: a comparative study. Int J Oral Maxillofac Implants 2007; 22(3):359 - 365.

[9] Cremonini CC, Dumas M, Pannuti C, Lima LA, Cavalcanti MG. Assessment of the availability of bone volume for grafting in the donor retromolar region using computed tomography:a pilot study. Int J Oral Maxillofac Implants 2010; 25(2):374 - 378.

[10] Zerbo IR, de Lange GL, Joldersma M, Bronckers AL, Burger EH. Fate of monocortical bone blocks grafted in the human maxilla:a histological and histomorphometric study. Clin Oral Implants Res 2003; 14(6):759 - 766.

[11] Mordenfeld A, Johansson CB, Albrektsson T, Hallman M. A randomized and controlled clinical trial of two different compositions of deproteinized bovine bone and autogenous bone used for lateral ridge augmentation. Clin Oral Implants Res 2014; 25(3):310 - 320.

[12] Canullo L, Malagnino VA. Vertical ridge augmentation around implants by e-PTFE titanium-reinforced membrane and bovine bone matrix:a 24-to 54-month study of 10 consecutive cases. Int J Oral Maxillofac Implants 2008; 23(5):858 - 866.

[13] Raghoebar GM, Meijndert L, Kalk WW, Vissink A. Morbidity of mandibular bone harvesting:a comparative study. Int J Oral Maxillofac Implants 2007; 22(3):359 - 365.

[14] Proussaefs P, Lozada J. The use of intraorally harvested autogenous block grafts for vertical alveolar ridge augmentation:a human study. Int J Periodontics Restorative Dent 2005; 25(4):351 - 363.

[15] Pallesen L, Schou S, Aaboe M, Hjørting-Hansen E, Nattestad A, Melsen F. Influence of particle size of autogenous bone grafts on the early phases of bone regeneration: a histologic and stereologic study in rabbit calvarium. Int J Oral Maxillofac Implants 2002; 17(4):498 - 506.

[16] Zaffe D, D'Avenia F. A novel bone scraper for intraoral harvesting:a device for filling small bone defects. Clin Oral Implants Res 2007; 18(4):525 - 533.

[17] Miron RJ, Gruber R, Hedbom E, Saulacic N, Zhang Y, Sculean A, Bosshardt DD, Buser D. Impact of bone harvesting techniques on cell viability and the release of growth factors of autografts. Clin Implant Dent Relat Res 2013; 15(4):481 - 489.

[18] Saulacic N, Bosshardt DD, Jensen SS, Miron RJ, Gruber R, Buser D. Impact of bone graft harvesting techniques on bone formation and graft resorption:a histomorphometric study in the mandibles of minipigs. Clin Oral Implants Res 2015; 26(4):383 - 391.

[19] Moradi Haghgoo J, Arabi SR, Hosseinipanah SM, Solgi G, Rastegarfard N, Farhadian M. Comparison of the effect of three autogenous bone harvesting methods on cell viability in rabbits. J Dent Res Dent Clin Dent Prospects 2017; 11(2):73 - 77.

[20] Atari M, Chatakun P, Ortiz O, Mañes A, Gil-Recio C, Navarro MF, Garcia-Fernández DA, Caballé-Serrano J, Mareque J, Hernández-Alfaro F, Ferrés Padró E, Giner-Tarrida L. Viability of maxillary bone harvesting by using different osteotomy techniques. A pilot study. Histol Histopathol 2011; 26(12):1575 - 1583.

[21] Caballé-Serrano J, Bosshardt DD, Buser D, Gruber R. Proteomic analysis of porcine bone-conditioned medium. Int J Oral Maxillofac Implants 2014; 29(5):1208 - 1215d.

[22] Aghaloo TL, Moy PK. Which hard tissue augmentation techniques are the most successful in furnishing bony support for implant placement? Int J Oral Maxillofac Implants 2007; 22 Suppl:49 - 70.

[23] Urban IA, Jovanovic SA, Lozada JL. Vertical ridge augmentation using guided bone regeneration (GBR) in three clinical scenarios prior to implant placement:a retrospective study of 35 patients 12 to 72 months after loading. Int J Oral Maxillofac Implants 2009; 24(3):502 - 510.

[24] Araújo MG, Linder E, Lindhe J. Bio-Oss collagen in the buccal gap at immediate implants:a 6 -month study in the dog. Clin Oral Implants Res 2011; 22(1): 1 - 8.

[25] Benic GI, Mokti M, Chen CJ, Weber HP, Hämmerle CH, Gallucci GO. Dimensions of buccal bone and mucosa at immediately placed implants after 7 years: a clinical and cone beam computed tomography study. Clin Oral Implants Res 2012; 23(5):560 - 566.

[26] Caneva M, Botticelli D, Pantani F, Baffone GM, Rangel IG Jr, Lang NP. Deproteinized bovine bone mineral in marginal defects at implants installed immediately into extraction sockets: an experimental study in dogs. Clin Oral Implants Res 2012; 23(1):106 - 112.

[27] Artzi Z, Nemcovsky CE, Tal H, Weinberg E, Weinreb M, Prasad H, Rohrer MD, Kozlovsky A. Simultaneous versus two-stage implant placement and guided bone regeneration in the canine: histomorphometry at 8 and 16 months. J Clin Periodontol 2010; 37(11):1029 - 1038.

[28] Christensen DK, Karoussis IK, Joss A, Hämmerle CH, Lang NP. Simultaneous or staged installation with guided bone augmentation of transmucosal titanium implants. A 3 -year prospective cohort study. Clin Oral Implants Res 2003; 14(6):680·686.

[29] Hämmerle CHF, Jung RE, Sanz M, Chen S, Martin WC, Jackowski J; this multicenter study group, Ivanoff CJ, Cordaro L, Ganeles J, Weingart D, Wiltfang J, Gahlert M. Submerged and transmucosal healing yield the same clinical outcomes with two-piece implants in the anterior maxilla and mandible:interim 1 -year results of a randomized, controlled clinical trial. Clin Oral Implants Res 2012; 23(2):211·219.

[30] Schenk RK, Buser D, Hardwick WR, Dahlin C. Healing pattern of bone regeneration in membrane-protected defects: a histologic study in the canine mandible. Int J Oral Maxillofac Implants 1994 ; 9 (1):13·29.

[31] Huynh-Ba G, Pjetursson BE, Sanz M, Cecchinato D, Ferrus J, Lindhe J, Lang NP. Analysis of the socket bone wall dimensions in the upper maxilla in relation to immediate implant placement. Clin Oral Implants Res 2010; 21(1):37·42.

[32] Heitz-Mayfield LJ, Trombelli L, Heitz F, Needleman I, Moles D. A systematic review of the effect of surgical debridement vs non-surgical debridement for the treatment of chronic periodontitis. J Clin Periodontol 2002; 29 Suppl 3 :92-102; discussion 160-162.

[33] Blanco J, Nuñez V, Aracil L, Muñoz F, Ramos I. Ridge alterations following immediate implant placement in the dog: flap versus flapless surgery. J Clin Periodontol 2008 ; 35(7):640·648.

[34] Jung RE, Fenner N, Hämmerle CH, Zitzmann NU. Long-term outcome of implants placed with guided bone regeneration (GBR) using resorbable and non-resorbable membranes after 12·14 years. Clin Oral Implants Res 2013; 24(10):1065·1073.

[35] Beretta M, Cicciù M, Poli PP, Rancitelli D, Bassi G, Grossi GB, Maiorana C. A Retrospective Evaluation of 192 Implants Placed in Augmented Bone: Long-Term Follow-Up Study. J Oral Implantol 2015; 41(6):669·674.

[36] Urban IA, Monje A, Lozada JL, Wang HL. Long-term Evaluation of Peri-implant Bone Level after Reconstruction of Severely Atrophic Edentulous Maxilla via Vertical and Horizontal Guided Bone Regeneration in Combination with Sinus Augmentation:A Case Series with 1 to 15 Years of Loading. Clin Implant Dent Relat Res 2017; 19(1):46·55.

[37] Simion M, Ferrantino L, Idotta E, Zarone F. Turned Implants in Vertical Augmented Bone: A Retrospective Study with 13 to 21 Years Follow-Up. Int J Periodontics Restorative Dent 2016; 36(3):309·317.

[38] Roccuzzo M, Savoini M, Dalmasso P, Ramieri G. Long-term outcomes of implants placed after vertical alveolar ridge augmentation in partially edentulous patients:a 10-year prospective clinical study. Clin Oral Implants Res 2017; 28(10):1204·1210.

[39] Urban IA, Jovanovic SA, Lozada JL. Vertical ridge augmentation using guided bone regeneration (GBR) in three clinical scenarios prior to implant placement:a retrospective study of 35 patients 12 to 72 months after loading. Int J Oral Maxillofac Implants 2009; 24(3):502·510.

[40] Keestra JA, Barry O, Jong Ld, Wahl G. Long-term effects of vertical bone augmentation:a systematic review. J Appl Oral Sci 2016; 24(1): 3 ·17.

[41] Simion M, Fontana F, Rasperini G, Maiorana C. Long-term evaluation of osseointegrated implants placed in sites augmented with sinus floor elevation associated with vertical ridge augmentation: a retrospective study of 38 consecutive implants with 1 - to 7 -year follow-up. Int J Periodontics Restorative Dent 2004; 24(3):208·221.

[42] Simion M, Jovanovic SA, Tinti C, Benfenati SP. Long-term evaluation of osseointegrated implants inserted at the time or after vertical ridge augmentation. A retrospective study on 123 implants with 1 - 5 year follow-up. Clin Oral Implants Res 2001; 12(1):35·45.

[43] Jensen SS, Bosshardt DD, Gruber R, Buser D. Long-term stability of contour augmentation in the esthetic zone: histologic and histomorphometric evaluation of 12 human biopsies 14 to 80 months after augmentation. J Periodontol 2014; 85(11):1549-1556.

[44] Urban IA, Monje A, Wang HL. Vertical Ridge Augmentation and Soft Tissue Reconstruction of the Anterior Atrophic Maxillae:A Case Series. Int J Periodontics Restorative Dent 2015; 35(5):613-623.

[45] Karthikeyan I, Desai SR, Singh R. Short implants: A systematic review. J Indian Soc Periodontol 2012; 16(3):302·312.

[46] Srinivasan M, Vazquez L, Rieder P, Moraguez O, Bernard JP, Belser UC. Survival rates of short (6 mm) micro-rough surface implants:a review of literature and meta-analysis. Clin Oral Implants Res 2014; 25(5):539·545.

[47] Wen X, Liu R, Li G, Deng M, Liu L, Zeng XT, Nie X. History of periodontitis as a risk factor for long-term survival of dental implants: a meta-analysis. Int J Oral Maxillofac Implants 2014; 29(6):1271-1280.

[48] Katafuchi M, Weinstein BF, Leroux BG, Chen YW, Daubert DM. Restoration contour is a risk indicator for peri-implantitis: A cross-sectional radiographic analysis. J Clin Periodontol 2018; 45(2):225·232.

[49] Mir-Mari J, Wui H, Jung RE, Hämmerle CH, Benic GI. Influence of blinded wound closure on the volume stability of different GBR materials: an in vitro cone-beam computed tomographic examination. Clin Oral Implants Res 2016; 27(2):258·265.

[50] Urban IA, Nagursky H, Lozada JL, Nagy K. Horizontal ridge augmentation with a collagen membrane and a combination of particulated autogenous bone and anorganic bovine bone-derived mineral:a prospective case series in 25 patients. Int J Periodontics Restorative Dent 2013; 33(3):299·307.

[51] Simion M, Trisi P, Maglione M, Piattelli A. Bacterial penetration in vitro through GTAM membrane with and without topical chlorhexidine application. A light and scanning electron microscopic study. J Clin Periodontol 1995; 22(4):321·331.

[52] Machtei EE. The effect of membrane exposure on the outcome of regenerative procedures in humans: a meta-analysis. J Periodontol 2001; 72(4):512·516.

[53] Walters SP, Greenwell H, Hill M, Drisko C, Pickman K, Scheetz JP. Comparison of porous and non-porous teflon membranes plus a xenograft in the treatment of vertical osseous defects:a clinical reentry study. J Periodontol 2003; 74(8):1161·1168.

[54] Hoffmann O, Bartee BK, Beaumont C, Kasaj A, Deli G, Zafiropoulos GG. Alveolar bone preservation in extraction sockets using non-resorbable dPTFE membranes:a retrospective non-randomized study. J Periodontol 2008 ; 79(8):1355·1369.

[55] Bartee BK, Carr JA. Evaluation of a high-density polytetrafluoroethylene (n-PTFE) membrane as a barrier material to facilitate guided bone regeneration in the rat mandible. J Oral Implantol 1995; 21(2):88·95.

[56] Barber HD, Lignelli J, Smith BM, Bartee BK. Using a dense PTFE membrane without primary closure to achieve bone and tissue regeneration. J Oral Maxillofac Surg 2007; 65(4):748·752.

[57] Ronda M, Rebaudi A, Torelli L, Stacchi C. Expanded vs. dense polytetrafluoroethylene membranes in vertical ridge augmentation around dental implants: a prospective randomized controlled clinical trial. Clin Oral Implants Res 2014; 25(7):859·866.

[58] Urban IA, Lozada JL, Jovanovic SA, Nagursky H, Nagy K. Vertical ridge augmentation with titanium-reinforced, dense-PTFE membranes and a combination of particulated autogenous bone and anorganic bovine bone-derived mineral: a prospective case series in 19 patients. Int J Oral Maxillofac Implants 2014; 29(1):185·193.

[59] Urban IA, Jovanovic SA, Lozada JL. Vertical ridge augmentation using guided bone regeneration (GBR) in three clinical scenarios prior to implant placement:a retrospective study of 35 patients 12 to 72 months after loading. Int J Oral Maxillofac Implants 2009; 24(3):502·510.

[60] Urban I, Caplanis N, Lozada JL. Simultaneous vertical guided bone regeneration and guided tissue regeneration in the posterior maxilla using recombinant human platelet-derived growth factor: a case report. J Oral Implantol 2009; 35(5):251·256.

[61] Boyne PJ, Cole MD, Stringer D, Shafqat JP. A technique for osseous restoration of deficient edentulous maxillary ridges. J Oral Maxillofac Surg 1985; 43(2):87·91.

[62] Schopper CH, Goriwoda W, Moser D. Long-term results after guided bone regeneration with resorbable and microporous titanium membranes. J Oral Maxillofac Surg Clin North Am 2001; 13:449.

[63] von Arx T, Hardt N, Wallkamm B. The TIME technique: a new method for localized alveolar ridge augmentation prior to placement of dental implants. Int J Oral Maxillofac Implants 1996; 11(3):387·394.

[64] Roccuzzo M, Ramieri G, Spada MC, Bianchi SD, Berrone S. Vertical alveolar ridge augmentation by means of a titanium mesh and autogenous bone grafts. Clin Oral Implants Res 2004; 15(1):73-81.

[65] Louis PJ, Gutta R, Said-Al-Naief N, Bartolucci AA. Reconstruction of the maxilla and mandible with particulate bone graft and titanium mesh for implant placement. J Oral Maxillofac Surg 2008; 66(2):235-245.

[66] Corinaldesi G, Pieri F, Sapigni L, Marchetti C. Evaluation of survival and success rates of dental implants placed at the time of or after alveolar ridge augmentation with an autogenous mandibular bone graft and titanium mesh:a 3 - to 8 -year retrospective study. Int J Oral Maxillofac Implants 2009; 24(6):1119·1128.

[67] Degidi M, Scarano A, Piattelli A. Regeneration of the alveolar crest using titanium micromesh with autologous bone and a resorbable membrane. J Oral Implantol 2003; 29(2):86·90.

[68] Rasia-dal Polo M, Poli PP, Rancitelli D, Beretta M, Maiorana C. Alveolar ridge reconstruction with titanium meshes:a systematic review of the literature. Med Oral Patol Oral Cir Bucal 2014; 19(6):e639·646.

[69] Funato A, Ishikawa T, Kitajima H, Yamada M, Moroi H. A novel combined surgical approach to vertical alveolar ridge augmentation with titanium mesh, resorbable membrane, and rhPDGF-BB:a retrospective consecutive case series. Int J Periodontics Restorative Dent 2013; 33(4):437·445.

[70] Gao SS, Zhang YR, Zhu ZL, Yu HY. Micromotions and combined damages at the dental implant/bone interface. Int J Oral Sci 2012; 4 (4):182-188.

[71] Brunski JB. Avoid pitfalls of overloading and micromotion of intraosseous implants. Dent Implantol Update 1993; 4 (10):77-81.

[72] Aspenberg P, Goodman S, Toksvig-Larsen S, Ryd L, Albrektsson T. Intermittent micromotion inhibits bone ingrowth. Titanium implants in rabbits. Acta Orthop Scand 1992; 63(2):141-145.

[73] Ronda M, Stacchi C. Management of a coronally advanced lingual flap in regenerative osseous surgery: a case series introducing a novel technique. Int J Periodontics Restorative Dent 2011; 31(5):505-513.

[74] Hochman MN, Chu SJ, Tarnow DP. Maxillary anterior papilla display during smiling:a clinical study of the interdental smile line. Int J Periodontics Restorative Dent 2012; 32(4):375-383.

[75] Schwarz F, Sahm N, Becker J. Impact of the outcome of guided bone regeneration in dehiscence-type defects on the long-term stability of peri-implant health: clinical observations at 4 years. Clin Oral Implants Res 2012;23(2):191-196.

[76] Grunder U, Gracis S, Capelli M. Influence of the 3 -D bone-to-implant relationship on esthetics. Int J Periodontics Restorative Dent 2005; 25(2):113-119.

[77] Stefanini M, Felice P, Mazzotti C, Marzadori M, Gherlone EF, Zucchelli G. Transmucosal Implant Placement with Submarginal Connective Tissue Graft in Area of Shallow Buccal Bone Dehiscence:A Three-Year Follow-Up Case Series. Int J Periodontics Restorative Dent 2016; 36(5):621-630.

[78] Salama H, Salama MA, Garber D, Adar P. The interproximal height of bone: a guidepost to predictable aesthetic strategies and soft tissue contours in anterior tooth replacement. Pract Periodontics Aesthet Dent 1998; 10(9):1131-1141; quiz 1142.

[79] Ishikawa T, Salama M, Funato A, Kitajima H, Moroi H, Salama H, Garber D. Three-dimensional bone and soft tissue requirements for optimizing esthetic results in compromised cases with multiple implants. Int J Periodontics Restorative Dent 2010; 30(5):503-511.

[80] Urban IA, Monje A, Wang HL. Vertical Ridge Augmentation and Soft Tissue Reconstruction of the Anterior Atrophic Maxillae:A Case Series. Int J Periodontics Restorative Dent 2015; 35(5):613-623.

第**6**章

种植体周围软组织处理

Management of Implant Soft Tissue

提到牙槽嵴萎缩，我们首先想到的是骨组织吸收破坏。然而做骨增量手术时才发现，不但要面对骨组织的丧失，还要处理软组织的不足。患者原有的软组织的量与质存在很大的个体差异性，种植体位点处的软组织状态也是各式各样的。所以，种植治疗时软组织的处理，往往比骨组织处理的考虑要更复杂。本章将总结我们对软组织处理的术式与时机的考虑，还有如何根据实际临床条件做选择。

1. 软组织处理的必要性

种植体支持的最终修复体，若想实现美观与功能的统一，主要依赖于作为根基的种植体周围软组织的形态、质地、颜色与表面性状[1]。也就是说，想要达到最佳效果，不仅需要在正确的位置植入种植体，制作形态合适的上部修复体，也需要这个位置有符合条件的种植体周围软组织。

如果牙槽嵴持续萎缩，除了骨组织丧失，软组织也相应减少。骨再生术可以成功地实现牙槽嵴增量，但大多情况下不能恢复种植修复体穿出部位软组织的不足。无论是单牙缺失，还是多牙缺失，这种植困境都会出现。

GBR是骨增量的代表性术式。术中增大骨体积后，为了一期关闭创口，需要对颊侧瓣或舌侧瓣做减张处理。减张部位在牙槽黏膜处。角化黏膜向冠方复位，实现切口对位缝合。这样有的病例的角化黏膜宽度将进一步减少。最终，有骨组织支持的部位的形态可以充分恢复，而没有骨组织支持的穿龈部位，也就是牙槽嵴顶冠方的种植体周围角化黏膜的量将会不足（**病例6-1、病例6-2**）。

所以，从临床观察来看，软组织增量术是有必要的。但是维持种植体的美观与健康，软组织是否需要满足一定的质与量的要求，这方面还没有达成共识[2]。

曾经Berglundh等在比格犬上做实验，在种植体上方接入基台时，故意切除软组织瓣上一部分结缔组织，将瓣厚度的减至2mm以下，6个月后发现骨嵴顶有骨吸收。而保留4mm瓣厚度的对照组，骨嵴顶则保持稳定。由此得出结论，为了维持种植体周围骨的稳定性，需要有一定厚度的软组织[3]。

近年Linkevicius等发现，牙槽嵴顶处的软

病例6-1 需要进行GBR与CTG的单牙缺失病例（图6-1）

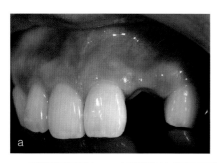
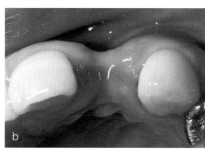

图6-1a，b 35岁，女性。牙槽骨有水平向与垂直向的吸收。

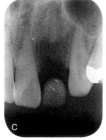
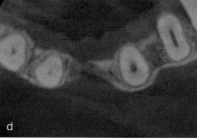
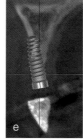
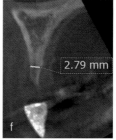

图6-1c~f 术前状态。从根尖片与CT可见骨组织不足，在这种情形下软组织量也是不足的。

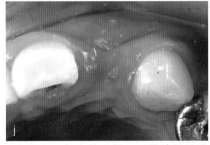

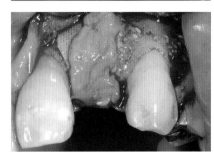

图6-1g，h　GBR前（g）与术后（h）。骨组织实现充分的三维重建。

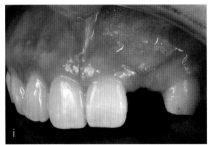

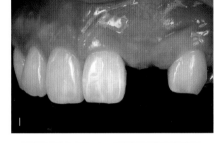

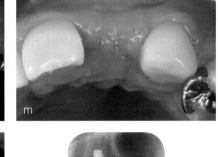

图6-1i，j　GBR后的正面照（i）与咬合面照（j）。与术前比较，牙槽嵴骨量增加，但是牙槽嵴顶附近和修复体穿出部位的形态欠丰满。这部位没有牙槽骨，因为软组织不足造成形态欠丰满。

图6-1k　从上颌结节取结缔组织移植到牙槽嵴顶与唇侧。

图6-1l，m　软组织增量术后的正面照（l）和咬合面照（m）。在修复体穿出轮廓周围实现理想的牙槽嵴重建。

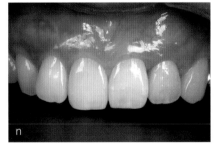

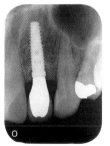

图6-1n，o　牙槽嵴，穿出部位周围有充足的增量，呈现自然的形态。

组织厚度小于2mm时，即使将种植体植入嵴顶上2mm，也会发生约1.45mm的骨吸收；若软组织厚度达2.5mm以上时，骨吸收值可控制在0.175mm左右。之后该团队还发现，如果软组织过薄，平台转移种植体抑制骨吸收的作用将消失[4]。但如果将菲薄的软组织增厚，就可能抑制骨吸收[5]。

后来Eekeren等发现，对于带有2.5mm光滑颈的软组织水平种植体，如果软组织厚度小于2mm，骨吸收值为（−0.1±0.5）mm；软组织厚度

大于2mm时，骨吸收值为（−0.2±0.4）mm。两组之间无显著差异性。但是如果植入骨水平种植体，薄型与厚型两组的骨吸收值为（−0.6±0.5）mm和（−0.2±0.4）mm，软组织较薄的一组骨吸收量更大[6]。

如果软组织高度不足，基台连接后会出现更明显的骨吸收。所以，为了维持牙槽嵴的骨高度，应确保骨嵴顶上软组织具有足够的厚度。

进行GBR后软组织的厚度可能会下降[7-9]。实际临床观察所见，GBR的愈合期软组织会变薄，

病例6-2 多牙缺失，为了恢复美观做软组织手术的病例（图6-2）

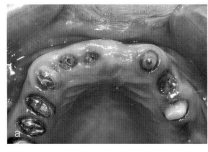
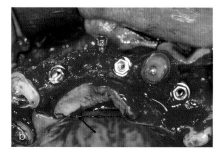

图6-2a，b 56岁，女性。尽管做了拔牙窝保存术，但是成骨不理想。

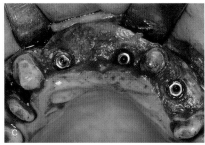
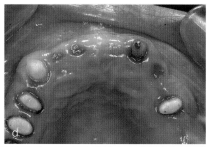
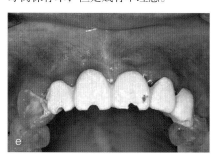

图6-2c~e GBR重建牙槽嵴。但是从外科导板看，牙槽嵴顶部穿出部位的组织形态不足。

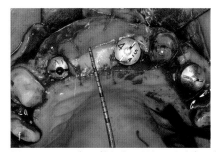
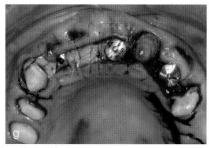
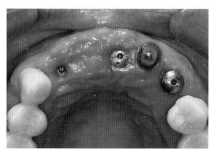

图6-2f，g 由于软组织不足，通过嵌入性移植法增加软组织量。

图6-2h 2个月后获得理想的形态。

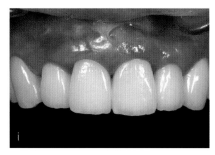
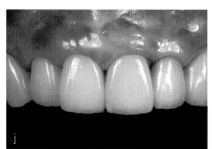

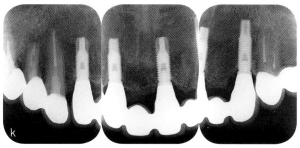

图6-2i~k 治疗结束1年后（i）、11年后（j）的正面照与根尖片（k）。维持了良好的美学效果。

内部放置的钛网会在黏膜表面透色（病例6-3）。所以，这种情况下，我们应考虑用软组织增量的方法来维持GBR后增加的骨量。

野泽等对14位患者（治疗后平均观察3年5个月）的模型进行颊侧种植体周围组织的高度与厚度的测量。结果发现，平均组织高度为2.17mm，

病例6-3 GBR后内部的钛网透色的病例（图6-3）

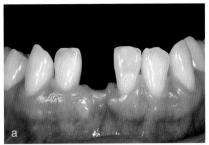 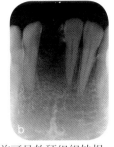 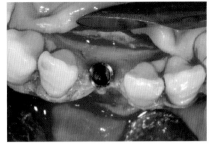

图6-3a，b　32岁，女性。41缺失，希望修复。术前可见软硬组织缺损。

图6-3c　种植体植入后，由于唇侧骨量严重不足，所以用钛网行GBR。

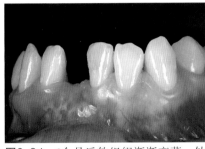 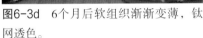 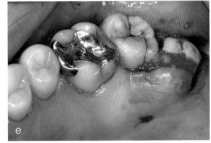

图6-3d　6个月后软组织渐渐变薄，钛网透色。

图6-3e，f　从上颌结节处取得结缔组织移植物。

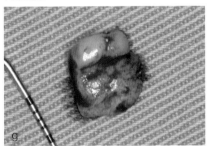 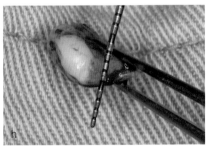 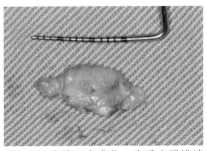

图6-3g，h　上颌结节取得的组织质量好，但是多数情况下都要做形态修整。

图6-3i　去除上皮成分，为适应牙槽嵴外形做出相应修剪。

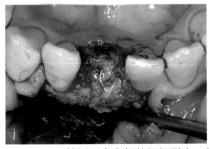 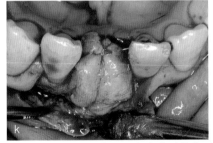 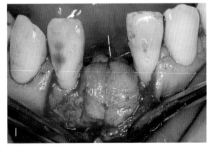

图6-3j～l　钛网下有良好的组织再生。将结缔组织与骨膜缝合，固定在合适的位置。

厚度为3.44mm。厚度值更大。平均值比例为1∶1.58[10]。

　　Cardaropoli用超声测量软组织的厚度。在牙冠安装1年后，种植体周围软组织的高度与厚度，平均值分别为2.4mm和2.2mm，比例为1.1∶1。

而邻近天然牙高度与厚度的比例为1.8∶1，可见，软组织厚度相同的情况下，种植体周围可维持的软组织高度值更小[11]。

　　天然牙的游离龈高度与厚度的比例是1.5∶1，牙的位置从牙槽骨外向牙槽骨内移动的话，软组织

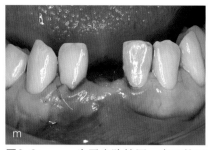
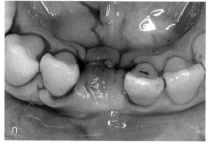
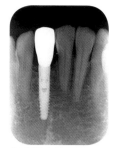

图6-3m，n　为了去除钛网，在42的远中面做纵向切口，为了防止MGJ移位，创面不完全关闭。　　图6-3o　术后根尖片。

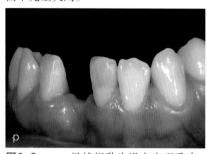
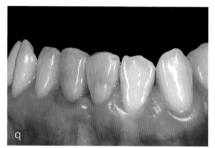
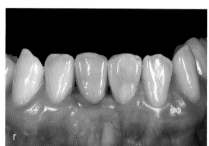

图6-3p～r　虽然龈乳头没有实现重建，但颊舌向上可获得良好的结果。患者十分满意。

的厚度与高度也随之增加，临床牙冠变短[12]。

除此之外，Kan和Umezu等观察测量了45颗前牙区种植体（种植治疗结束后平均30个月以上）周围的软组织高度，发现厚生物型比薄生物型的更高[13]。

如果软组织的厚度不到2mm的话，钛基台的颜色容易透出来，而且黏膜容易发生退缩。为了让黏膜的颜色不发生变化，软组织厚度应至少达到3mm[14-15]。如果软组织很薄，一旦发生外伤或菌斑性炎症，基台周围的软组织便可因为炎症导致退缩，且无法恢复到原来的高度。

Wiesner等采用分口对照研究，分析结缔组织移植1年后，种植体周围软组织厚度增加量，发现移植组种植体周围黏膜平均厚度为（3.2±0.42）mm，比对照组大1.3mm，其Fürhauser粉色美学评分值[1]也更高[16]。

迄今有些报告指出，结缔组织移植后，种植体周围软组织的质与量都可得到改善[17-18]。我们也认为，为了让种植修复体维持长期的美观效果，需要种植体周围有充足厚度的软组织，以便通过上部修复体达到塑形。

虽然学界对种植体长期成功是否需要种植体周围角化组织尚缺乏共识性结论[19-21]，但是有报道显示，角化组织不足的部位的探诊出血、黏膜退缩的风险确实更高[22-23]。存在角化组织的种植体周围组织更容易维持健康[24]。

综上所述，种植体周围软组织处理的目的，会因为一些临床因素改变，包括修复体类型、部位、患者的意愿等。以下是我们的思考与总结。

①在种植体周围形成嵴顶上附着后，保护原有的或重建后的牙槽骨组织，减少骨吸收。
②为患者和术者创造更利于维护，以及预防种植体周围炎的环境。
③让修复体更美观。
④增加组织厚度，预防黏膜透色与退缩。
⑤重建龈乳头，让美观性更强（病例6-4）。
⑥弥补骨增量的不足，获得良好的形态（病例6-5）。
⑦在维护期发现有组织退缩、美观变差、自洁性变差，需要改善（病例6-6、病例6-7）。

通过软组织手术获得种植体间龈乳头的病例（图6-4）

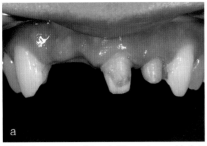
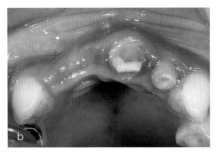
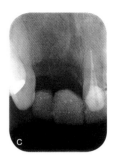

图6-4a～c　35岁，女性。12、11缺失后种植。

图6-4d，e　GBR后8个月，牙槽嵴顶软
组织不足。

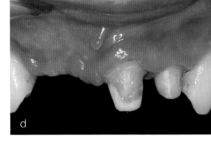
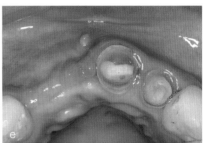

图6-4f，g　去除钛网后可见充足的骨
组织再生。

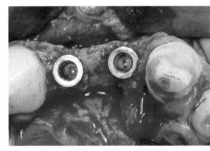
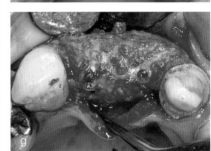

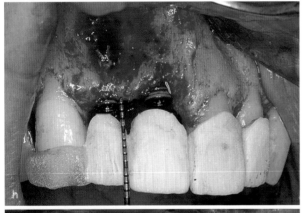
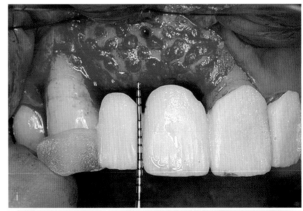

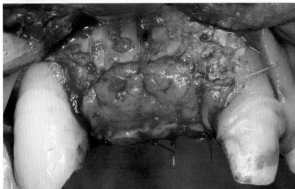
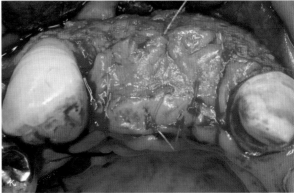

图6-4h～k　为了获得种植体间的龈乳头，将结缔组织移植物固定在牙槽嵴顶。注意，种植体位置比较浅。

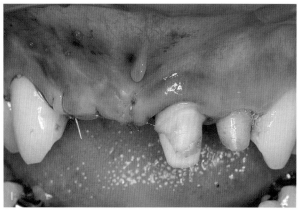

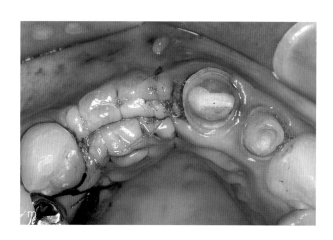

图6-4l，m　通过嵌入性移植改善软组织的高度与厚度。

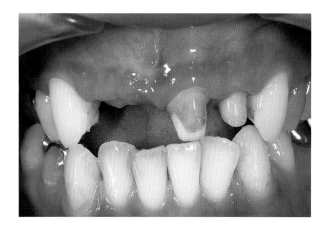

图6-4n　结缔组织移植3个月后，与GBR后相比，膜龈联合的移位得到改善。开始使用桥体为软组织塑形。

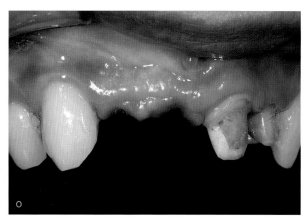

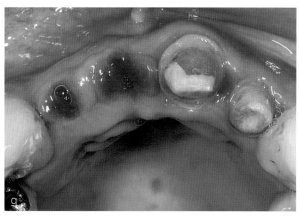

图6-4o～q　3个月后桥体游离端到达覆盖螺丝处，取正式修复印模。

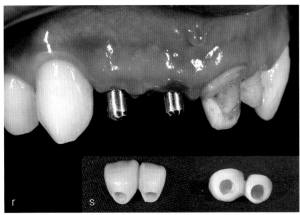

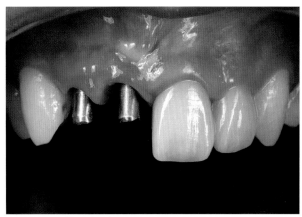

图6-4r，s 最终基台安装时的状态。用临时修复体再次整塑软组织。

图6-4t 连接基台9个月后。

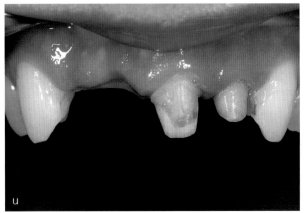

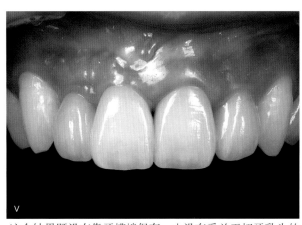

图6-4u，v 种植体间乳头形态与对侧同名天然牙龈乳头相协调。这个结果既没有靠牙槽嵴保存，也没有受益于切牙乳头的优势，而是靠手术重建得来的形态。

图6-4w 获得自然的笑容，患者很满意。12、11间的龈乳头对整体美观是很重要的。

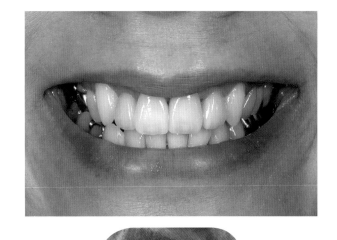

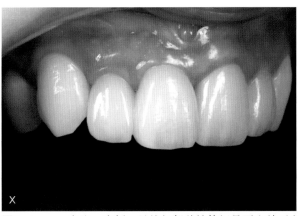

图6-4x，y 在这一病例，虽然相邻种植体间骨再生并不充分，但是通过软组织增量获得了很好的美观结果。

病例6-5 骨增量失败，靠软组织整复的病例（图6-5）

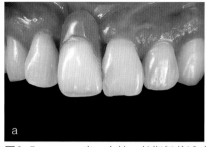
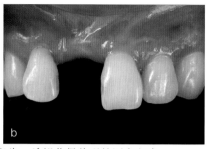
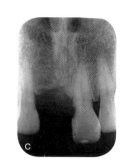

图6-5a～c 54岁，女性。长期佩戴活动义齿，希望获得美观的固定义齿。

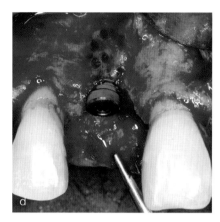
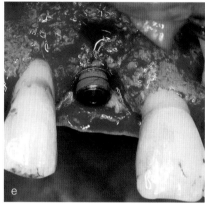

图6-5d，e 使用胶原膜与自体骨、DBBM行GBR。4个月时结果变得更差。

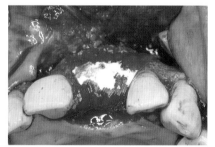
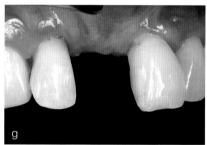
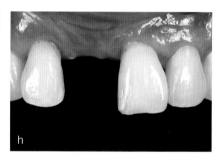

图6-5f 充分搔刮后，使用釉基质蛋白衍生物、骨粉、胶原膜再次做GBR。

图5g，h 3个月后，改善并不充分。

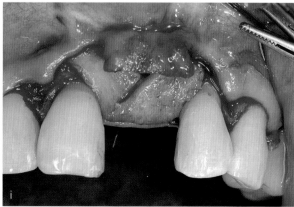
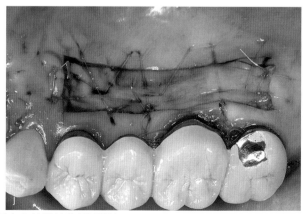

图6-5i，j 将去上皮的结缔组织移植物呈V字形重叠铺开，使术区中央处移植物厚度增加。

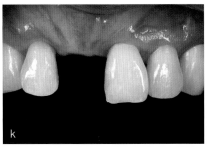
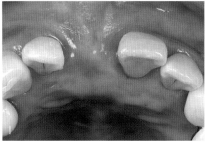
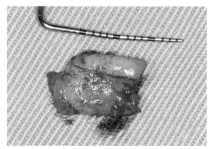

图6-5k，l　4个月后，牙槽嵴厚度确实增加了，但是高度与角化组织不足。

图6-5m　上颌结节处取移植物。

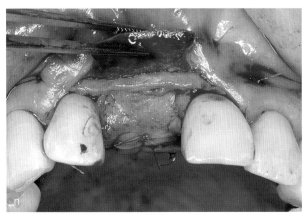
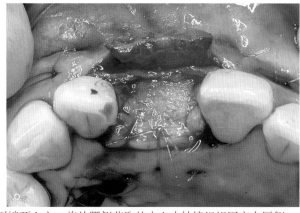

图6-5n，o　使用上颌结节获取的移植物进行嵌入性移植，放置到嵴顶上方，将从腭侧获取的去上皮结缔组织固定在唇侧。

图6-5p，q　将软组织瓣移动到唇侧缝合。腭侧角化龈瓣原位复位缝合。

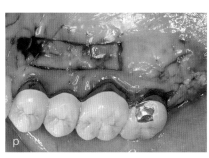
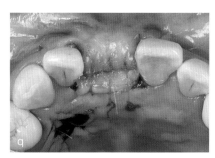

图6-5r　膜龈联合的移位得到改善，牙槽嵴高度也改善。

图6-5s　5周后，环切行种植二期术，安装愈合基台。

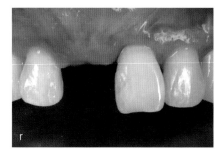
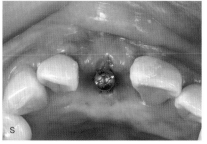

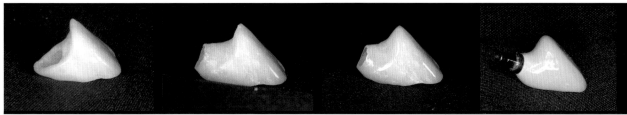

图6-5t　在愈合基台上添加树脂，调整龈下形态，制作螺丝固位的临时修复体。

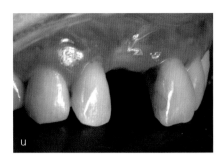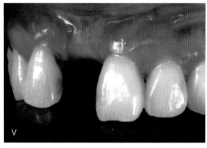

图6-5u，v 术前，由于长期戴活动义齿，颌骨发生重度吸收。21近中面可见根面龋。

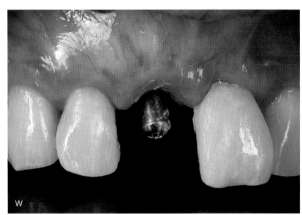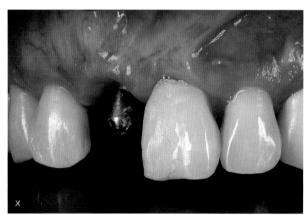

图6-5w，x 安装基台3个月后，包括牙间乳头在内的周围组织形态在三维方向上均有改善。

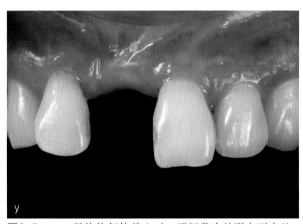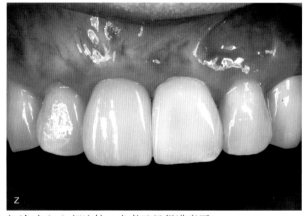

图6-5y，z 最终修复体戴入时，牙间乳头的形态不完整，但是与初诊时（y）相比较，患者已经很满意了。

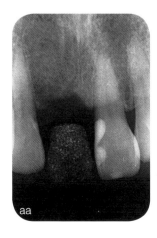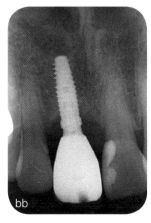

图6-5aa，bb 术前（aa）和最终修复体戴入时（bb）的根尖片。

维护期间发生组织退缩的病例（隧道技术）（图6-6）

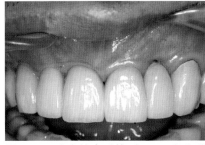

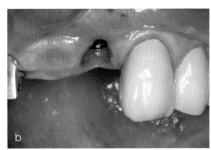

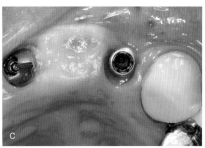

图6-6a　治疗结束后第3年，22发生黏膜退缩。

图6-6b，c　种植体略有暴露。23也有牙龈退缩。

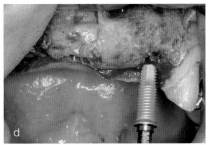

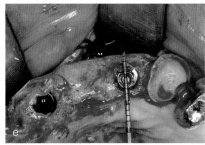

图6-6d，e　回顾治疗过程，使用5mm平台直径的种植体，植入时略偏唇，所以唇侧组织菲薄。

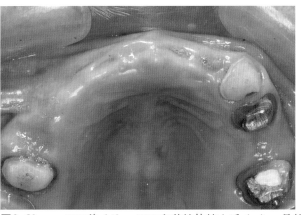

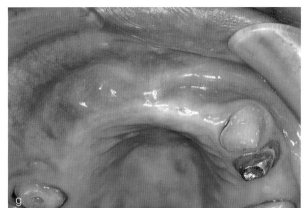

图6-6f，g　GBR前（f），GBR和种植体植入后（g），骨的形态增加，但软组织不足。于是行嵌入性移植。

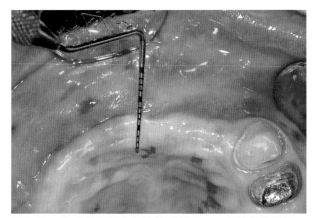

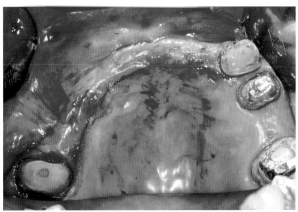

图6-6h　此时目标是在种植体周形成5mm宽的角化组织。所以沿腭侧牙槽嵴，距离膜龈联合5mm处切开。腭侧切开的断面将与移植物的断面对位。

图6-6i　由于牙槽嵴呈弧形，颊侧与腭侧牙弓长度有较大的差异。腭侧瓣往颊侧移动时，近远中向的长度不足。所以在两侧做垂直切口，基底部尽可能狭窄，呈倒梯形。瓣两端的近远中向长度足够长。翻瓣时一开始是翻全厚瓣，过了膜龈联合后翻半厚瓣。或者翻一个角化部分的瓣要尽可能厚的半厚瓣。

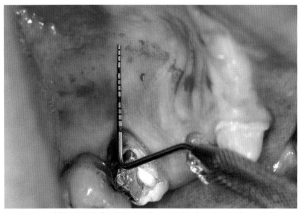

图6-6j　利用浸润麻醉的机会，用针尖测量腭侧取瓣区组织的厚度，确认腭侧有没有隆起，知道能获取的软组织的最大量。

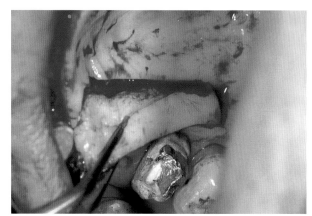

图6-6k　获取带5mm宽上皮的结缔组织移植物。

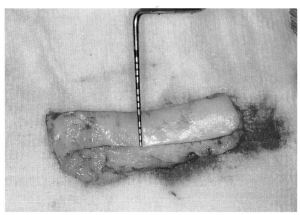

图6-6l　获取的移植物。

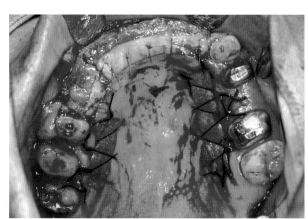

图6-6m　将胶原蛋白插入供区，再用人工真皮补片（TERUDERMIS®）保护创面，缝合关闭。腭侧黏膜切口边缘与移植物边缘"端端相接"缝合固定。

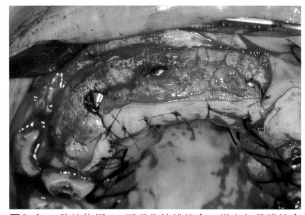

图6-6n　移植物用6-0可吸收缝线缝合，根方与骨膜缝合固定。

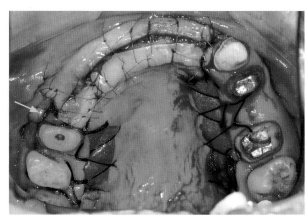

图6-6o　翻开的龈瓣覆盖移植物的结缔组织部分，缝合固定。如果瓣的近远中长度不足，导致种植体周围组织，尤其是再生术形成的组织有暴露，就需要将邻牙颊侧瓣向近中移动，以便覆盖并保护好暴露的组织（→）。等待2个月使组织成熟。

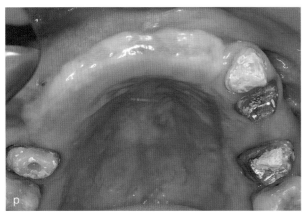
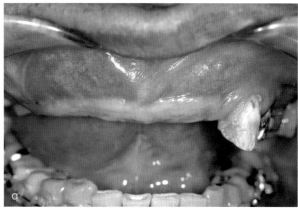

图6-6p，q　2个月后，上颌右侧成功获得一定量的角化组织，但是右上尖牙处牙槽嵴顶形态恢复得不理想。两侧垂直切口处，角化组织的量与形态都不够好。

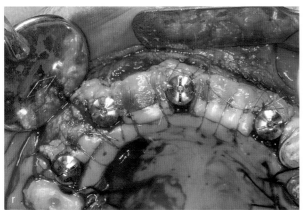
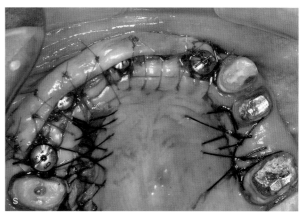

图6-6r，s　种植部位做颊侧（根向）复位瓣，桥体部位行嵌入性移植。由于唇向移动的瓣的厚度不够，优先在13基台唇侧行结缔组织移植。

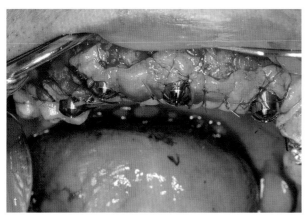
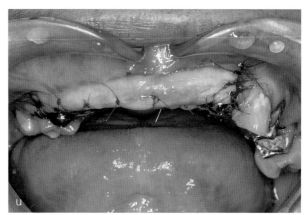

图6-6t，u　22远中植入小块的结缔组织，而且瓣的近远中长度显著不足。这需要格外注意（后详述）。

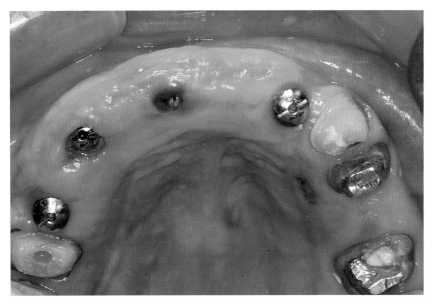

图6-6v 2个月后，与图6-6g相比，右侧的牙槽嵴形态得到改善，准备用临时修复体整塑。但即使是做了两次组织增量术，22仍没有增加足够的组织量。这是最终修复体黏膜退缩的原因。

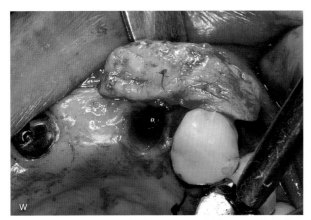
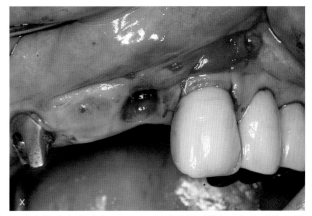

图6-6w，x 距上次手术7年后，为了改善图6-6a的黏膜退缩，在23远中前庭部纵向切开，21-23处制隧道瓣，充分减张，使之能冠向复位。腭侧取足够厚的结缔组织移植到隧道内。22唇侧尽可能地冠向固定软组织外瓣。

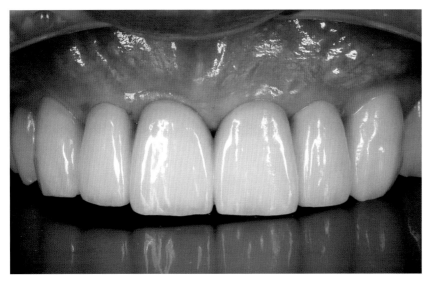

图6-6y 术后4年、GBR后12年、治疗结束6年时的状态（该病例还需以种植体做支抗的正畸治疗，控制颞下颌关节病，所以治疗周期较长）。为了在连续多牙缺失的区域恢复美观，先后做了三次软硬组织增量处理，这绝非易事。由此高难度病例收获良多，在此衷心感谢患者的配合（参考第5章的病例5-7）。

外院修复后，因对美观效果不满而就诊的病例（图6-7）

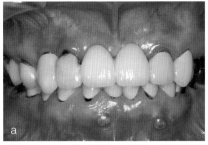
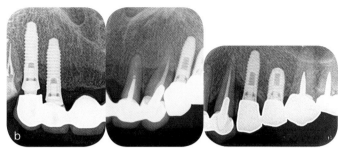

图6-7a，b 患者就诊主诉为对前牙区修复体美观效果不满。检查见右上种植体与左上天然牙行联合修复，23与24牙体缺损达龈下。

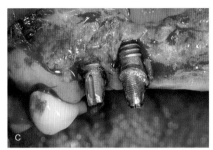
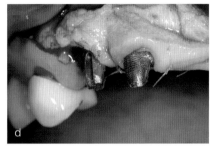
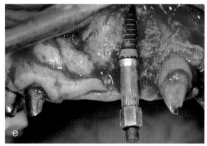

图6-7c～e 对右侧种植体暴露的螺纹部分使用钛刷尽可能地去污，同期行结缔组织移植。21处追加一颗种植体植入，行GBR。

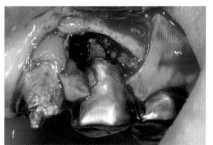
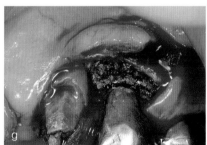
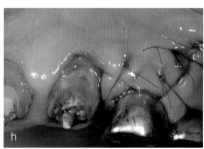

图6-7f～h 23与前磨牙的种植体之间存在骨缺损，用钛刷与二氧化碳激光清创，充填骨移植材料，盖可吸收膜行再生性手术。

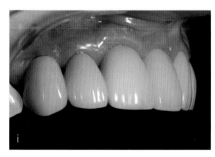
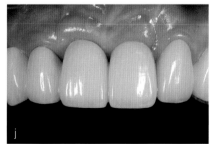
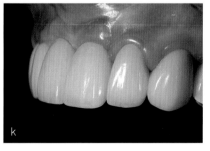

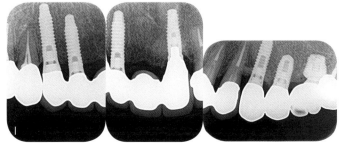

图6-7i～l 修复体戴入后的口腔内照片与根尖片。实现了美学目标。23与前磨牙的种植体间有类骨组织形成。

下面我们来讨论如何根据每个部位的特性，选择不同的软组织处理术式。也将说明这些术式相应的适应证与时机，并展示相关病例进行探讨（表6-1、表6-2）。

表6-1

基于4D概念的软组织增量术的时机	
时机①	拔牙时至骨增量前
时机②	骨增量时
时机③	种植体植入时
时机④	种植愈合期间（单独处置）
时机⑤	二期手术时
时机⑥	临时修复期间（单独处置）
时机⑦	安装修复体后维护期间（单独处置）

表6-2

软组织增量的各种术式的主要时机与适合部位			
术式	主要时机	主要适合部位	病例编号
1 游离龈移植（图6-8）	④种植愈合期间（单独处置）	下颌磨牙及前牙区	病例6-8、病例6-17
2 卷瓣技术 roll technique（图6-10）	⑤二期手术时	上颌前牙及前磨牙区	病例6-9
3 翻瓣术，无垂直切口（信封、口袋法）或带垂直切口（图6-12）	①拔牙时至骨增量前 ③种植体植入时 ④种植愈合期间（单独处置） ⑤二期手术时	全部区域	病例6-1、病例6-3、病例6-5、病例6-7、病例6-10、病例6-19、病例6-22、病例6-23、病例6-26、病例6-27
4 隧道技术（伴前庭沟切口）（图6-14）	⑤二期手术时 ⑥临时修复期间（单独处置） ⑦安装修复体后维护期间（单独处置）	上下颌前牙、前磨牙区	病例6-6、病例6-11、病例6-28
5 颊侧（根向）复位瓣（图6-16）	⑤二期手术时	上下颌磨牙区	病例6-12、病例6-18、病例6-20、病例6-21
6 嵌入性移植（interpositional graft）（图6-18）	③种植体植入时 ④种植愈合期间（单独处置） ⑤二期手术时（桥体位置）	上下颌前牙、前磨牙区	病例6-2、病例6-4、病例6-5、病例6-6、病例6-12、病例6-13、病例6-24
7 带蒂结缔组织移植（图6-20）	①拔牙时至骨增量前 ②骨增量时 ③种植体植入时 ④种植愈合期间（单独处置）	上颌前牙及前磨牙区	病例6-14，第4章病例4-17
8 局部环切术（图6-22）	⑤二期手术时	全部区域	病例6-15、病例6-16

1 游离龈移植

FGG　　保留的组织尽可能厚

颊侧　　　　舌侧

颊侧厚度1~2mm以上
颊黏膜

图6-8　主要在下颌磨牙区使用。目的是获得角化组织、便于清洁。对于种植体周围组织，应尽可能地增加其厚度（**病例6-8**、**病例6-17**）。

病例6-8 灵活使用二氧化碳激光来获得角化黏膜的病例（图6-9）

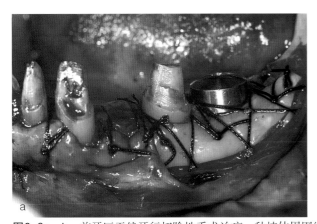 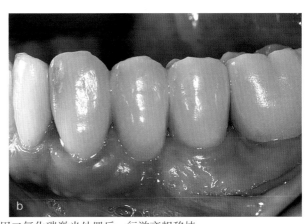

图6-9a，b　前牙区天然牙行切除性手术治疗，种植体周围组织用二氧化碳激光处置后，行游离龈移植。

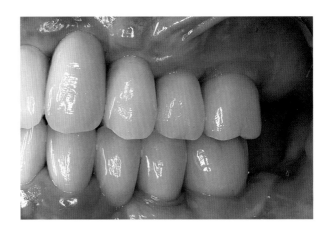

图6-9c　游离龈移植后9年、最终修复体戴入后7年6个月的侧面照。

2 卷瓣技术（roll technique）

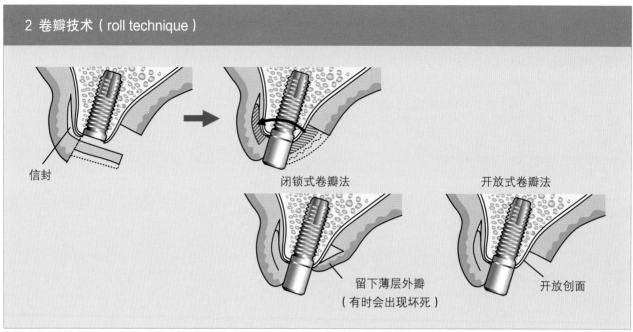

信封

闭锁式卷瓣法

开放式卷瓣法

留下薄层外瓣
（有时会出现坏死）

开放创面

图6-10　在上颌美观区同一牙位的腭侧制备小面积带蒂瓣，卷向唇侧。1972年，Abrams最早报告这项技术。一般来说，如果腭侧组织厚度足够厚，便可以制备带蒂的瓣翻转到唇侧。无须供区，便可以获得充分的角化组织。该技术适用于仅改善唇侧形态的病例，由于不需要将垂直切口延伸至唇侧，因此不会影响美观。本术式在种植二期手术时同期完成。如果联合使用游离结缔组织移植物，便可实现更大限度的增量（**病例6-9**）。

病例6-9 卷瓣技术（图6-11）

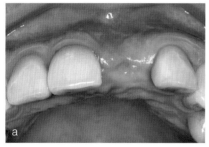

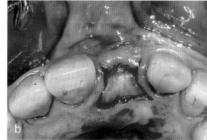

图6-11a　21因根折无法保留，拔牙窝保存术后植入种植体，这是种植后6个月的状态。牙颈部附近形态不饱满。术前测血压为200/100mmHg，所以手术应尽可能微创。

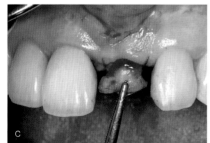

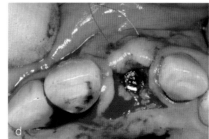

图6-11b　将翻转部位的上皮切除。
图6-11c　制备腭侧翻转瓣，在唇侧制备信封瓣。
图6-11d　将瓣折向唇侧，嵌入到信封瓣内，使用缝线固定。注意切口未达唇侧。

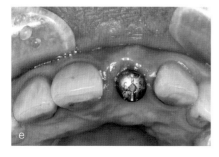

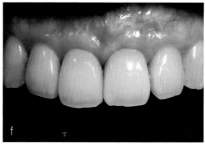

图6-11e　术后3个月的咬合面照，可见软组织形态恢复充足。
图6-11f　最终修复体戴入5年后的正面照，良好的软组织形态得以维持。

3 翻瓣术，无垂直切口（信封、口袋技术）或带垂直切口

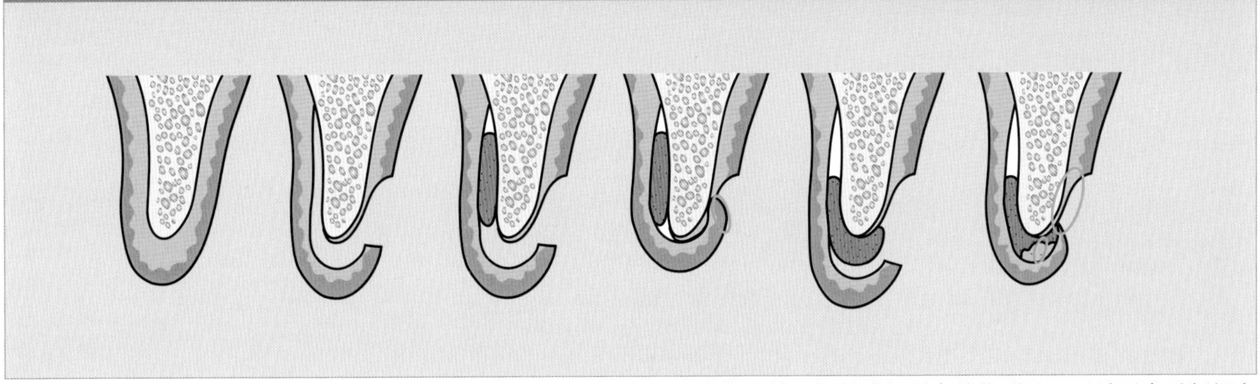

图6-12 膜龈联合有少量移位，但缺牙区轮廓在水平向与垂直向上均能改善。如果膜龈联合移位明显，还需要术后行根向复位瓣，修正膜龈联合的位置，可以合并使用卷瓣术（病例6-1、病例6-3、病例6-5、病例6-7、病例6-10、病例6-19、病例6-22、病例6-23、病例6-26、病例6-27）。

病例6-10 信封技术（图6-13）

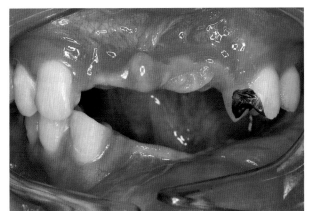

图6-13a 因交通事故导致面部多发骨折。牙槽骨骨折、上前牙区多牙缺失。

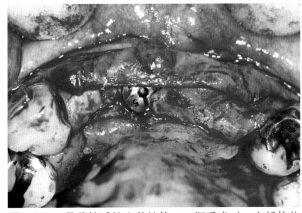

图6-13b 骨移植后植入种植体。一期手术时，在桥体位置行嵌入性移植。11种植体唇侧没有做增量术。移动到唇侧的瓣比较薄。

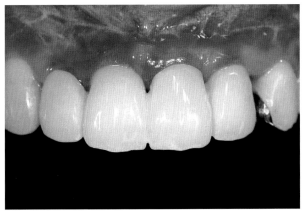

图6-13c 按常规方法戴入临时修复体8周后的状态。11唇侧远中发生软组织穿孔。

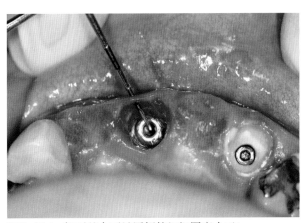

图6-13d 卸下基台可见唇侧软组织厚度小于1mm。

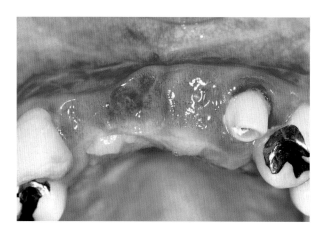

图6-13e 卸下基台、愈合3周后的状态。种植体上方完全被软组织覆盖。牙槽嵴形态欠丰满。

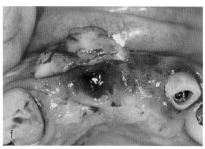
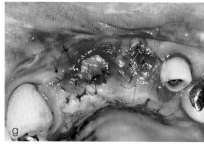
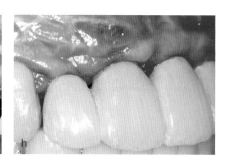

图6-13f，g 利用信封瓣技术再次移植结缔组织。

图6-13h 结缔组织移植后2个月，再次使用个性化临时基台，仅针对唇侧黏膜下塑形，安装同一副临时修复体。因为11基台一度卸下，以前形成的牙间乳头变平，原先位于黏膜下的边缘已暴露。而在桥体处对组织施加适当的压力。

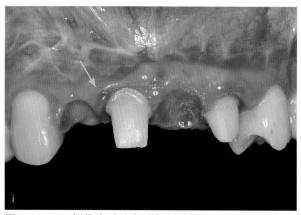
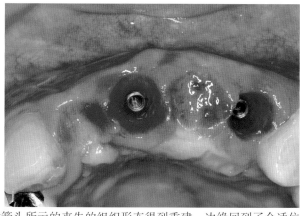

图6-13i，j 复装临时基台2周后的情形。与图6-13h相比较，黄箭头所示的丧失的组织形态得到重建。边缘回到了合适位置。唇侧软组织也有足够厚度。

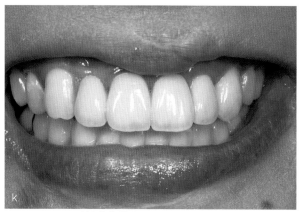
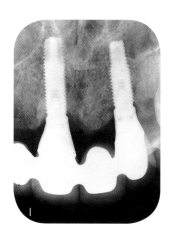

图6-13k，l 最终修复体戴入后的状态。

4　隧道技术（伴前庭沟切口）

垂直切口（垂直向或水平向）

结缔组织

图6-14　这是前庭沟切口骨膜下隧道入路（VISTA）制备全厚瓣隧道的方法[29]，是美学区临时或最终修复体戴入后使用的术式。该术式可以不破坏既已形成的形态，选择性地改善唇侧黏膜退缩，或重建龈乳头（病例6-6、病例6-11、病例6-28）。

病例6-11　使用VISTA（前庭沟切口骨膜下隧道入路）技术，同时行双侧上中切牙即刻种植的病例（图6-15）

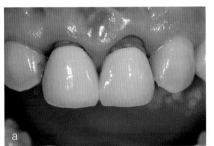
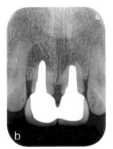
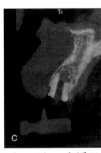
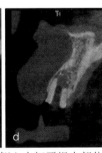

图6-15a～d　46岁，女性。初诊的正面照（a）与根尖片（b）。拆除桩核时的CBCT（c，d）。主诉双侧上中切牙根尖部位不适，来院就诊。因为牙根短，患者希望行种植修复。

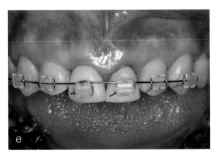
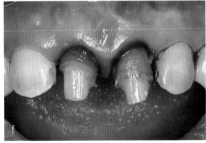
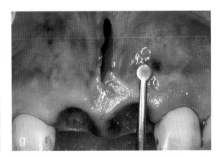

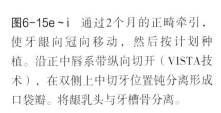
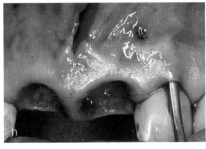
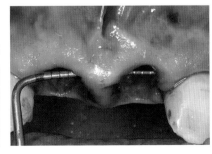

图6-15e～i　通过2个月的正畸牵引，使牙龈向冠向移动，然后按计划种植。沿正中唇系带纵向切开（VISTA技术），在双侧上中切牙位置钝分离形成口袋瓣。将龈乳头与牙槽骨分离。

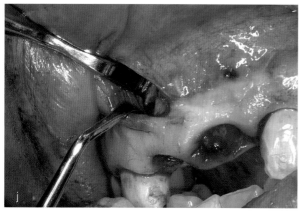
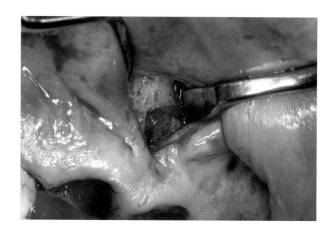
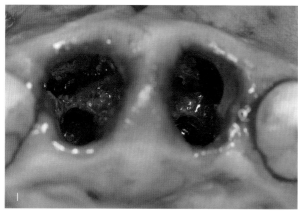

图6-15j～l　以纵切口为入路，去除不良的肉芽组织，暴露骨面。从种植备洞后的咬合面观察，可见唇侧骨丧失。

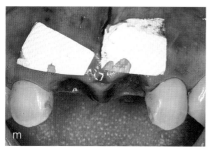
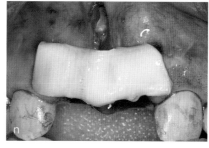
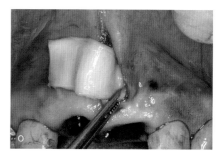
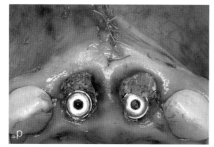
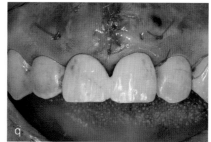
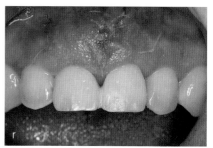
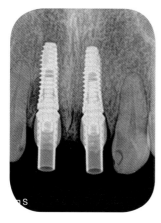

图6-15m～s　植入种植体后，盖可吸收膜，充填植骨材料，将结缔组织移植物从纵切口插入口袋瓣内，同日戴入临时修复体。1周后复查，因龈乳头处没有做切口，所以术后愈合良好。

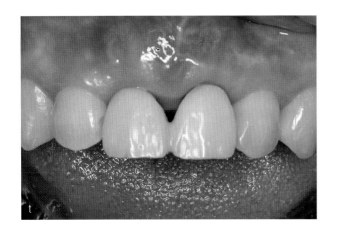

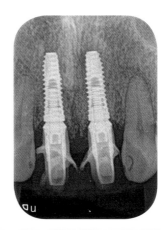

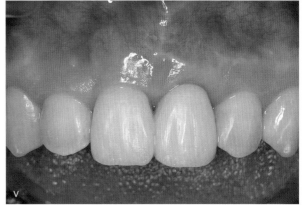

图6-15t~v 种植10周后，拍片确认骨结合良好，开始进行软组织塑形。

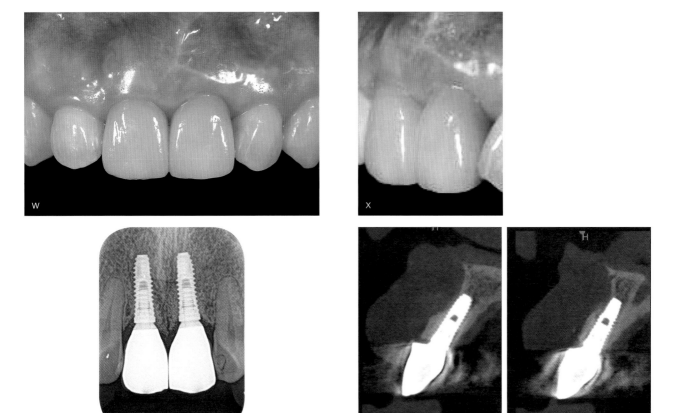

图6-15w~aa 戴入最终修复体后的正面照、根尖片、CBCT片。将瘢痕组织控制在最低限度，唇侧形态完整。

5 颊侧（根向）复位瓣

如果是翻半厚瓣，龈瓣应尽可能厚。

如果是除去膜与钛网时，应翻全厚瓣。

减张切口

膜龈联合▶

5mm以上

这个部位的角化组织应向颊侧移动

图6-16 主要在上颌磨牙处使用。连接基台时同期进行。腭侧的厚组织向颊侧移动（病例6-12、病例6-18、病例6-20、病例6-21）。

病例6-12 颊侧复位瓣与嵌入性移植联合使用的病例（图6-17）

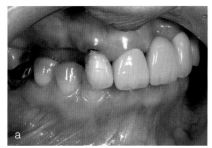 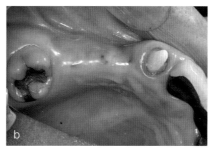 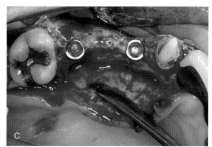

图6-17a~c　57岁，女性。在15-13处植入种植体，同期使用钛网行GBR。

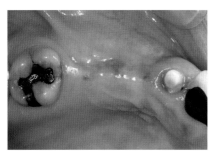 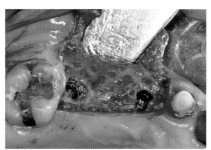 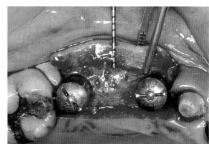

图6-17d　虽然牙槽嵴的宽度增加，但是牙槽嵴顶处软组织不足。

图6-17e　GBR的目的已充分实现。

图6-17f　判断13相应部位瓣的厚度不足。

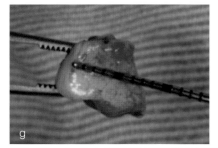 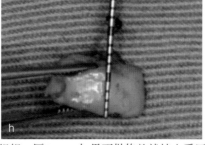 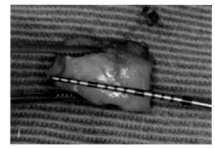

图6-17g~i　从上颌结节处取致密的结缔组织，厚7mm。如果不做修整就植入受区，会显得过厚。

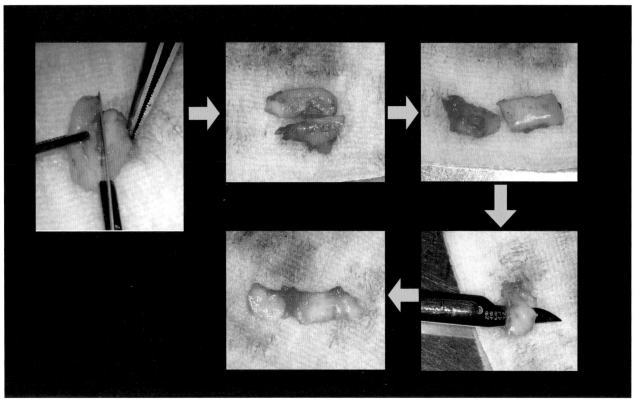

图6-17j 分割成4mm厚的带上皮结缔组织，以及3mm厚的结缔组织移植物。然后对切，但不完全分离，这样移植物长度就增加一倍，厚约1.5mm。

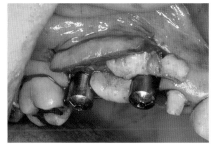

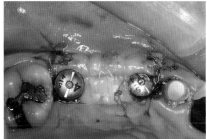

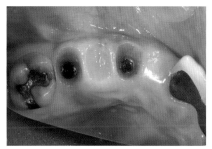

图6-17k 将厚1.5mm的移植物放置于13基台颊侧的位置。从12远中制备信封瓣，将移植物的一部分插入瓣内。

图6-17l 14桥体处放置从上颌结节取结缔组织移植物行嵌入性移植，在13唇侧植入结缔组织移植物，并行颊侧复位瓣术，15单纯行颊向复位瓣术。

图6-17m 8个月后，12行RST（根留置术），软组织形态调整后呈现的最终状态。13再现膨隆丰满的外形。

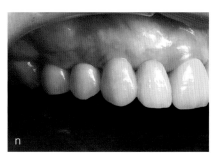

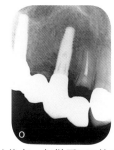

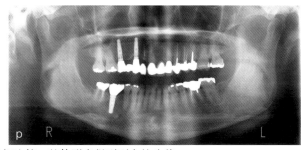

图6-17n~p 结缔组织移植3年6个月后的状态。与做了RST的12相比较，整体形态得到更大的改善。

6 嵌入性移植[25-28]

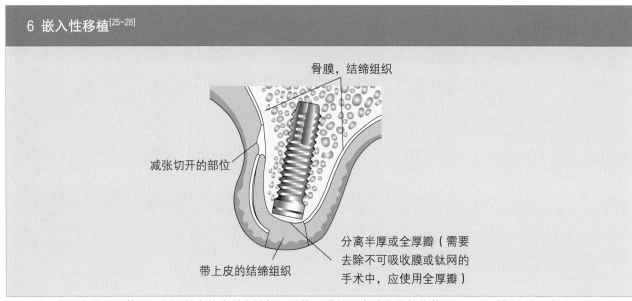

骨膜，结缔组织

减张切开的部位

带上皮的结缔组织

分离半厚或全厚瓣（需要
去除不可吸收膜或钛网的
手术中，应使用全厚瓣）

图6-18 主要在美学区使用。用于较大的水平向缺损、需修正膜龈联合移位的部位使用。无法同期连接基台（**病例6-13**、
病例6-24）。

病例6-13 前牙区重度垂直缺损的病例（嵌入性移植）（图6-19）

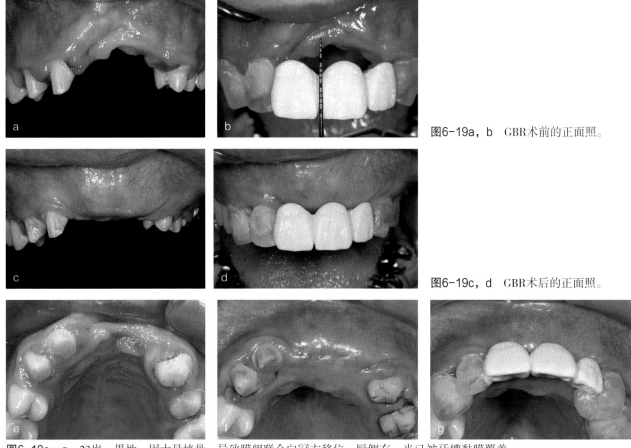

图6-19a，b GBR术前的正面照。

图6-19c，d GBR术后的正面照。

图6-19e～g 23岁，男性。因大量植骨，导致膜龈联合向冠方移位。唇侧有一半已被牙槽黏膜覆盖。

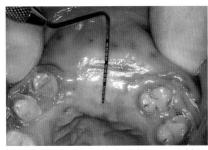

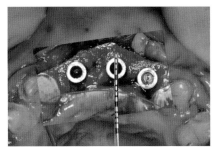

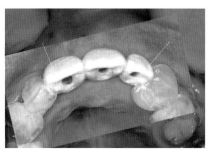

图6-19h 在膜龈联合腭侧5mm处做切口，使瓣位于种植体的唇侧。瓣推向唇侧后，未来种植体穿龈区唇侧能获得更多的角化组织。

图6-19i 通过外科导板既可以确定种植体的位置，也可以大致判断瓣向颊侧移动的距离。在这个病例中，颊向移动距离为7~8mm。

图6-19j 如果膜龈联合位移较大，瓣的唇向移动距离也相应增加，需要使用垂直切口。这时应尽可能地将切口设置在与天然牙的邻接面上，但应避免在邻间乳头处设置纵切口。

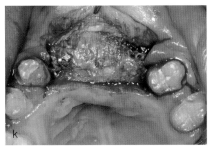

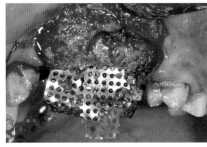

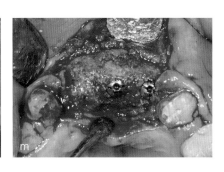

图6-19k~m 翻全厚瓣，去除不可吸收的材料（钛网）。

图6-19n，o 从腭侧取得带上皮的结缔组织移植物，其形状与瓣颊向移动后受区的开放创面形状一致。

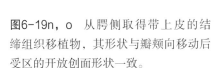

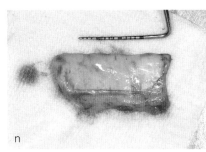

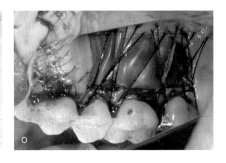

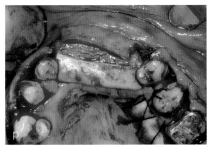

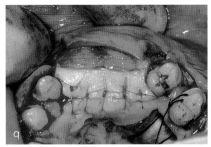

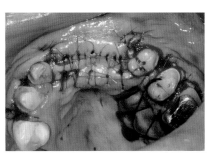

图6-19p，q 带上皮部分与腭侧黏膜缝合，唇侧结缔组织与根方骨膜缝合，将移植物牢牢固定。瓣移动到唇侧后，其近远中向长度不足。

图6-19r 将两侧的软组织瓣向近中移动，即侧方移动，与移动到唇侧的瓣缝合在一起。在远中形成开放的创面。

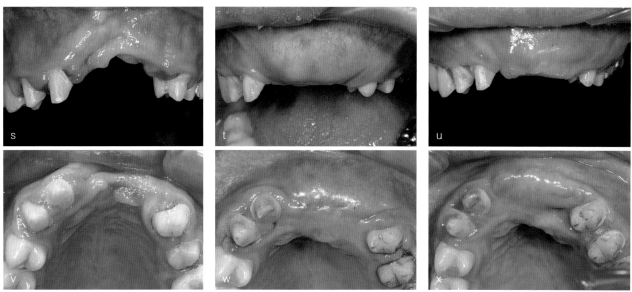

图6-19s~x 术前（s，v），骨增量术后（t，w），软组织增量术后（u，x）的唇侧面、咬合面照。表明软硬组织处理的阶段已完成。

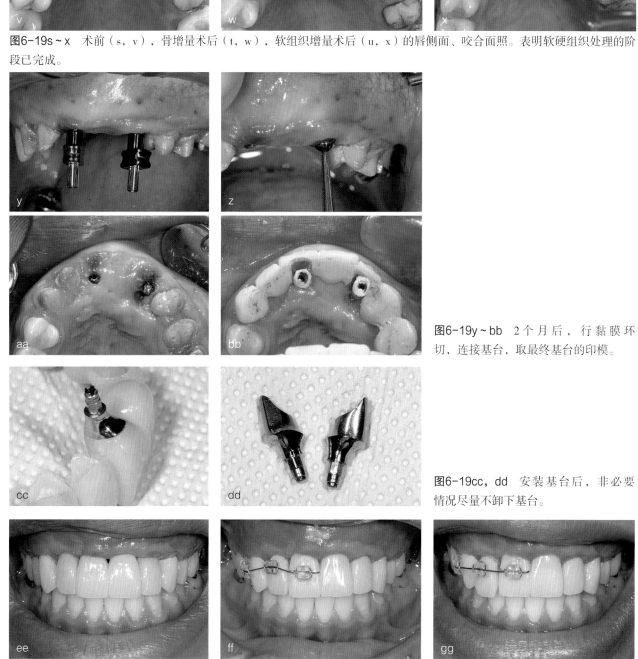

图6-19y~bb 2个月后，行黏膜环切，连接基台，取最终基台的印模。

图6-19cc，dd 安装基台后，非必要情况尽量不卸下基台。

图6-19ee~gg 安装基台6周后，12开始正畸牵引。1周后牵引到预期的位置，进入保持阶段。在种植体周围软组织成熟后，构建嵴顶上组织附着需要6~8周的时间[41]。

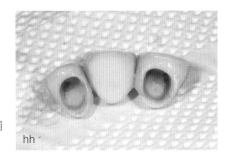
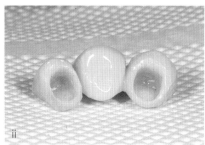

图6-19hh，ii　为了形成唇侧黏膜缘扇贝状弧线，需调整临时修复体的形态。

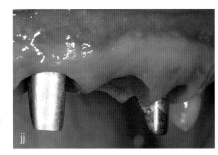
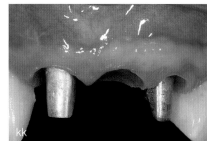

图6-19jj，kk　临时修复体安装10个月后的状态。21、22间形成"龈谷"，所以进一步扩大接触空间。

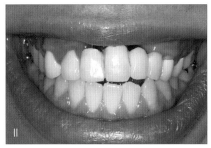
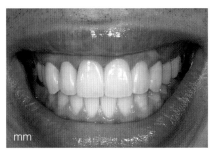
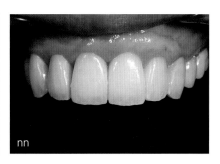

图6-19ll～nn　初诊时（ll），还有最终修复体戴入后的比较。

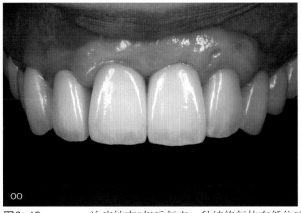
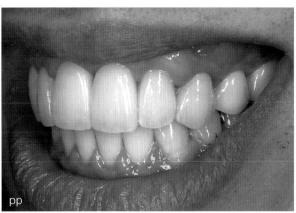

图6-19oo，pp　治疗结束8年后复查。种植修复体有低位咬合的倾向，另外，曾进行结缔组织移植的部位有组织量进一步增加的倾向。

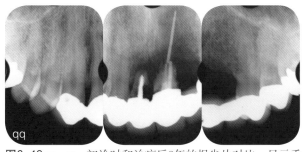
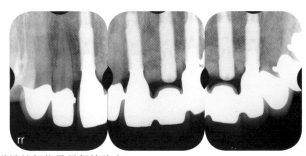

图6-19qq，rr　初诊时和治疗后8年的根尖片对比，显示垂直骨增量的部位骨量保持稳定。

7 带蒂结缔组织移植

图6-20 适用于上颌美学区水平向与垂直向缺损的病例。根据Nemcvsky、Khoury等的描述，从腭侧制备带蒂翻转瓣[30-32]。Akcal等研究发现，采用该术式，术后3～6个月，收缩率只有6.7%，低于游离瓣移植47%的收缩率[33]。因为移植物的血供得以保留，所以行PET（即调磨骨缘上牙根，用软组织覆盖其上）时，或者受区瓣条件不佳时，它是一项有效的技术。此法靠带蒂瓣，使腭侧黏膜向唇侧移动，可以同时增加唇侧软组织的厚度和高度，这是一个优点。尤其是即刻种植时，由于拔牙窝存在，源自外侧瓣的血供可能不足，采用确保血供的带蒂瓣移植术会相当有效（**病例6-14**）。

病例6-14 带蒂结缔组织移植（图6-21）

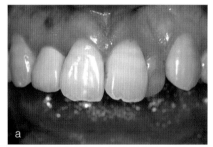

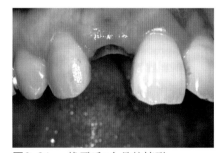

图6-21a，b 初诊时的正面照与根尖片。12发生内吸收，需要拔牙。由外院转诊至我院计划行种植修复。

图6-21c 拔牙后2个月的情形。

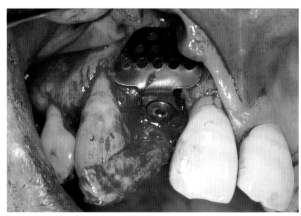

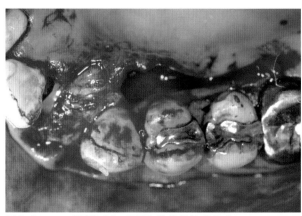

图6-21d 种植后装上钛网（FTwing）。

图6-21e 16腭侧近中开始取带蒂的结缔组织。

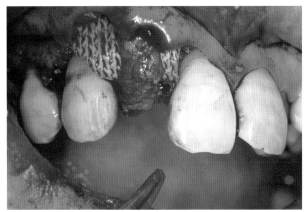

图6-21f　充填骨移植物后，覆盖可吸收膜，其上覆盖带蒂结缔组织，缝合。

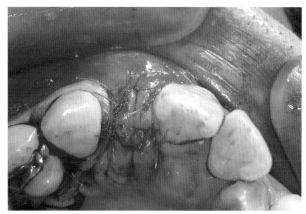

图6-21g　缝合后的咬合面照。

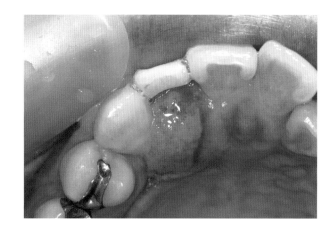

图6-21h　术后2周的咬合面照，见结缔组织移植术区状况稳定。

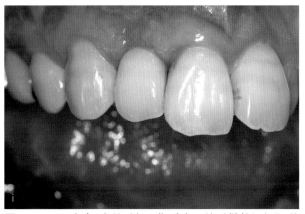

图6-21i，j　愈合6个月后行二期手术。然后做软组织塑形，戴入最终修复体。这是戴入后的照片与根尖片。

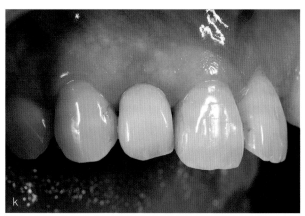

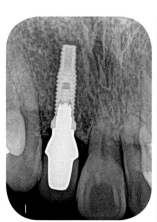

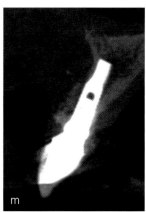

图6-21k～m　10年后。

8 局限性环切

图6-22 最小限度地切开，将种植体上方的软组织向必要的方向（如唇侧）移动的方法。比组织内的覆盖螺丝略靠舌侧切开，形成的开口比将安装的基台要小，覆盖螺丝周围分半厚瓣形成信封瓣，这样使瓣具备可移动性。覆盖螺丝上方的角化组织向唇侧移动，安装基台（病例6-15、病例6-16）。

病例6-15 局限性环切（图6-23）

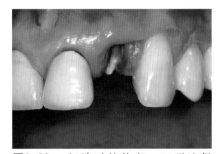

图6-23a 初诊时的状态。22无法保留。

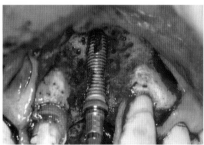

图6-23b 拔牙2个月后的状态。种植同期行GBR。

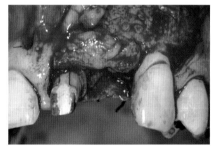

图6-23c 种植6个月后，行结缔组织移植。

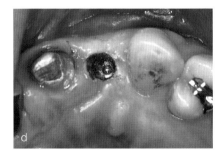

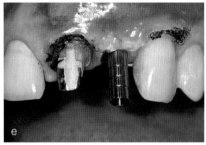

图6-23d，e 再过2个月后，用二氧化碳激光行局限性环切。

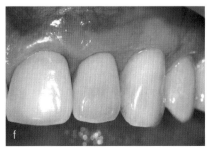

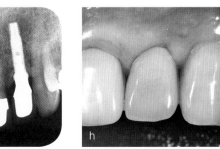

图6-23f，g 最终修复体安戴入时的侧面照和根尖片。

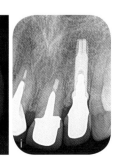

图6-23h，i 10年后。

环切术合并软组织整塑技术的病例（图6-24）

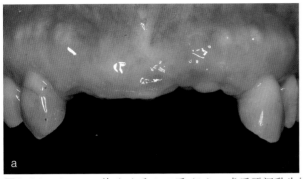
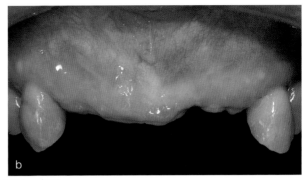

图6-24a，b　GBR前（a）和GBR后（b）。术后牙间乳头的顶点在同一水平。

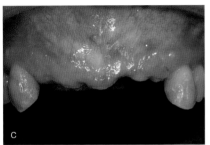
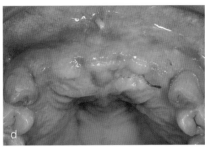
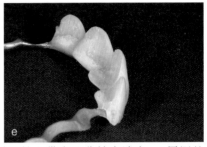

图6-24c～e　采用组织整塑技术，调整软组织形态[34]。反复调整，使得多个受压缺血带在几分钟内消失。1周调整1～1.5mm。

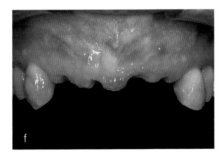
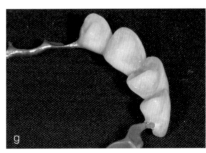

图6-24f，g　1周时。

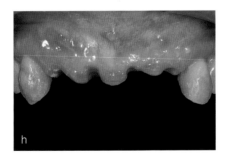
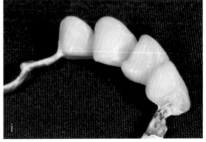

图6-24h，i　2周时。

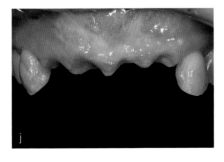
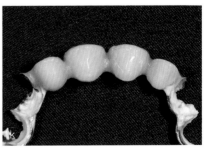

图6-24j，k　4周时。

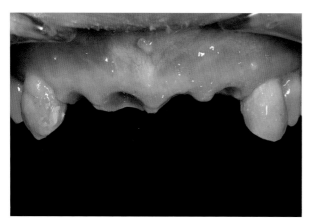

图6-24l　2个月时。

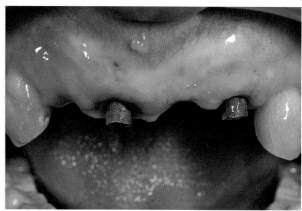

图6-24m　桥体塑形至覆盖螺丝附近时，改用种植体支持的临时修复体。

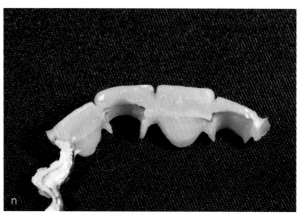

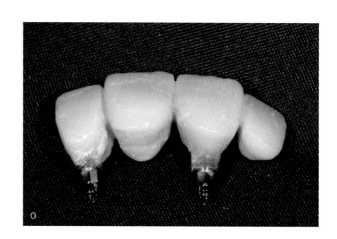

图6-24n，o　参考桥修复体，调整黏膜下形态。

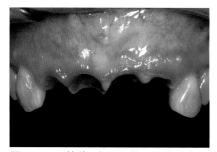

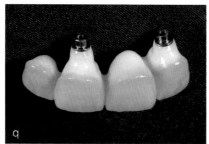

图6-24p　等待4个月的软组织成熟期。使用该项技术，能减少基台的装卸次数。

图6-24q，r　通过CAD/CAM技术将临时修复体的形态复制，制作氧化锆烤瓷的正式修复体。

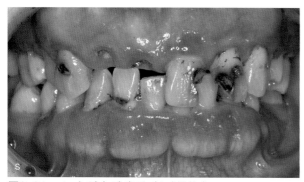

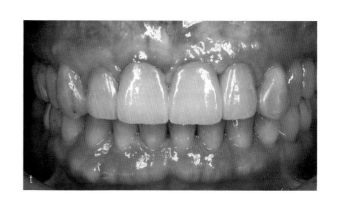

图6-24s，t　初诊与治疗后5年时的状态。

2. 下颌磨牙区的软组织处理

下颌角化组织本就有限。颊舌向行骨增量处理后，角化组织量可能再度减少。根向复位瓣前庭沟加深术加游离牙龈移植，是有效获得种植体周围角化组织的方法[35]。

近几年我们为了避免软组织量减少，有不少尝试。例如，在二期手术前进行游离龈移植。另外，即使是在二期手术同期移植，也应尽量保存牙槽嵴顶部的软组织，使用相对厚的移植物，在基台周围固定（病例6-17）。如果剩存的角化组织宽度达3mm以上，且嵴顶上软组织厚度达2mm

以上，则尽可能地保存软组织的量，利用根向复位瓣增加前庭沟深度（病例6-18）。

种植一期时，如果发现嵴顶软组织厚度小于2mm，即使采用平台转移种植体等方式减少骨改建，接上基台后也有可能会发生骨吸收，这一点在前文已有阐述。尤其是使用短种植体时，这种影响会更大。所以，如果是使用短种植体，软组织厚度不足2mm，应该考虑通过结缔组织增加嵴顶上软组织厚度（病例6-19）。

病例6-17　二期手术时移植游离龈的病例（图6-25）

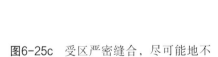
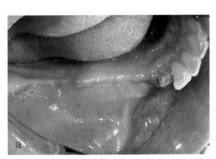
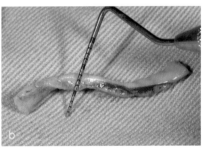

图6-25a　43岁，女性。GBR后，角化组织减少。
图6-25b　获取较厚的游离龈移植物。

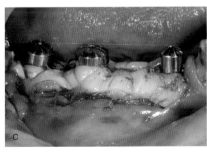
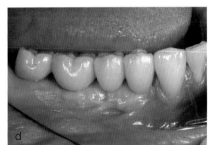

图6-25c　受区严密缝合，尽可能地不留开放的创面。
图6-25d　尽管47处移植的角化组织明显丧失，但是46-44处形成了角化组织。

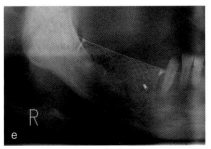
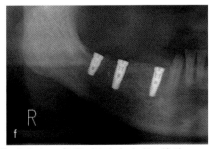
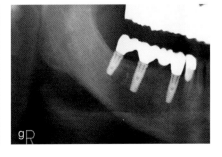

图6-25e~g　GBR术后（e）、植入种植体时（f）、负重2年时（g）的X线片。

病例6-18 根向复位瓣加深前庭沟（图6-26）

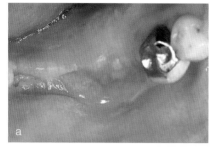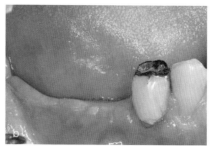

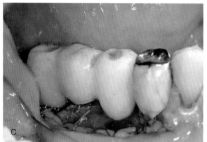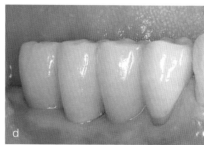

图6-26a，b 67岁，男性。准备做二期手术前的状态。曾在一期手术时行水平向GBR，虽然角化组织已向舌侧移位，但嵴顶上组织厚度超过3mm。因为采用了"端端相接"的对位缝合，因此角化组织的高度充足。

图6-26c 将3mm的角化组织均分到颊侧和舌侧。颊侧大约1.5mm的角化组织向种植体位置的根方移动，并缝合固定。

图6-26d 最终修复体戴入时的状态，角化黏膜虽然有少许回复原状的趋势，但仍然存在。

病例6-19 结缔组织移植增大软组织的病例（图6-27）

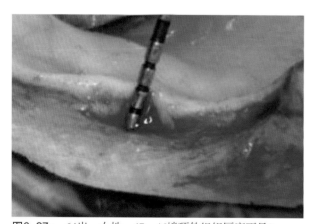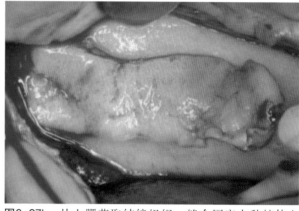

图6-27a 64岁，女性。47、46嵴顶软组织厚度不足2mm。

图6-27b 从上腭获取结缔组织，缝合固定在种植体上方。

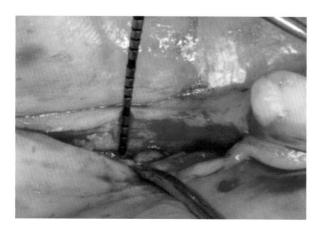

图6-27c 3个月后，做二期手术，发现软组织厚度增至3mm以上。

3. 上颌磨牙区的软组织处理

上颌腭侧常有足够厚度的角化组织，这些组织可以带蒂移动至种植体的颊侧，以达到增加软组织量的目的。笔者在上一版书中展示了侧向转位瓣术，但是这种近远中向的转位瓣在很多场合是不适用的。另外，很多文章中虽提到根向侧向转位瓣，但也有以基台作为固定源，将角化组织往冠方移动的情况。以下我们讨论的是龈瓣的颊侧复位瓣术。

此处的问题是，基台间或者基台与邻牙间产生的开放性创面应如何应对？下面是笔者能想到的几种方法。

· 开放创面，等待二期愈合。

· 使用胶原材料保护创面。

· 腭侧瓣向冠方移动。

· 从颊侧制取带蒂瓣（Palacci技术）。

· 从腭侧制取带蒂瓣（病例6-20）。

· 结缔组织移植（嵌入性移植）。

对于牙间的开放性创面，我们应根据特定病例的骨和软组织状态，决定如何处理。如果牙槽嵴顶曾经做过骨增量术，应尽可能地保护创面，以防再生出来的骨出现吸收。特别是做过骨块移植的地方，如果开放创面，会有愈合不良的风险。

Tinti描述了在桥体位置采用腭侧滑行瓣的手段[36]。如果腭侧瓣够厚，这也是有效的方法。

病例6-20 腭侧滑行瓣术的病例（图6-28）

图6-28a，b 在15处种植，15-14行水平及垂直GBR。术前与GBR术后15个月的状态。

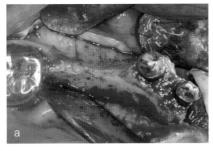
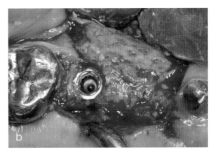
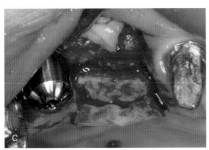
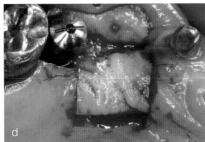
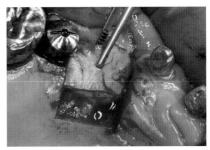

图6-28c，d 从牙槽嵴顶开始双层分离腭侧瓣。腭侧表面做减张切口，深度要大于牙槽嵴顶的切口，且向冠方延伸。

图6-28e 腭侧瓣能冠向移动。

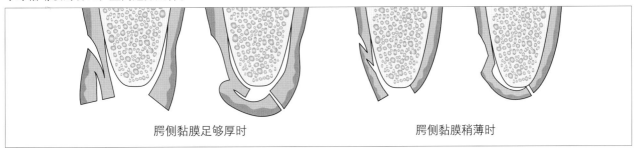

腭侧黏膜足够厚时　　　　　腭侧黏膜稍薄时

图6-28f 腭侧滑行瓣术。

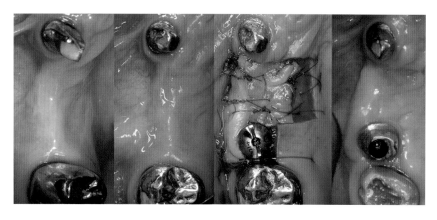

图6-28g　从左到右分别是，GBR前，GBR后二期手术前，二期手术2个月后。

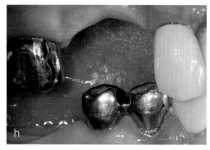
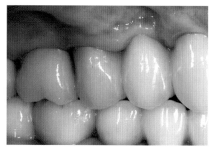

图6-28h，i　初诊时和术后。

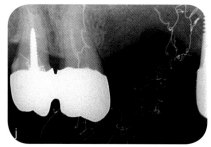
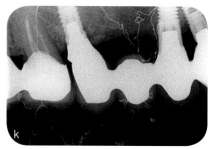

图6-28j，k　初诊时和术后的根尖片。

　　Tinti等提倡的为了获得种植体间龈乳头的缝合方法，其本质是将腭侧组织推向颊侧与冠方，根据邻间开放创面的大小，选择同等尺寸的结缔组织移植物来覆盖[37]。根据作者的描述，术中翻全厚瓣，所以应该是有暴露骨面。Palacci[38]也提到从转向颊侧的瓣上，制备带蒂瓣，并将其固定在邻面的方法。该方法需要种植体位置与瓣向颊侧的移动量相对一致，否则带蒂瓣与种植体间的空间大小不符。这类方法只适用于膜龈联合向冠方移动较小、且角化组织充足的病例。

　　我们曾采用半厚瓣的方式，在种植体间形成开放性创面，将腭侧带蒂瓣覆盖种植体间创面，与单纯开放创面愈合相比较。术后3周，所有创面都实现上皮化，尽管6周时还观察到残留组织凹陷，但3~4个月时就能完全恢复，根据临床经验，最终两种处理方法带来的创面愈合几乎没有差异。然而，采用带蒂瓣覆盖创面，可实现早期愈合（病例6-21：术者为马场精医生，在鹿儿岛开业）。

　　应根据骨与软组织状态，来选择邻面开放创面的应对策略。如果瓣的厚度不足时，应在基台颊侧移植结缔组织（病例6-12）。上颌磨牙区处理上的考虑可能相对简单些，因为此处牙列较直，对美观要求较低，龈乳头高度也比较低，牙槽嵴较宽，移植软组织的受植床较大。

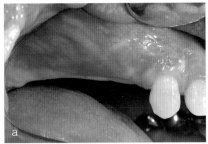
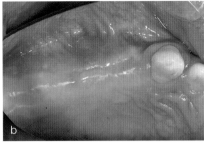
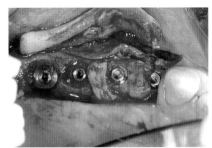

图6-29a，b　57岁，男性。GBR术中做减张切口，瓣冠向移位，膜龈联合移位。

图6-29c　15与14间、16与15间从腭侧制带蒂结缔组织瓣，覆盖在邻间组织上，起保护作用。

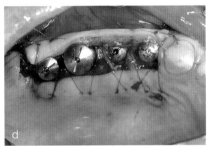
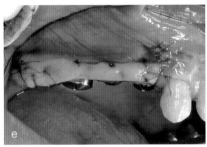
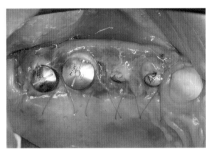

图6-29d，e　向基台方向牵拉软组织瓣。17与16间形成开放创面。

图6-29f　术后1周，带蒂瓣移植部位愈合得更快。

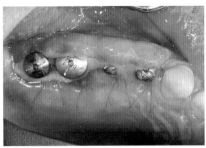
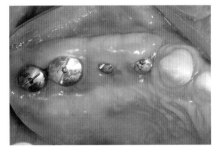
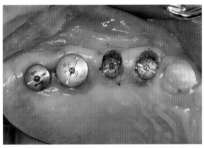

图6-29g　术后2周，只有17与16之间存在软组织凹陷。

图6-29h　术后3周，移植部位实现上皮化。

图6-29i　术后6周，17与16间仍有软组织凹陷。

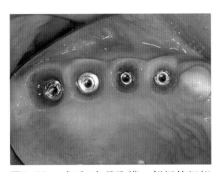
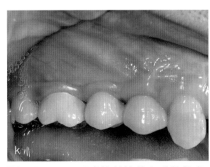
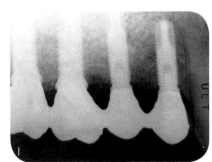

图6-29j　术后4个月取模，邻间软组织形态已没有差异。

图6-29k，l　正式修复体戴入后的状态。

4. 上颌前牙区的软组织处理

这一部位的软组织处理上有很多难点。例如，腭侧虽然有角化组织，但是移动到唇侧后，因为此处牙列呈弓形，近远中径不足。另外，上前牙龈乳头要达到的高度比磨牙区更高，为了不影响美观，为实现移动龈瓣的目的所采用的切口受限颇多。此外，治疗效果更容易被患者或他人注意到并加以评论，所以治疗标准更高。

在美学区应如何选择应对策略呢？以下列举需要考量的几个因素（**病例6-22～病例6-24**）。

病例6-22 翻瓣技术1：膜龈联合位移较小的情况（图6-30）

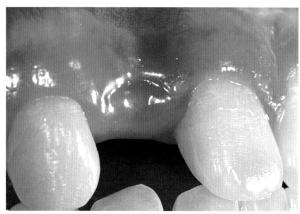

图6-30a 初诊时，12先天缺失，牙槽嵴宽度不足。

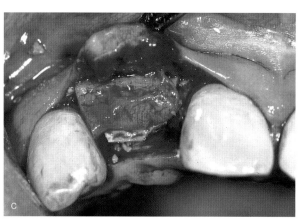

图6-30c，d 翻瓣后，将移植物缝合固定在牙槽嵴顶至唇侧的位置。

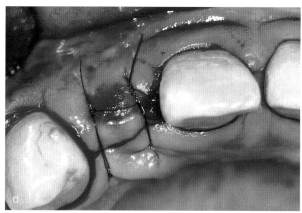

图6-30b 二次手术前的状态。因为GBR的量较小，膜龈联合位移几乎看不出来。

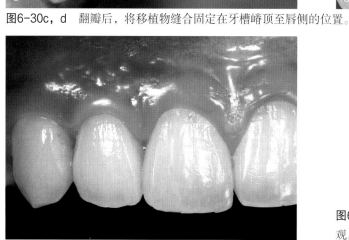

图6-30e 治疗结束后的正面照。软组织的形态与色泽美观。

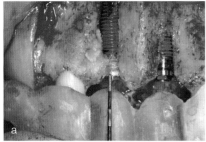

图6-31a，b　唇侧进行充分的骨增量。

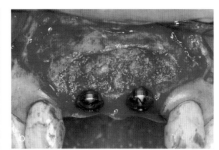

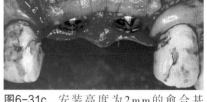

图6-31c　安装高度为2mm的愈合基台，唇侧结缔组织与骨膜缝合在一起，固定好。

图6-31d　瓣向冠方移动，完全关闭创面，但是随之而来的是角化组织不足。

图6-31e　从牙槽嵴顶处开始翻半厚瓣，将角化组织推向根方，并缝合固定。

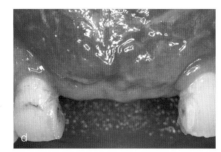

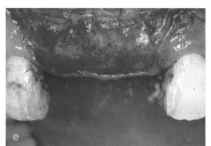

图6-31f　2个月后，获得了足够的角化组织，外观尚能接受，形态也得到改善。

图6-31g　通过局限性环切技术，连接愈合基台。

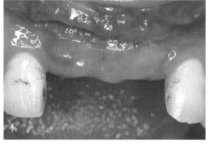

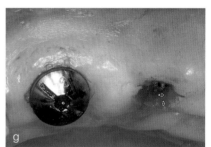

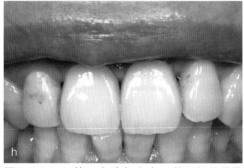

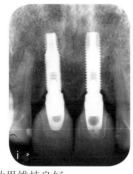

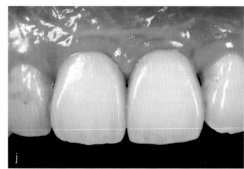

图6-31h~j　第二次手术后6年。软组织的美学效果维持良好。

1　选择处置方式的要点

（1）评估膜龈联合线

应使用外科导板评估软组织的形态与膜龈联合线。如果有膜龈联合移位，应根据缺损部位的大小，使用颊侧复位瓣术或嵌入性移植术，将腭侧的角化组织移至唇侧。

如果膜龈联合线位移较小，根据缺损大小，使用卷瓣技术、翻瓣术，或者带蒂结缔组织移植术，将必要大小的结缔组织移植到创面处。创面可以完全封闭，也可以根据需要不完全封闭。这样可以防止膜龈联合线进一步移位，同时改善种植体周围软组织形态（病例6-3、病例6-6、病例6-10、病例6-22、病例6-26）。

病例6-24 切牙乳头在嵌入性移植中的应用（图6-32）

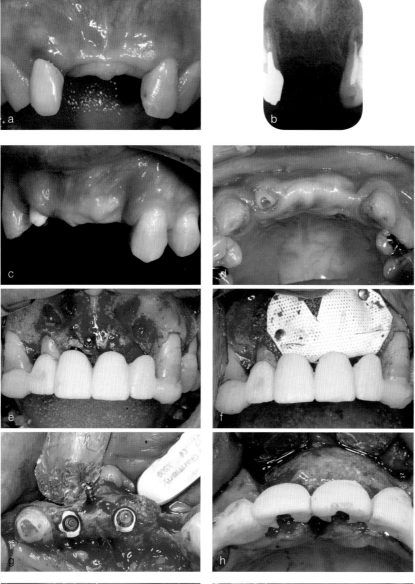

图6-32a，b　43岁，男性。计划行双侧4颗上切牙的种植修复。

图6-32c～h　行GBR，实现垂直向和水平向骨量增加。

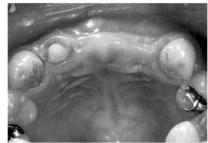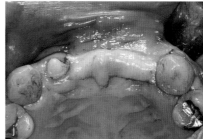

图6-32i　GBR后的咬合面照。有骨的地方形态良好，但是牙槽嵴顶角化组织不足。如果切牙乳头能向唇侧移位，可以充当牙间乳头的外形。

图6-32j　设计保留切牙乳头的切口。

前文提到，如果组织缺损较大，即使骨增量成功，其体积的增加也需靠黏膜的伸展实现。受植骨手术的影响，膜龈联合移位，其位移程度取决于骨增加量（**病例6-1**、**病例6-2**）。为了不让前牙区美观受损，应当恢复角化组织，常用的方法是将腭侧的组织向唇侧移动，或者牙槽嵴顶附近的组织向根方移动（**病例6-23**）。

还有一项被认可的替代方法是，在美学区只移植条带状的游离角化组织，以便在受区获得均一的角化组织[39-40]。

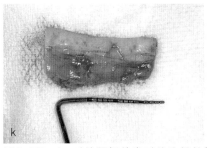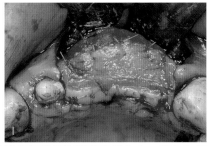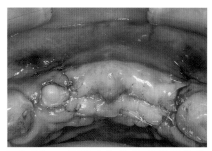

图6-32k，l　对从腭侧前磨牙处取得的结缔组织移植物适当修剪上皮，使之与切牙乳头相吻合，固定在受植床上。

图6-32m　切牙乳头放置到理想的位置，缝合固定。

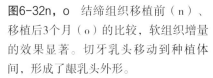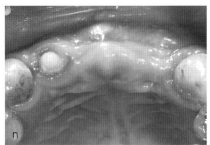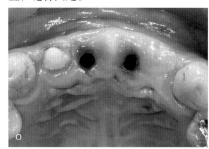

图6-32n，o　结缔组织移植前（n）、移植后3个月（o）的比较，软组织增量的效果显著。切牙乳头移动到种植体间，形成了龈乳头外形。

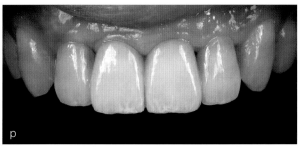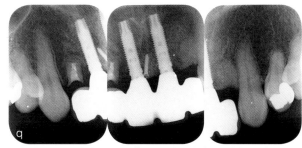

图6-32p，q　结缔组织移植术后2年、治疗结束后1年的正面照和根尖片。切牙乳头在种植体间形成了类似龈乳头的效果。

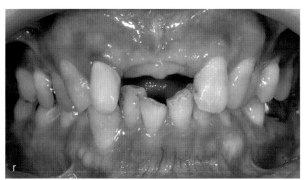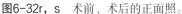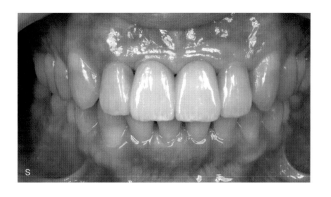

图6-32r，s　术前、术后的正面照。

（2）钛网、膜的残存

去除术区不可吸收的材料时，必要时应做垂直切口。垂直切口有个好处，就是可以利用根方的骨膜，将移植物准确固定在想要固定的地方。此外，移植物与受植床高度贴合，也促进了瓣的愈合（病例6-3、病例6-4、病例6-23）。

（3）缺损的大小

能改善的程度，基本上取决于移植物的大小与质量，换言之为供区、制取方法和瓣的减张。不同的病例应搭配不同的处理方法（病例6-23、病例6-24）。

5. 结缔组织移植物制取方法的选择

近年来，学界对供区有了更深一步的认识。研究表明，妨碍移植物存活并造成其吸收的原因，主要是黏膜下层的脂肪组织与腺体组织。术者应尽可能地去除这类组织[41]。我们需选择能实现软组织增量所需的固有层的取瓣术式[42]。

腭侧组织随年龄增长有增厚的趋势，一般男性比女性厚。牙龈、牙槽黏膜薄，容易发生牙龈退缩的患者，其腭侧黏膜也会薄一些。组织厚度与质地因人而异，因部位而异。总的来说，从尖牙到第二前磨牙处较厚，第一磨牙处最薄的，到第二磨牙处再次变厚。对于所有部位来说，越靠近腭中缝处，厚度越大[43-49]（图6-33）。

上皮厚度约0.3mm，若要去净上皮钉突，则切除的深度需达0.5mm。为了不让外瓣坏死，至少要保留上皮下0.5mm以上的结缔组织。这样取瓣时需形成厚度达到1mm的外瓣。如果外瓣坏死，为了取得结缔组织，需用手术刀进行更深层的分离，可能会进一步增加患者的术后痛苦，损伤血管与神经的风险也随之变高。很多文章推荐在以前磨牙腭侧作为结缔组织移植物的供区，然而该区有较多黏膜下层组织，固有层比磨牙区更少，这一点与笔者的临床感受是一致的[50-51]。

上颌结节处的组织与腭侧的相比，胶原丰富，术后移植物尺寸变化较少，但容易形成瘢痕[52]。

总之，取法与部位不同，获得的结缔组织移植物的性质也不同。现在围绕四种制取方式，阐述笔者当前的看法。

1 腭侧前部取移植物

一直以来，我们认为这一区离血管神经远，是结缔组织移植物的首选供区。制取移植物的技术，也经前人探讨，反复改良[53-59]。但是如前所述，笔者当前认为如果想获得需要的黏膜固有层，此处不是最好的供区。取移植物时，从釉牙骨质界下2mm切开，延伸至8mm处都是安全区域[42]。

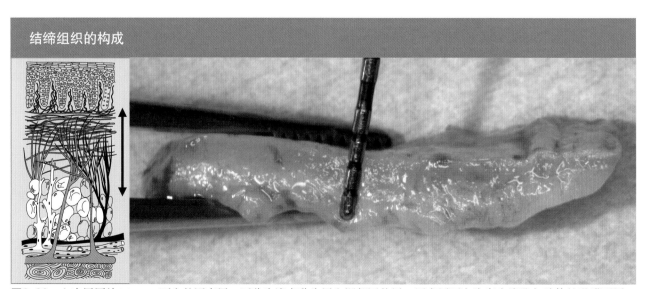

结缔组织的构成

图6-33　上皮层厚约0.3mm。下方的固有层，可分为浅表乳头层和深部网状层。固有层下方为富含脂肪与腺体的黏膜下层，以及骨膜。临床制取结缔组织移植物时，以深部网状层为主要目标。从此病例可见，磨牙区比前磨牙区有更多的深部网状层组织。

病例6-25 在结缔组织移植物供区进行上皮的复位，促进愈合（图6-34）

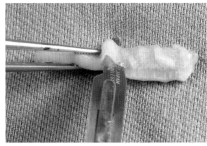
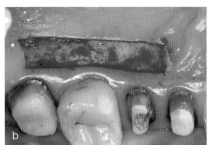

图6-34a　把游离龈移植物的上皮组织切除。在放大镜下可以实现精密操作。

图6-34b，c　移植物获取后，供区形成创面（b）。与保留外瓣的取瓣方法相比，本方法刀片切割的深度较浅。c：切除的上皮与质量良好的结缔组织移植物。

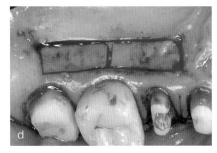
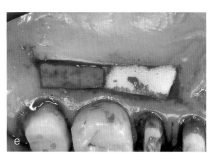

图6-34d，e　把含上皮的表层移植物放回到供区的远中半区。供区的近中半区取下的游离龈供手术使用。

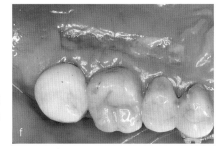
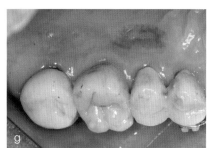

图6-34f，g　术后7天与12天后的状态。很明显，有上皮复位的部位愈合得更快。患者的痛苦也因此大为减轻。

2　腭侧后部取移植物

从提供移植所需要的目标组织的角度看，该供区具有一定优势。但是，该区可能有骨隆起，离腭大孔的血管神经较近，对于腭盖浅的患者来说，要慎重操作。因为第一磨牙处的组织最薄，应尽量使外瓣保持均一的厚度。推荐使用单侧垂直切口，可以更准确地获取移植物。

3　去上皮结缔组织移植物

此术式要点是去除游离龈移植物的上皮，对上皮下结缔组织进行修整。此法可更有效率地获得黏膜固有层，获得高质量的结缔组织移植物。使用传统的取法，有时外瓣坏死会造成患者痛苦，而本方法可避免这种情况的发生[51]。实际临床中取游离龈移植物时，可直视检查移植物内侧面的组织，调整刀的深度，尽可能地减少移植物上的腺体组织与脂肪组织，从而在黏膜下层上方将固有层完整地取出来。接着在口腔外，按0.5mm的均一厚度去除上皮（实际操作时用放大镜确定），可一次完整地完成上皮切除。根据笔者的临床经验，即使切除的上皮很薄，也可以复位到供区来促进愈合，减少患者痛苦（**病例6-25**）。

Bosco等报告的病例中，也是采用同样的方法。可以安全地取出质地好且尺寸足够的结缔组织。将上皮复位到供区后，也能促进愈合进程[60-61]。

病例6-26 采用去上皮结缔组织移植物进行组织增量（图6-35）

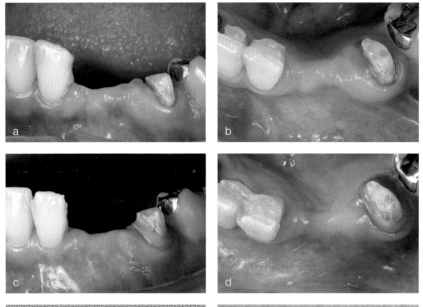

图6-35a，b　55岁，女性。33植入种植体，32-33GBR前的状态。

图6-35c，d　GBR后，虽然牙槽骨部位得到增加，但牙槽嵴顶的软组织不足。

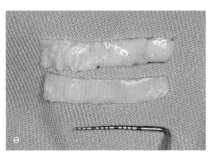
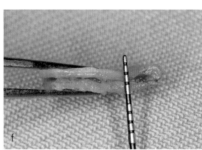
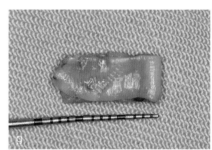

图6-35e～g　移植物的近远中长度，是受区的2倍，对折后形成厚度为2.5mm的双层优质的结缔组织移植物。

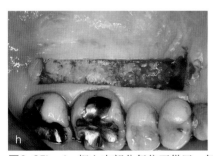
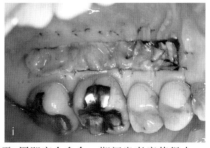
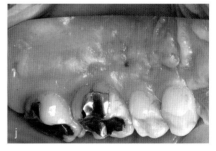

图6-35h～j　把上皮部分复位至供区，仅需2周即完全愈合。期间患者痛苦很小。

　　这种方法取得的移植物几乎都是固有层，术后吸收少，容易存活。移植物的厚度应达1～2mm。如果厚度不足，可以取得长些，折叠成2层或3层，增加移植物的厚度（病例6-26、病例6-28）。

　　面对腭盖浅、软组织薄的患者，如果想更安全地获取移植物，也可以从第二磨牙到尖牙近中这一范围取得高质量的结缔组织。即使是对于采用传统取移植物的方法来说比较困难的病例，采用这一方法也能取得良好的效果。但是，Karring等指出，结缔组织移植后，如果受区软组织瓣发生坏死，受区表面会呈现供区上皮的特征，这可能会引发美观问题[62-63]。

　　Ouhayoun等在一项研究中将人的腭侧游离龈组织分离成含有上皮的表层组织与深层组织，分别固定在去除上皮的受植床内，比较角化组织形成的效果。发现越靠近上皮的固有层，角化诱导能力越强[64]。

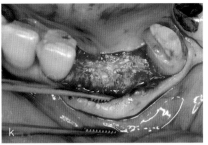
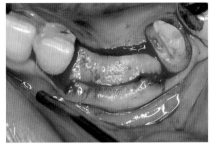
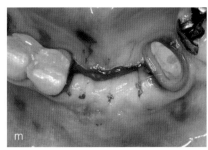

图6-35k～m 不做垂直切口，形成口袋瓣，移植物固定于牙槽嵴顶至唇侧的范围。受区软组织瓣没有完全关闭。

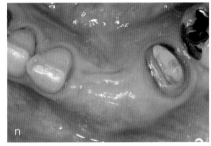
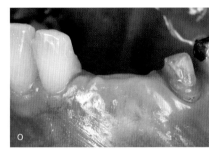

图6-35n，o 3个月后的状态。

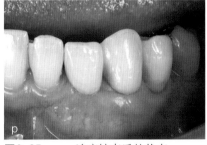
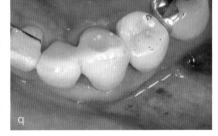
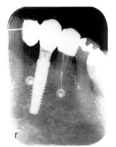

图6-35p～r 治疗结束后的状态。

在实际临床中我们有这样的经验，按传统方法取腭侧结缔组织移植物，受区也可能有组织增生的倾向。Harris的研究发现，腭侧取得的结缔组织移植物有21.1%～100%是由固有层构成的，平均为65.2%。在临床上，进行去上皮处理的移植物中，80%是有上皮残留的。即使移植物几乎都是取自黏膜下层的组织，也有可能残留上皮组织[49]。

在进行根面覆盖术时，如果有结缔组织移植物暴露的话，原外侧瓣的边界处可形成"沟槽"状的分界线，这样会影响最终的美学效果。从组织学上看，分界线处有上皮进入到组织内部[65]。即使通过化学方法去除上皮组织，获得结缔组织移植物，移植后外侧瓣的边界处也可见上皮突起[66]。

我们在口外修剪组织上皮时，需要慎重操作，以免上皮组织残留。受区的手术操作要精细，避免翻瓣出现意外、影响愈合。尽可能让软组织瓣覆盖移植物。如果不得不出现开放的创面，应尽量选择对美观影响不大的区域。

我们列举一下去上皮的技术要点。

很重要的一个前提是不要让组织干燥。在游离龈移植物上分离0.3～0.5mm的上皮层时，刀片应与组织面平行。那么把移植物放到什么位置上，决定了能否平行片切。如果放置移植物的培养皿对刀柄产生干扰，为了避开切割时遇到的阻碍，刀片与组织表面就会出现角度。如此，从物理角度看，就不可能均匀地把小于1mm厚的上皮层切除下来。若想要刀片与培养皿不发生冲突，应将移植物靠近培养皿的边缘放置，这样就能实行精细而平行的去上皮操作（图6-36）。

于口腔外进行去上皮操作的要点

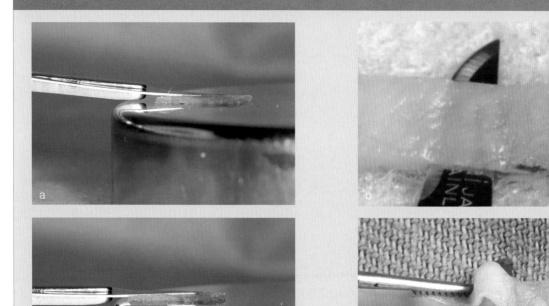

图6-36a，b　如果把移植物放在培养皿中央进行去上皮操作的话，刀柄受阻，刀片无法平行于移植物表面精细操作。从物理角度看，不可能均匀地把小于1mm厚的上皮层切除下来。

图6-36c，d　如果把移植物放在培养皿边缘进行去上皮操作的话，刀柄不受阻，可以让刀片平行于移植物表面精细操作。

4 **从上颌结节处取移植物**

　　不同的患者口腔中能获取的组织的量差异很大。如果得到的组织含致密的胶原纤维，形态的稳定性更好。但是，由于血管成分少[52]，而且厚的移植物在愈合初期，营养渗透的距离更长，所以坏死的风险更高[12,61,67-68]。要达到完全根面覆盖，瓣内覆盖的移植物的面积，与暴露在根面上的面积，应超过11∶1的比例[69]，所以笔者认为

应尽可能不暴露移植物。瓣的设计、瓣的厚度、术中是否轻巧操作、移植物与受植床是否紧密固定等都是重要因素[70-71]。临床上应根据受区形态，修整移植物的立体外形，靠骨膜缝合达到合适的固定，做到这几点，术后吸收得少，软组织增量的可预测性提高（病例6-1、病例6-3、病例6-5、病例6-12）。也有利于实现植体间的乳头重建（病例6-27、病例6-28）。

种植体间乳头重建病例1（图6-37）

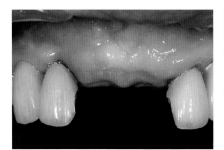

图6-37a　65岁，女性。

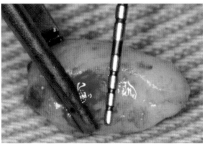

图6-37b　从上颌结节获取结缔组织，修整成适合龈乳头重建的形态。

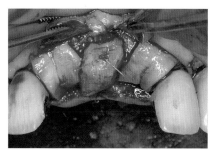

图6-37c　将从上颌结节取得的组织放置在乳头部位。

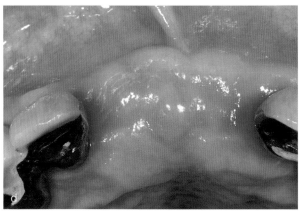

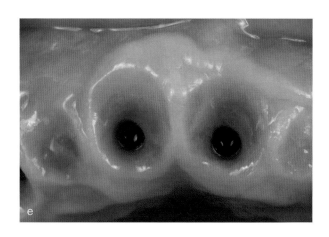

图6-37d，e　术前和软组织移植术后1年的咬合面照。

图6-37f，g　治疗结束后的侧面照。与术前比较，可见上颌结节取组织移植的效果明显。

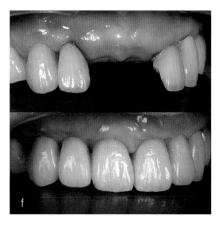

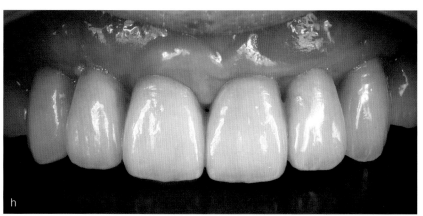

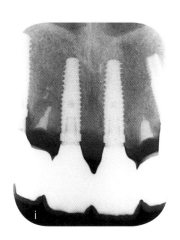

图6-37h，i　治疗后的正面照。

病例6-28 种植体间乳头重建病例2（图6-38）

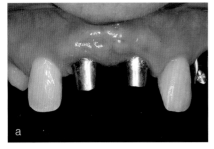
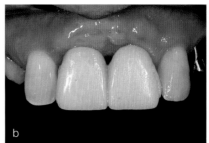
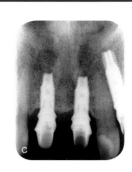
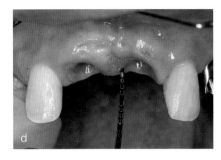

图6-38a～d　56岁，女性。戴入临时修复体6年后，种植体周围软组织退缩，产生美观问题。根尖片显示种植体间牙槽骨吸收。

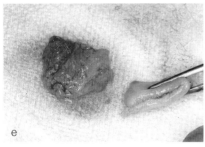
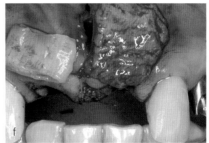
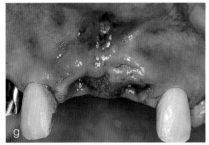
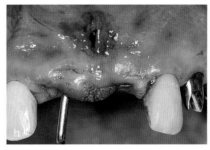
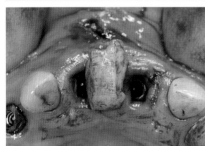
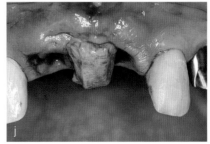
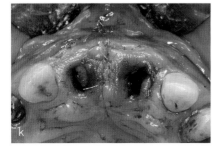
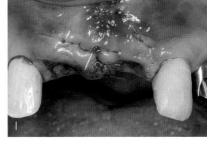

图6-38e～l　种植体间乳头正下方植入上颌结节获取的结缔组织，从双侧中切牙唇侧中央前庭沟垂直切口处植入去上皮的结缔组织移植物与上颌结节处获取的组织，试着重建种植体间乳头，从而改善牙冠形态。图6-38h示，为了让乳头处的组织无阻力地抬起，应充分地减张。

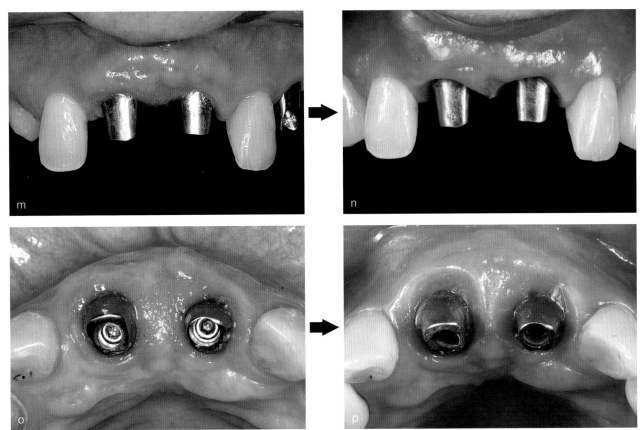

图6-38m～p　戴入临时修复体观察10个月。与术前（m，o）相比，高度与厚度都有增加，种植体周围软组织形态得到改善。

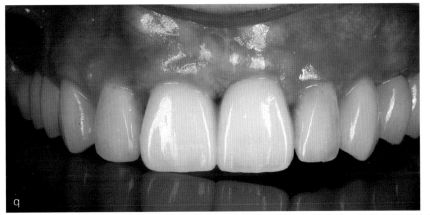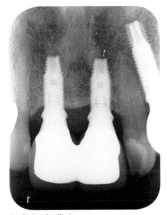

图6-38q，r　移植3年后、治疗结束后2年后的状态。虽然并不完美，但是牙冠形态得到改善，患者相当满意。

图6-38s　虽然正中龈乳头的体积只有些许增加，但对患者的微笑产生很大的影响。

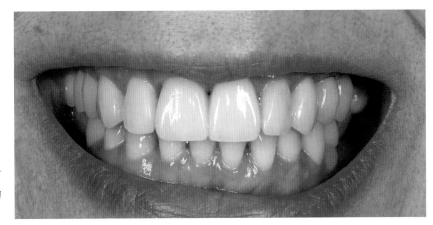

6. 总结

随着种植修复技术的不断进步，软组织处理成为了近几年关注度很高的话题。种植体周围有充足的骨量，这是长期成功的大前提，这一点仍没改变。但是实际临床中受到各种各样的条件制约，全部病例都实现理想的骨量，是很困难的。通过软组织增量术，即使术区有少量骨开裂，也能获得与骨量充足的病例相同的效果。Stefanini等发现，植入软组织水平种植体的同时行结缔组织移植，即使有轻度的骨开裂缺损，与术前相比，种植体周围组织的厚度与高度均有增加，3年后既没有骨吸收和软组织退缩，也没有炎症发生[72]。

笔者在2008年出版了上一部著作。与那个时候相比，现在笔者经手的种植病例已是数量可观，种植体周围炎、美学缺陷这类问题也随之增加。要修复这些问题，有时候软组织处理是个有效的方法。取结缔组织移植物的方法、瓣的设计都在与时俱进，评估能取得的组织的量和质，灵活使用合适的方法，这样能持续减少患者的痛苦。虽然现阶段只有短期的疗效观察，但是治疗的目的也已经达到。笔者长期观察的病例还比较少，软组织状态因病例的不同而差异颇大，在各种术式的适应证选择上，还没有明确的共识。笔者或许可以期待替代材料的发展。这也需要对自身病例的治疗效果做长期的追踪评估，试着寻找答案。

参考文献

[1] Fürhauser R, Florescu D, Benesch T, Haas R, Mailath G, Watzek G. Evaluation of soft tissue around single-tooth implant crowns:the pink esthetic score. Clin Oral Implants Res 2005;16(6):639·644.

[2] Thoma DS, Mühlemann S, Jung RE. Critical soft-tissue dimensions with dental implants and treatment concepts. Periodontol 2000 2014;66(1):106·118.

[3] Berglundh T, Lindhe J. Dimension of the periimplant mucosa. Biological width revisited. J Clin Periodontol 1996;23(10):971·973.

[4] Linkevicius T, Puisys A, Steigmann M, Vindasiute E, Linkeviciene L. Influence of Vertical Soft Tissue Thickness on Crestal Bone Changes Around Implants with Platform Switching:A Comparative Clinical Study. Clin Implant Dent Relat Res 2015;17(6):1228·1236.

[5] Puisys A, Linkevicius T. The influence of mucosal tissue thickening on crestal bone stability around bone-level implants. A prospective controlled clinical trial. Clin Oral Implants Res 2015;26(2):123·129.

[6] van Eekeren P, van Elsas P, Tahmaseb A, Wismeijer D. The influence of initial mucosal thickness on crestal bone change in similar macrogeometrical implants:a prospective randomized clinical trial. Clin Oral Implants Res 2017;28(2):214·218.

[7] Iasella JM, Greenwell H, Miller RL, Hill M, Drisko C, Bohra AA, Scheetz JP. Ridge preservation with freeze-dried bone allograft and a collagen membrane compared toextraction alone for implant site development: a clinical and histologic study in humans. J Periodontol 2003;74:990·999.

[8] Kirkland G, Greenwell H, Drisko C, Wittwer JW, Yancey J, Rebitski G. Hard tissue ridge augmentation using a resorbable membrane and a particulate graft without complete flap closure. Int J Periodontics Restorative Dent 2000;20:383·389.

[9] Vance GS, Greenwell H, Miller RL, Hill M, Johnston H, Scheetz JP. Comparison of an allograft in an experimental putty carrier and a bovine-derived xenograft used in ridge preservation:a clinical and histologic study in humans. Int J Oral Maxillofac Implants 2004;19: 491·497.

[10] Nozawa T, Enomoto H, Tsurumaki S, Ito K. Biologic height-width ratio of the buccal supra-implant mucosa. Eur J Esthet Dent 2006;1(3)208·214.

[11] Cardaropoli G, Lekholm U, Wennström JL. Tissue alterations at implant-supported single-tooth replacements:a 1 -year prospective clinical study. Clin Oral Implants Res 2006;17(2):165·171.

[12] Wennström JL. Mucogingival considerations in orthodontic treatment. Semin Orthod 1996; 2 (1):46·54.

[13] Kan JY, Rungcharassaeng K, Umezu K, Kois JC. Dimensions of peri-implant mucosa:an evaluation of maxillary anterior single implants in humans. J Periodontol 2003;74(4):557·562.

[14] Jung RE, Holderegger C, Sailer I, Khraisat A, Suter A, Hämmerle CH. The effect of all-ceramic and porcelain-fused-to-metal restorations on marginal peri-implant soft tissue color:a randomized controlled clinical trial. Int J Periodontics Restorative Dent 2008;28(4):357·365.

[15] Jung RE, Sailer I, Hämmerle CH, Attin T, Schmidlin P. In vitro color changes of soft tissues caused by restorative materials. Int J Periodontics Restorative Dent 2007;27(3):251·257.

[16] Wiesner G, Esposito M, Worthington H, Schlee M. Connective tissue grafts for thickening peri-implant tissues at implant placement. One-year results from an explanatory split-mouth randomised controlled clinical trial. Eur J Oral Implantol 2010; 3 (1):27·35.

[17] Thoma DS, Mühlemann S, Jung RE. Critical soft-tissue dimensions with dental implants and treatment concepts. Periodontol 2000 2014;66(1):106·118.

[18] Thoma DS, Buranawat B, Hämmerle CH, Held U, Jung RE. Efficacy of soft tissue augmentation around dental implants and in partially edentulous areas:a systematic review. J Clin Periodontol 2014;41 Suppl 15:S77·91.

[19] Cairo F, Pagliaro U, Nieri M. Soft tissue management at implant sites. J Clin Periodontol 2008;35(8 Suppl):163·167.

[20] Esposito M, Grusovin MG, Maghaireh H, Coulthard P, Worthington HV. Interventions for replacing missing teeth:management of soft tissues for dental implants. Cochrane Database Syst Rev 2007 Jul 18;(3):CD006697.

[21] Wennström JL, Derks J. Is there a need for keratinized mucosa around implants to maintain health and tissue stability? Clin Oral Implants Res 2012 Oct;23 Suppl 6 :136·146.

[22] Adibrad M, Shahabuei M, Sahabi M. Significance of the width of keratinized mucosa on the health status of the supporting tissue around implants supporting overdentures. J Oral Implantol 2009;35(5):232·237.

[23] Bengazi F, Wennström JL, Lekholm U. Recession of the soft tissue margin at oral implants. A 2 -year longitudinal prospective study. Clin Oral Implants Res 1996; 7 (4):303·310.

[24] Greenstein G, Cavallaro J. The clinical significance of keratinized gingiva around dental implants. Compend Contin Educ Dent 2011;32(8):24·31;quiz 32, 34.

[25] Seibert JS. Reconstruction of deformed, partially edentulous ridges, using full thickness onlay grafts. Part I. Technique and wound healing. Compend Contin Educ Dent 1983; 4 (5):437·453.

[26] Meltzer JA. Edentulous area tissue graft correction of an esthetic defect. A case report. J Periodontol 1979;50(6):320·322.

[27] Seibert JS. Soft tissue grafts in periodontics. In:Robinson PJ, Guernsey LH (eds). Clinical Transplantation in Dental Specialities. St Louis:Mosby, 1980;107·145.

[28] Seibert JS, Louis JV. Soft tissue ridge augmentation utilizing a combination onlay-interpositional graft procedure:a case report. Int J Periodontics Restorative Dent 1996;16(4):310·321.

[29] Zadeh HH. Minimally invasive treatment of maxillary anterior gingival recession defects by vestibular incision subperiosteal tunnel access and platelet-derived growth factor BB. Int J Periodontics Restorative Dent 2011;31(6):653·660.

[30] Nemcovsky CE, Artzi Z, Moses O. Rotated split palatal flap for soft tissue primary coverage over extraction sites with immediate implant placement. Description of the surgical procedure and clinical results. J Periodontol 1999;70(8):926·934.

[31] Khoury F, Happe A. The palatal subepithelial connective tissue flap method for soft tissue management to cover maxillary defects:a clinical report. Int J Oral Maxillofac Implants 2000;15(3):415·418.

[32] Nemcovsky CE, Moses O. Rotated palatal flap. A surgical approach to increase keratinized tissue width in maxillary implant uncovering:technique and clinical evaluation. Int J Periodontics Restorative Dent 2002;22(6):607·612.

[33] Akcalı A, Schneider D, Ünlü F, Bıcakcı N, Köse T, Hämmerle CH. Soft tissue augmentation of ridge defects in the maxillary anterior area using two different methods:a randomized controlled clinical trial. Clin Oral Implants Res 2015;26(6):688·695.

[34] Vela X, Méndez V, Rodríguez X, Segalà M, Gil JA. Soft tissue remodeling technique as a non-invasive alternative to second implant surgery. Eur J Esthet Dent 2012; 7 (1):36·47.

[35] Thoma DS, Benić GI, Zwahlen M, Hämmerle CH, Jung RE. A systematic review assessing soft tissue augmentation techniques. Clin Oral Implants Res 2009 Sep;20 Suppl 4 :146·65.

[36] Tinti C, Parma-Benfenati S. Coronally positioned palatal sliding flap. Int J Periodontics Restorative Dent 1995;15(3):298·310.

[37] Tinti C, Benfenati SP. The ramp mattress suture:a new suturing technique combined with a surgical procedure to obtain papillae between implants in the buccal area. Int J Periodontics Restorative Dent 2002;22(1):63·69.

[38] Palacci P, Ericsson I(编), 村上斎(訳). インプラント審美歯科. 軟組織と硬組織のマネージメント. 東京:クインテッセンス出版, 2002.

[39] Urban IA, Lozada JL, Nagy K, Sanz M. Treatment of severe mucogingival defects with a combination of strip gingival grafts and a xenogeneic collagen matrix:a prospective case series study. Int J Periodontics Restorative Dent 2015;35(3):345·353.

[40] Urban IA, Monje A, Wang HL. Vertical Ridge Augmentation and Soft Tissue Reconstruction of the Anterior Atrophic Maxillae:A Case Series. Int J Periodontics Restorative Dent 2015;35(5):613·623.

[41] Sullivan HC, Atkins JH. Free autogenous gingival grafts. 3. Utilization of grafts in the treatment of gingival recession. Periodontics 1968; 6 (4):152·160.

[42] Zuhr O, Bäumer D, Hürzeler M. The addition of soft tissue replacement grafts in plastic periodontal and implant surgery:critical elements in design and execution.J Clin Periodontol 2014;41 Suppl 15:S123·142.

[43] Wara-aswapati N, Pitiphat W, Chandrapho N, Rattanayatikul C, Karimbux N. Thickness of palatal masticatory mucosa associated with age. J Periodontol 2001;72(10):1407·1412.

[44] Studer SP, Allen EP, Rees TC, Kouba A. The thickness of masticatory mucosa in the human hard palate and tuberosity as potential donor sites for ridge augmentation procedures. J Periodontol 1997;68(2):145·151.

[45] Stipetić J, Hrala Z, Celebić A. Thickness of masticatory mucosa in the human hard palate and tuberosity dependent on gender and body mass index. Coll Antropol 2005 Jun;29(1):243·237.

[46] Song JE, Um YJ, Kim CS, Choi SH, Cho KS, Kim CK, Chai JK, Jung UW. Thickness of posterior palatal masticatory mucosa:the use of computerized tomography. J Periodontol 2008;79(3):406·412.

[47] Anuradha BR, Shankar BS, John B, Prasad KA, Gopinadh A, Devi KN. Assessment of palatal masticatory mucosa:a cross-sectional study. J Contemp Dent Pract 2013;14(3):536·543.

[48] Müller HP, Eger T. Masticatory mucosa and periodontal phenotype:a review. Int J Periodontics Restorative Dent 2002;22(2):172·183.

[49] Harris RJ. Histologic evaluation of connective tissue grafts in humans. Int J Periodontics Restorative Dent 2003;23(6):575·583.

[50] Zucchelli G. Mucogingival Esthetic Surgery. Chicago;Quintessence Pub,2013.

[51] Zucchelli G, Mele M, Stefanini M, Mazzotti C, Marzadori M, Montebugnoli L, de Sanctis M. Patient morbidity and root coverage outcome after subepithelial connective tissue and de-epithelialized grafts:a comparative randomized-controlled clinical trial. J Clin Periodontol 2010;37(8):728·738.

[52] Dellavia C, Ricci G, Pettinari L, Allievi C, Grizzi F, Gagliano N. Human palatal and tuberosity mucosa as donor sites for ridge augmentation. Int J Periodontics Restorative Dent 2014;34(2):179·186.

[53] Edel A. Clinical evaluation of free connective tissue grafts used to increase the width of keratinised gingiva. J Clin Periodontol 1974; 1 (4):185·196.

[54] Langer B, Calagna L. The subepithelial connective tissue graft. J Prosthet Dent 1980;44(4):363·367.

[55] Langer B, Calagna LJ. The subepithelial connective tissue graft. A new approach to the enhancement of anterior cosmetics. Int J Periodontics Restorative Dent 1982; 2 (2):22·33.

[56] Langer B, Langer L. Subepithelial connective tissue graft technique for root coverage. J Periodontol 1985;56(12):715·720.

[57] Raetzke PB. Covering localized areas of root exposure employing the "envelope" technique. J Periodontol 1985;56(7):397·402.

[58] Harris RJ. A comparison of two techniques for obtaining a connective tissue graft from the palate. Int J Periodontics Restorative Dent 1997;17(3):260·271.

[59] Hürzeler MB, Weng D. A single-incision technique to harvest subepithelial connective tissue grafts from the palate. Int J Periodontics Restorative Dent 1999;19(3):279·287.

[60] Bosco AF, Bosco JM. An alternative technique to the harvesting of a connective tissue graft from a thin palate:enhanced wound healing. Int J Periodontics Restorative Dent 2007;27(2):133·139.

[61] Bosco AF MF, Pereira SLS. Areas doadoras de enxerto gengival live submetidas a diferentes formas de prote. Rev Assoc Paul Chir Dento 1998;52:285·290.

[62] Karring T, Lang NP, Löe H. The role of gingival connective tissue in determining epithelial differentiation. J Periodontal Res 1975;10(1): 1 ·11.

[63] Karring T, Ostergaard E, Löe H. Conservation of tissue specificity after heterotopic transplantation of gingiva and alveolar mucosa. J Periodontal Res 1971; 6 (4):282·293.

[64] Ouhayoun JP, Sawaf MH, Gofflaux JC, Etienne D, Forest N. Re-epithelialization of a palatal connective tissue graft transplanted in a non-keratinized alveolar mucosa:a histological and biochemical study in humans. J Periodontal Res 1988;23(2):127·133.

[65] Bouchard P, Malet J, Borghetti A. Decision-making in aesthetics: root coverage revisited. Periodontol 2000 2001;27:97·120.

[66] Ouhayoun JP, Khattab R, Serfaty R, Feghaly-Assaly M, Sawaf MH. Chemically separated connective tissue grafts: clinical application and histological evaluation. J Periodontol 1993 ;64(8):734·738.

[67] Borghetti A, Gardella JP. Thick gingival autograft for the coverage of gingival recession:a clinical evaluation. Int J Periodontics Restorative Dent 1990;10(3):216·229.

[68] Miller PD Jr. Root coverage using the free soft tissue autograft following citric acid application. III. A successful and predictable procedure in areas of deep-wide recession. Int J Periodontics Restorative Dent 1985; 5 (2):14·37.

[69] Yotnuengnit P, Promsudthi A, Teparat T, Laohapand P, Yuwaprecha W. Relative connective tissue graft size affects root coverage treatment outcome in the envelope procedure. J Periodontol 2004;75(6):886·892.

[70] Burkhardt R, Lang NP. Coverage of localized gingival recessions:comparison of micro- and macrosurgical techniques. J Clin Periodontol 2005;32(3):287·293.

[71] Pini-Prato GP, Cairo F, Nieri M, Franceschi D, Rotundo R, Cortellini P. Coronally advanced flap versus connective tissue graft in the treatment of multiple gingival recessions:a split-mouth study with a 5 -year follow-up. J Clin Periodontol 2010;37(7):644·650.

[72] Stefanini M, Felice P, Mazzotti C, Marzadori M, Gherlone EF, Zucchelli G. Transmucosal Implant Placement with Submarginal Connective Tissue Graft in Area of Shallow Buccal Bone Dehiscence:A Three-Year Follow-Up Case Series. Int J Periodontics Restorative Dent 2016;36(5):621·630.

第7章

种植-正畸联合治疗

Combination between Implant Therapy and Orthodontic Treatment

正畸治疗的目的是改善不良的咬合关系。天然牙移动,牙槽骨、软组织位置也可能发生变化。种植修复时,正畸方法不仅可以调整缺牙区的间隙,还可以通过非手术的手段,调整骨组织和软组织。

本章将展开讨论种植与正畸的联合治疗,总结种植修复医生和正畸医生合作时必要的知识,供读者参考。

1. 前言

出现牙列缺损之前，或者种植治疗开始之前，余留牙可能已"内忧外患"。单靠种植治疗，难为上策。即使只有单颗牙缺失，若置之不理，由于周围牙齿移动，引发各式各样的问题。如果缺牙范围扩大，情况愈加复杂。

如果牙列不齐原来是牙列缺损的促进因素，考虑到种植术后，无法改变种植体的位置，为了让治疗结果保持长期稳定，应该在种植之前或之后，对位置异常的天然牙进行矫治。这样的病例并不少见（病例7-1）。

本章节将讨论如何有效地联合种植与正畸治疗。

病例7-1 年轻时曾行种植修复，随着颌骨生长，种植修复体出现低咬合的病例（图7-1）

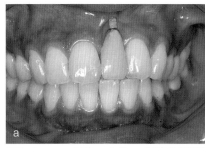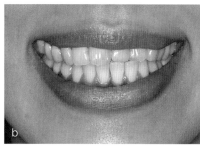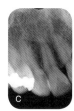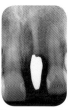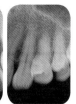

图7-1a~c 34岁，女性。主诉牙齿美观不佳就诊。在外院治疗过的种植修复体出现黏膜退缩，美观受损。推测可能是因为年轻时植入的种植体与颌骨发育不同步，引起种植修复体出现低咬合。

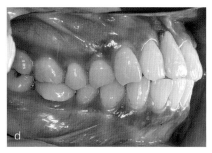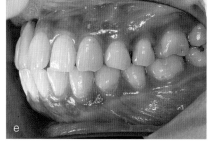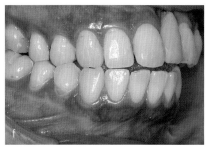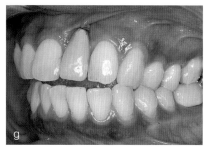

图7-1d~g 虽然磨牙区可以紧密咬合，但Spee曲线的曲度较大。前牙为切对切关系，无法形成良好的前导。

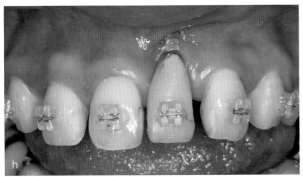
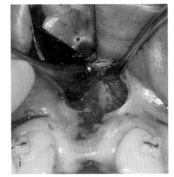
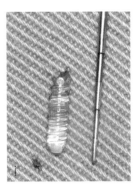

图7-1h～j　上下颌前磨牙减数后，开始正畸。正畸前期启用21作为支抗，正畸中期拔除21。

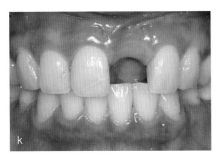
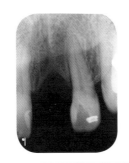
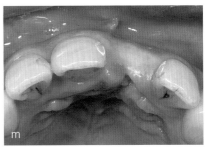

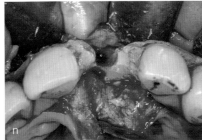
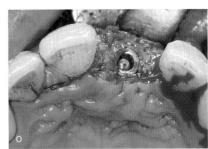

图7-1k～o　正畸结束后植入种植体。前牙向舌侧收拢，切牙孔相对地向前方移动。GBR后在合适的位置植入种植体。

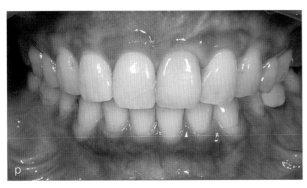
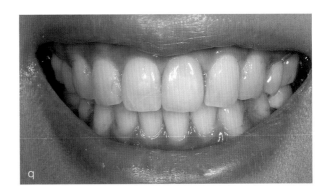

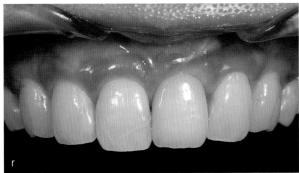
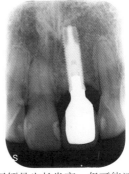

图7-1p～s　治疗结束后恢复了牙齿的美观与功能。虽然患者已超过35岁，今后因颌骨生长发育，仍可能还会带来变化，对此要谨慎地追踪观察[1]。这种前磨牙需要拔除的病例，应考虑将自体牙移植作为备选方案。

2. 种植–正畸联合治疗

1 **联合治疗的优点**

种植–正畸联合治疗，有以下优点：

· 间隙管理。

· 提供支抗。

· 咬合支持、前导与交互保护（通过种植和正畸重建咬合，确定前导与垂直向止点）。

· 创造种植位点（正畸牵引，牙齿向缺牙区移动）。

改善余留牙的三维位置，调整种植位点的三维空间，是正畸的根本目的。如果缺少支抗，可

以在合适的位置植入种植体，并以此做支抗[2-6]。

与天然牙支抗不同，种植体作为支抗是稳定不动的，一些使用天然牙做支抗进行正畸移动较为困难的病例，使用种植体支抗却可能完成[10]（病例7-2）。

结果是上下前牙实现咬合关系的协调、恢复了前导，在磨牙区无论是天然牙还是种植体，都能形成良好的垂直止点，达成相互保护、稳定咬合关系（病例7-3）。

正畸时牙齿移动，牙槽骨与软组织的形态也发生变化。所以正畸可以用于种植位点的组织塑

病例7-2 46种植体做支抗，将45-44压低的病例（图7-2）

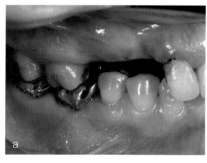
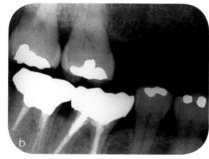

图7-2a，b 术前状态。

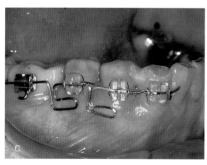
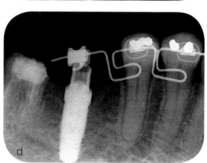

图7-2c，d 局部正畸开始（2015年8月25日），由菅野友太郎医生参与正畸治疗的部分。

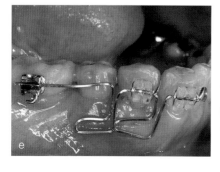
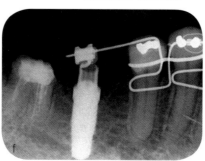

图7-2e，f 局部正畸结束（2016年1月7日）。

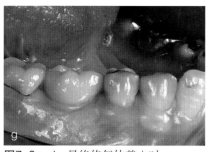
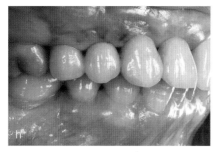
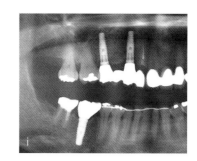

图7-2g～i　最终修复体戴入时。

病例7-3 种植-正畸联合治疗、达成交互保护的病例（图7-3）

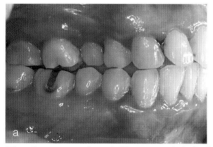
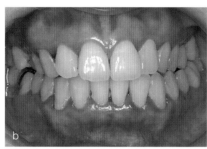
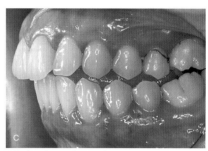

图7-3a～c　47岁，女性。以"咬合紊乱"为主诉就诊。乍一看，牙列似乎没有严重错乱。侧面看，患者习惯性闭口位时，磨牙以外的牙齿没有咬合。侧方多牙有磨耗面。

图7-3d　术前曲面断层片见后牙有进展性骨吸收，两侧髁突疑似吸收。因前导缺失，可见磨牙遭受破坏。

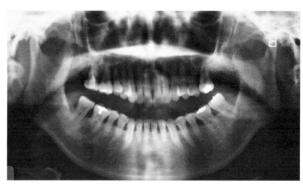

形。其中，最有实用价值的是正畸牵引术，它可以让一些病例的治疗时间缩短，手术创伤降低[7-8]（参考第3章，病例3-7）。

　　为了发挥种植-正畸联合治疗的优点，我们需面对以下的问题：

　　·正畸、种植处理的时机。

　　·种植位置的确定。

2　处理时机

　　正畸与种植都需要很长的治疗时间，这是一个共同的难点。要让患者接受这两方面的治疗，要把治疗的作用、可能发生的问题、优缺点告知患者，通过展示典型病例来获得患者的理解。

　　种植修复过程包括拔牙、种植位点塑形、植入种植体、软组织处理、连接基台、临时修复、最终修复等多个步骤，还包括余留牙的处置，时机选择很重要。这些要素不但左右了治疗过程，也影响着治疗的效果[9]。加入正畸治疗的时机考虑就变得更为重要。

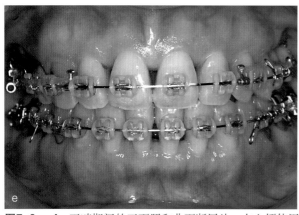
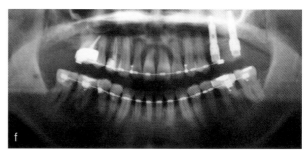

图7-3e，f　正畸期间的正面照和曲面断层片。右上颌使用正畸的种植支抗钉，左上颌用种植牙做支抗。

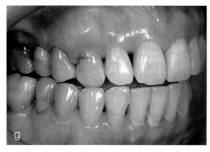
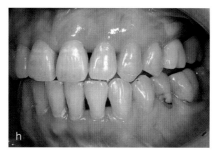

图7-3g，h　以树脂直接粘接修复恢复尖牙形态，调整引导。

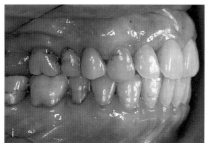
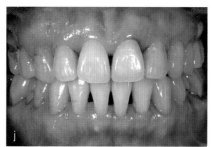
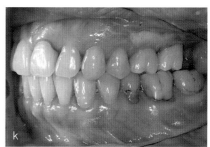

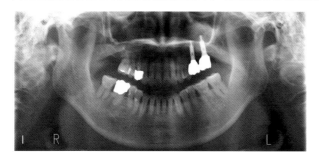

图7-3i～l　治疗结束5年，牙列向侧方扩宽，恢复了合适的覆盖。经过一段时间后，颌位稳定，开闭口运动加快。侧面照，正畸完成时右侧尖牙和磨牙为Ⅰ类关系，左侧尖牙为Ⅰ类，磨牙为Ⅱ类关系。牙列整体咬合接触良好，恢复了尖牙保护殆。

3　**正畸与种植治疗的时机**

正畸与种植治疗的时机，分为以下几类：

①正畸后种植（Ortho Implant, OI）。

②种植且临时修复后再正畸（Implant Ortho, IO）。

③正畸与种植同期进行（combination）。

（1）正畸后种植（OI）

最简单的联合方法是，先做正畸治疗、为种植修复创造出合适的空间后，再进入种植修复阶段。修复阶段完成才是治疗的终点。虽然两阶段的联合治疗时间很长，但是种植阶段变得简单，治疗的准确度也会提升。有些病例（使用分组支抗的病例）不需要依赖种植体做支抗，但适用于

病例7-4 正畸结束后种植的病例：OI（参照第5章、第6章）（图7-4）

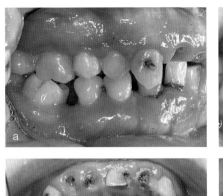
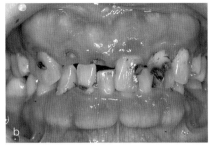
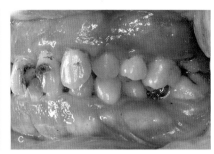
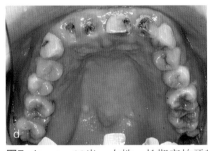
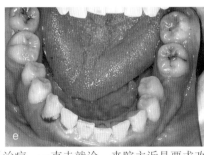
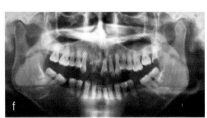

图7-4a～e　38岁，女性。长期害怕牙科治疗，一直未就诊。来院主诉是要求改善美观。上下颌牙弓形态相当不协调。侧面照36与46缺失，47、48与37、38均向近中倾斜，16、26下垂。下颌的Spee曲线幅度较大，前牙呈深覆𬌗。正畸计划是拔除26、28，利用这一间隙调整咬合平面，最终关闭间隙。下颌双侧缺失的第一磨牙的空间，可被余留牙的组牙相互支抗所利用，获得合适的咬合关系。正畸治疗可用相互支抗的方式，不需要使用种植支抗，便可以达到显著的治疗效果。

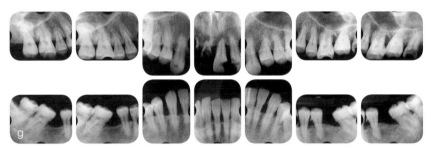

图7-4f，g　初诊时的根尖片。全口中重度骨吸收。特别是上颌切牙和26重度且呈持续破坏。

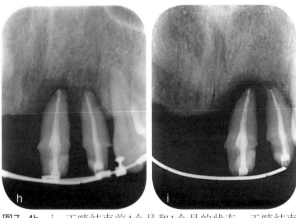
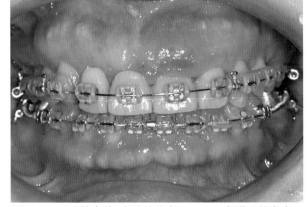

图7-4h，i　正畸结束前4个月和1个月的状态。正畸结束前骨吸收逐渐加重。

图7-4j　正畸结束前1个月的状态。21、22有明显的炎症。

正畸治疗（病例7-4）。

（2）种植并临时修复后正畸（IO）

　　有些情况下，用相互支抗的正畸方法是很困难的。如需要把磨牙压低或者推磨牙向远中的病例，正畸支抗不足的病例，以及磨牙区垂直向的支持丧失的情况，如果没有种植体的帮助，很难对余留牙进行正畸治疗。IO的治疗时间更长，而

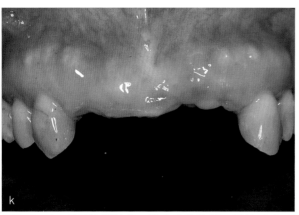
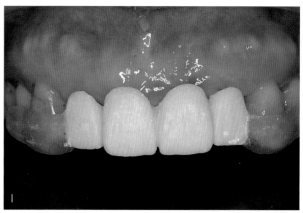

图7-4k，l　正畸阶段结束，进入种植阶段。通过正畸，缺牙区的三维空间得到调整。以美学分析为基准，确定牙冠的形态。

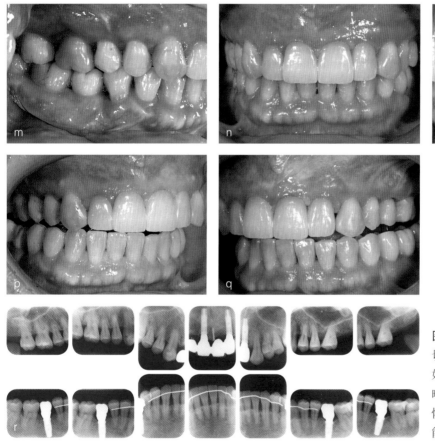

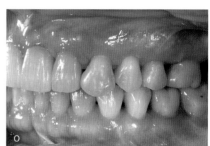

图7-4m～r　治疗结束后。缺失的上颌切牙通过种植修复，恢复美观，取得良好的覆盖关系。本病例的重点是通过正畸治疗把控缺牙间隙。从左右侧面看，恢复了稳定的咬合。尖牙关系也合适，能实现尖牙引导。

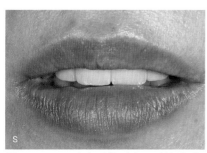
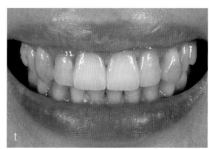
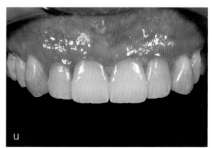

图7-4s～u　治疗后前牙和口唇的关系。外观相当自然，美观恢复良好。正畸治疗起到不可或缺的作用。

病例7-5 种植和临时修复优先的病例（IO）（图7-5）

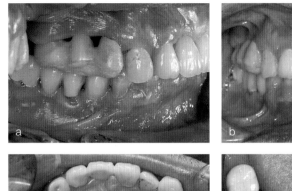
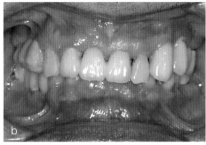
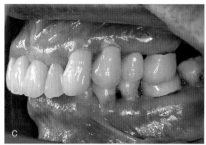

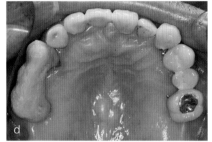
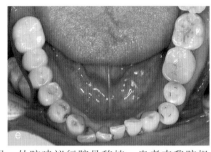

图7-5a～e　56岁，男性。出现咀嚼障碍。外院建议行髂骨移植，患者来我院想寻求其他相对微创的治疗手段。临床检查显示，深覆𬌗，两侧为Ⅱ类关系。前牙与磨牙处的牙槽骨水平存在很大的落差。咬合面照，上下前牙的位置也有问题，推测前导功能丧失，导致磨牙负担过大。

图7-5f　初诊时的曲面断层片。磨牙区牙周支持组织持续破坏，面临后牙咬合崩溃的状态。

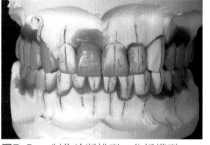
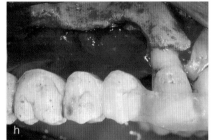
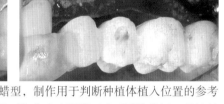

图7-5g　制作诊断蜡型、分析模型。

图7-5h，i　利用基于正畸目标的诊断蜡型，制作用于判断种植体植入位置的参考导板。治疗的重点在于，正畸医生应尽可能准确地预测正畸后牙齿位置，种植外科医生尽力在正确的位置植入种植体，必要时还需借助手术导板（参考第8章）。

且要更慎重地确定种植体的位置。此类病例的口颌功能紊乱会持续加重，如果不借助正畸手段，治疗寸步难移，此情形绝非少数（病例7-5）。

（3）正畸与种植同时进行

有的病例需要在种植临时修复前，做一定程度的正畸。出于提高治疗效率的考虑，理想的治疗计划应该是，在前期治疗后即进入正畸阶段，同时推进种植相关的拔牙、位点处理等步骤。

在种植体植入、等待局部治疗恢复期间，可进行一定程度的正畸，以缩短整体治疗时间。完成一定程度的正畸治疗后，种植体植入位置的预测会更准确。所以这一计划的前提是余留牙有充足的相互支抗。如果相互支抗不够，需酌情使用正畸种植支抗钉来实现（病例7-3）。

后文将讲述，如果余留牙向远离种植位点的方向移动时，可以用个别种植体做支抗。正畸阶段创造足够的种植空间后，再植入其余的种植体

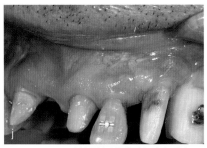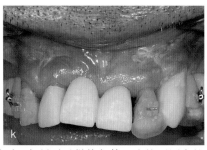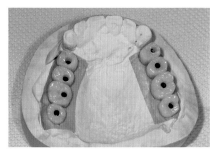

图7-5j，k 对曾做冠修复的牙齿进行正畸时，如果需重做修复体，应按照原本的牙体长轴制作临时修复体，也需要参考正畸诊断蜡型上的牙冠大小。

图7-5l 种植体支持的正畸用的临时修复体需要长期行使功能，需要参考正畸诊断蜡型，制作的临时修复体强度要够。

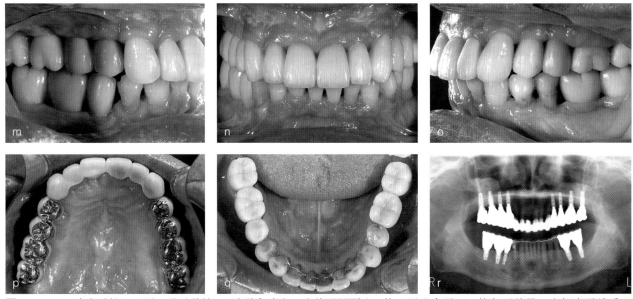

图7-5m~r 治疗后的正面照。通过种植–正畸联合治疗，改善了深覆𬌗，修正了咬合平面，恢复了前导。右侧尖牙关系理想，但是左侧尖牙关系仍为Ⅱ类关系。由于14、15植入的是平台直径5mm的种植体，23想再往远中移动较为困难。从咬合面观察，上下牙弓协调。上颌前牙做永久固定。

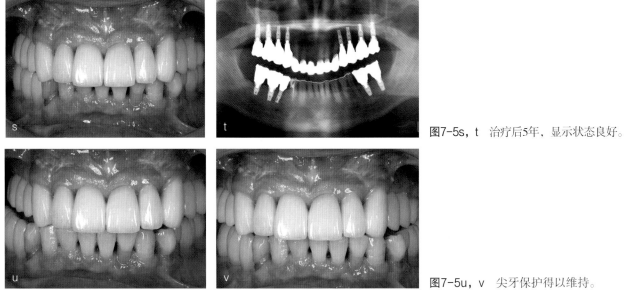

图7-5s，t 治疗后5年，显示状态良好。

图7-5u，v 尖牙保护得以维持。

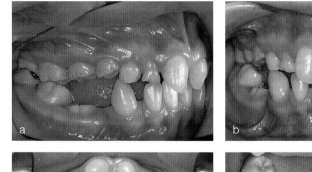
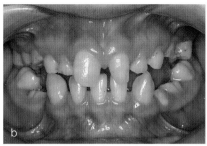
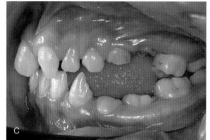

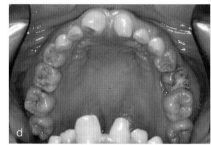
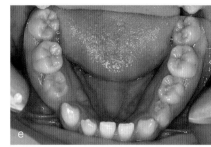
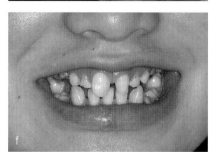

图7-6a~f 19岁，女性。由外院转诊而来。15–12、22–25、45–44、42、34–35共有13颗恒牙先天缺失。两侧上中切牙与下尖牙为过小牙。前牙散在间隙，上下牙咬合关系不协调。侧方牙列呈现低位咬合。笑线高，前牙软组织线对美观的影响很大。

图7-6g，h 恒前牙虽为过小牙，但是牙根形态完整。没有继发恒牙的滞留乳牙已发生骨粘连。

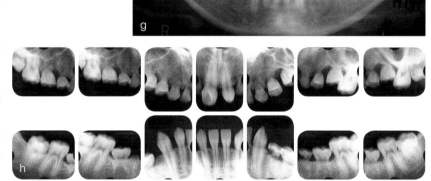

（病例7-6，右下颌）。

　　根据病例特点与正畸医生喜好，可能会优先使用正畸支抗钉，延缓种植体植入时间，这样可以更准确地把握种植位置。

　　把握合适的时机安排各项治疗，需评估支抗来源、咬合支持、种植体位置和余留牙移动的方向与距离（预测未来牙齿位置上，有不同的难易度）以及种植位点的条件等。再次强调，处置的时机很关键。要用患者能听懂的方式向其说明现状，告知患者解决复杂问题是需要时间的，但是如果处理得当的话，可以获得更好的结果。通过治疗实例给患者说明，希望得到患者的理解和配合，这才是重要的。

4 决定种植体位置

　　种植与正畸同时进行时，最大的难点是预测种植体的位置、并且将其适当地植入这个位置。在治疗设计阶段，应当在适当的颌位上排牙，制

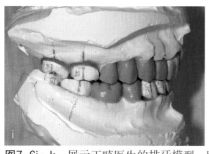 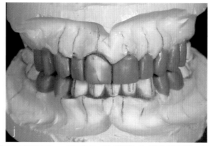 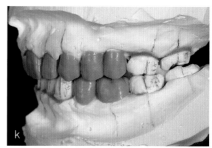

图7-6i~k　展示正畸医生的排牙模型。磨牙不移动，前牙向舌侧移动关闭间隙。下颌为3颗切牙。前牙的位置由头影测量分析决定。

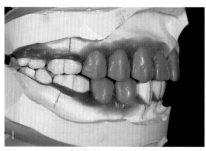 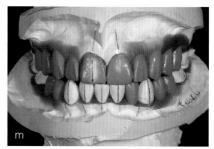 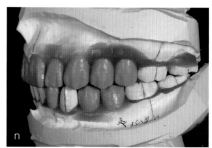

图7-6l~n　负责种植外科与修复的医生制作排牙模型。设计磨牙的远中、近中移动。下前牙向前倾，创造出32的间隙。前牙的位置要通过临床观察，实际测量出唇齿关系来决定。

作出正畸排牙模型，在其上制作包括种植体在内的修复诊断蜡型[11]。

为了能恰当地排牙，制作蜡型，模型制作要满足以下条件：

- 取模时涵盖解剖学的标记点，并保存在模型上（以此把握缺牙区牙齿该排在什么位置）。解剖标记点包括：翼上颌切迹（hamular notch）、上唇系带、龈颊沟、舌系带、磨牙后三角。
- 牙长轴的重现（使用重现后的牙体长轴进行冠修复）。

正畸排牙的位置应落在牙实际能移动的范围内，否则将毫无意义。

以下是正畸医生做设计时需考虑的问题，由正畸医生喜田贤司（静冈县开业）解说。

*　　　*　　　*

正畸医生排牙前会考虑现有的牙齿是否能排齐。也就是说诊断牙弓长度差异（arch length discrepancy，ALD），同时做头影测量分析，考虑如何利用牙列空间。如果前牙轻度拥挤，可通过扩弓或者牙片切实现排齐。特别是下颌，将Spee曲线消除后，前牙压低同时外展（flare out）。如果拥挤度小，便可以在不拔牙的情况下排齐。如果上下牙弓长度相差很大的话，应考虑拔牙正畸。如果缺牙区包括前磨牙或第一磨牙，可以利用这些空间。对于单牙缺失的情况，有不少病例可以通过正畸关闭间隙，从而避免了种植治疗。根据实际情况，尖牙缺失时可考虑用第一前磨牙来替代。

接着，要考虑磨牙与尖牙的位置。一般来说，正畸医生会囿于相互支抗的概念，想办法不让磨牙移动，但如果要移动的话，都会最大限度地防止磨牙向近中移动。磨牙向远中移动是正畸医生最难的课题。多年以来，正畸医生有许多尝试推磨牙向远中的想法，但是由于力学机制上的困难而尽量避免采用。近年使用支抗钉，或者联合种植修复后，支抗的概念发生了变化。以种植体作为支抗，可以设计将磨牙向远中移动（实际上为3~4mm）和压低。

尖牙在维持美观和功能上都扮演重要角色。任何一种牙列缺损模式（前牙游离端、后牙游离端、中间缺失，以及不同牙列缺损形式的混合）的病例，都应该努力恢复尖牙的引导，所以要考虑咬合关系，尽可能正确地分析尖牙应

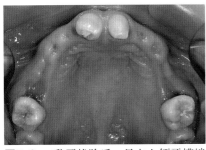

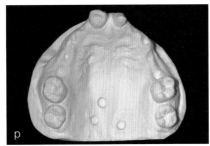

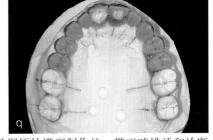

图7-6o　乳牙拔除后，见左上颌牙槽嵴狭窄。

图7-6p，q　有标记点的原始模型，以及据原始模型制作的，带正畸排牙和诊断蜡型的模型。

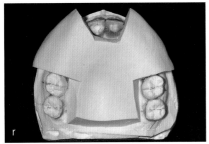

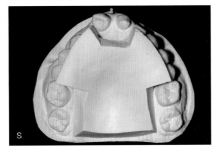

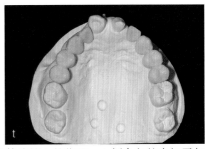

图7-6r～t　用硅橡胶将种植体上部的构造设计，转移到原始模型。这样就知道种植体该植入的位置。上颌余留的中切牙与种植体过近。

图7-6u　右下区前牙向远离种植体位点的方向移动，由于44位置设计成前磨牙大小，所以正畸前很难植入种植体。45处计划修复成磨牙形态，46几乎不移动，所以45处可以安全植入种植体。

图7-6v　口内戴入诊断用导板。

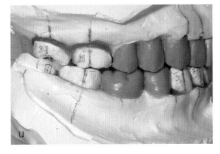

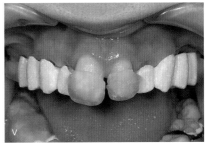

该在的位置。

一般来说，困难的正畸移动如下所示。

以正畸专用的支抗钉或者种植体作为支抗源的时候，实现①和②可能不算困难。其余情形下，正畸医生会尽量避免以下操作：

①磨牙向远中移动。

②磨牙过度压低。

③仅在单侧缩小牙列。

④将牙移动到牙槽骨外（尤其是扩大双侧尖牙的间距）。

⑤过度的唇舌向倾斜（为了修正颌间关系）。

*　　　*　　　*

综上所述，治疗团队成员各自在模型上完成排牙和蜡型制作后，还要相互检查。笔者的任务是牙周治疗与种植手术。修复医生与正畸医生各自提出不同的设计，相互比较。正畸医生先做了排牙，修复医生在此基础上做蜡型。当两者出现差异时，就需要组内讨论改变的理由，最后制订出更容易实现的治疗方案（图7-6i～n）。

制作好治疗计划的模型，明确种植位置后，工作的重点在于将计划的种植位置转移到现实的口内。简单地说，就是以口腔实际模型作基础，制作模型基底以及刻画标记点。翻制该模型，在上面模拟实施治疗计划。设定2个以上的基准点，根据距离测量，计算出种植体植入的位置。用硅橡胶印模材取得带基底部和标记点的印模，将种植位置与牙冠形态显示在原始口腔模型中[11-12]（图7-6p～t）。

实际临床上，牙齿不一定完全按计划移动，所以需要在治疗期间再次评估，对计划做修正。我们必须事先做好调整计划的准备。这种多牙连续缺失的病例，在哪个位置植入种植体，或者设

正畸与种植设计

- 较小的牙尽可能设计为桥体。
- 美学区尽量采用桥体。
- 余留牙近远中设计为桥体。
- 用小直径种植体以及平台转移种植体。

图7-6w 联合正畸治疗时，应考虑以上几点制订种植计划。

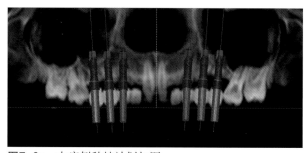

图7-6x 本病例种植计划如图。

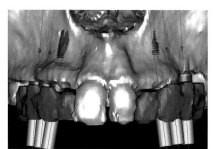

图7-6y 对骨水平进行评估。临床使用模板的牙颈缘线表示。

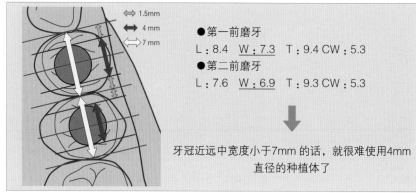

●第一前磨牙
L：8.4　W：7.3　T：9.4 CW：5.3

●第二前磨牙
L：7.6　W：6.9　T：9.3 CW：5.3

牙冠近远中宽度小于7mm的话，就很难使用4mm直径的种植体了

图7-7 假定前磨牙的近远中径是7mm，必须植入2颗直径4mm的种植体时，几乎不允许有任何偏差。

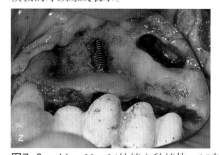
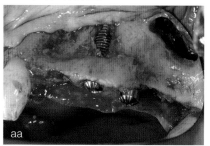
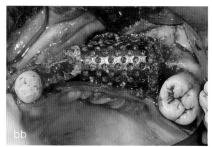

图7-6z～bb 23、24处植入种植体。25有三维骨量缺损，行上颌窦提升术和GBR增加骨量。用导板确定种植位点。

置桥体，植入的时机是什么，都是我们该考虑的。确定天然牙和种植体间距时，应明确以下的点：

①种植体植入与桥体的使用

如果考虑获得美学效果，前牙区尽可能采用桥体。如果是牙宽度较小的牙，对种植体位置的把握要更加严格。如果优先考虑正畸移动的不确定因素，以及美观效果的话，在连续多牙缺失的病例，若条件允许，应在缺牙区的近中处采用桥体，即使将来出现间隙也容易进行调整（图7-6w～y）。当然如果能确定牙的位置，局部条件良好，在最近中的位置植入种植体也是可行的。

②正畸移动牙齿的方向和种植体植入的时机

如果要移动余留牙，为种植体提供植入的空间时，需要将余留牙向远离种植位点的方向移动，想要在牙齿移到理想位置之前精准植入种植体是非常困难的。特别是近远中径在7mm以下的牙位（如前磨牙、下颌前牙、上颌侧切牙）即使间隙正常，采用4mm直径的种植体，想要与邻牙保持1.5mm的最小距离也是极限（图7-7），假如原本的间隙更为狭窄，不经过正畸而直接种植更是不可行的（图7-6kk～nn）。如果用种植体为余留牙提供正畸支抗，则种植体多数情况下会植入在磨牙区，此时少许的位置偏离也是可以

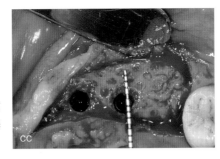
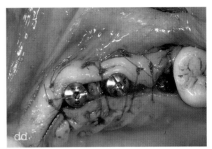

图7-6cc，dd 6个月后，牙槽嵴骨增量效果显著，23、24处种植体连接愈合基台。

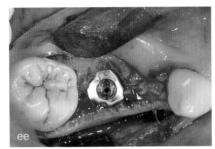
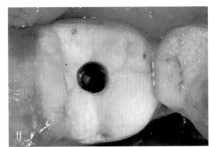

图7-6ee，ff 右下区仅在45处植入种植体。

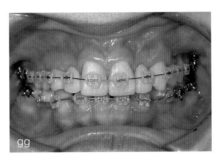
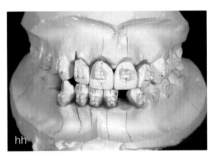

图7-6gg 以15-13、23-24、34-35、45-44处的种植并作为支抗开始正畸。过小牙暂时用直接粘接修复方法临时恢复牙冠外形。

图7-6hh 正畸开始9个月后，更改前牙区的治疗设计，32处开辟间隙，相应地22处设置桥体，这是更有效的方法。

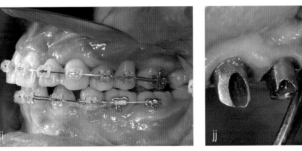
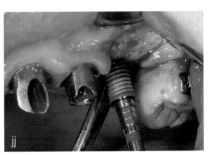

图7-6ii，jj 以23、24处的种植体作为支抗，改善26的倾斜后，在25处植入种植体。

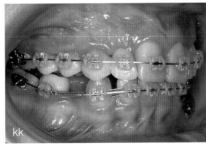
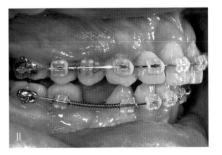

图7-6kk 目前状况下，44处无法植入种植体。

图7-6ll 以45处种植体作为支抗，通过正畸为44的种植创造间隙。

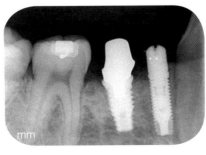
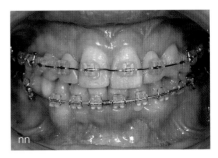

图7-6mm 在44处植入种植体。

图7-6nn 正畸结束前的正面照，正畸花费的时间约为3年。

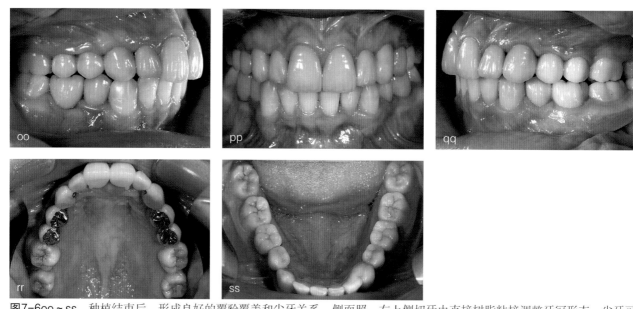

图7-6oo～ss 种植结束后，形成良好的覆𬌗覆盖和尖牙关系。侧面照，右上侧切牙由直接树脂粘接调整牙冠形态。尖牙可以发挥引导作用。如果以种植体做支抗，积极地将上颌磨牙向远中移动，下颌磨牙向近中移动的话，就能形成Ⅰ类关系。由于需要改变上颌中切牙的腭侧形态，所以做全瓷冠修复。32缺失处，以33单端桥修复。本病例结合正畸、种植、直接粘接修复等，获得美观与功能上均为满意的结果。

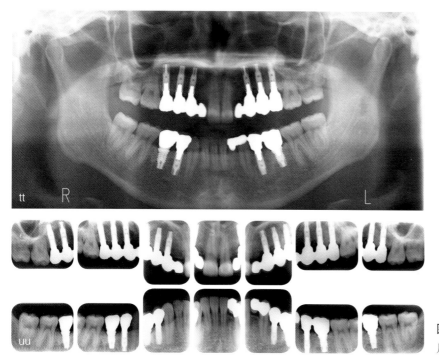

图7-6tt，uu 治疗结束时的曲面断层片与根尖片。

接受的。但是，若在侧方牙列靠近中处种植，出于牙冠宽度与美观的原因，允许偏离的范围就很小，包括正畸医生在内的治疗组成员应有充分的认知。尽可能地预测正确的位置，对正畸创造出来的空间进行评估后，再决定种植体的位置。在一些连续多牙缺失的种植修复病例，必须先用个别种植体做支抗，正畸调整空间，再分阶段地植入其余的种植体（图7-6u，图7-6kk～mm）。

简要总结病例[6]。患者，19岁，女性，部分牙先天缺失。希望种植修复，经介绍来我院治疗。双侧上颌侧切牙至第二前磨牙，双侧下颌前磨牙以及左下侧切牙等共计13颗牙缺失。

颌骨检查显示，下颌略后缩，将上颌前牙稍微向远中移动，可以加深前牙覆𬌗。只要磨牙

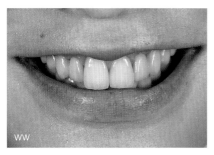

图7-6vv，ww　初诊时和治疗后的微笑照比较。

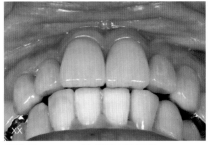

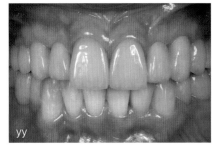

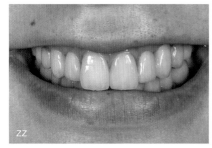

图7-6xx～zz　治疗后2年复查。

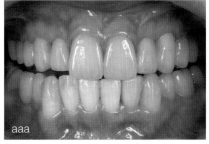

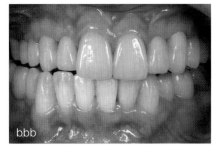

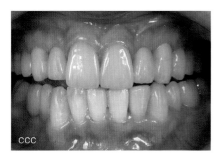

图7-6aaa～ccc　前导已建立。

的位置关系不做大改动，侧方牙列通过修复的方式与种植体建立咬合，治疗便可以在较短时间完成。做排牙模型，确定种植体植入位置，以种植体做支抗，完成正畸。44、25是在正畸调整空间后，才植入种植体的。

使用种植体作为支抗，让正畸的自由度更大。下颌向前方移动，因为下颌只有三切牙，32缺失空间创造出来后，用单端桥修复。如果更积极地移动磨牙，可以形成更好的咬合关系。因为治疗期间患者就业与搬家带来不便，实际的治疗花费了7年之久，但对于处于成长期的患者来说，其好处是有助于降低了颌骨发育变化带来的风险[13]。

整体上看，本病例成功地管理了牙列空间，恰当地发挥了种植体的功能，恢复了良好的尖牙关系，在美观与功能方面获得了满意的疗效。只有结合正畸、种植、直接粘接修复等，才能获得这样的结果。

5　通过正畸进行种植位点塑形

（1）通过正畸有效进行种植位点塑形的病例

如前文所述，正畸治疗时附着的位置发生变化，从而进一步改善牙槽骨的形态，实现软组织增量。特别是在多牙连续缺失的病例，通过正畸牵引从垂直向改善牙槽骨的形态，成功率高[7-8,14-17]。

虽然靠外科手术也能获得同等结果，但是正畸牵引的方法创伤更小。在计划采用桥体的部位对牙根进行正畸牵引，增加周围组织后，再做埋置处理，这样可以保证新形成的组织能被保存下

病例7-7 通过正畸有效进行种植位点塑形的病例（图7-8）

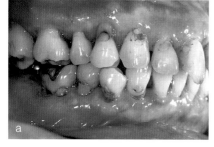
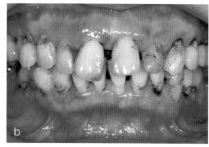
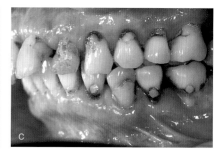
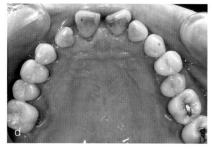
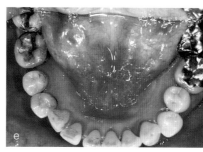

图7-8a～e 初诊时，全口牙松动，上颌前牙唇倾且伸长移位，形成深覆殆。右侧磨牙为正锁殆，因为牙松动度大，怀疑咬合垂直距离降低。咬合面照，上下牙弓不协调。上颌主要是前牙移位，下颌牙弓向侧方扩大。

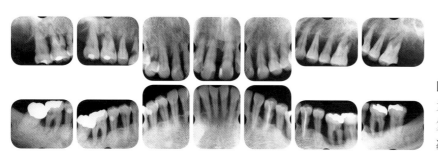

图7-8f 初诊时的根尖片。磨牙经诊断为无法保留。曾考虑过上颌的牙周和修复治疗，最终还是决定靠种植修复解决。

来[18]（参考第4章）。从病例7-7可以看到其效果。

患者，56岁，女性。以"牙齿松动"为主诉来院就诊。全口牙均有牙周炎症状，松动度增加，前牙扇形移位，上颌牙牙槽嵴持续水平向吸收，仅剩不到1/3的骨支持。软组织退缩不严重，但有深牙周袋。讨论治疗计划，也曾考虑牙周治疗基础上做修复，但最后决定上颌牙列与下颌磨牙处，行种植修复治疗。

如果先拔除上颌牙，软组织会收缩变平，想重建天然牙周围的形态就会非常困难。出于自洁与功能的考虑，应尽量避免使用牙龈瓷。所以，先在磨牙区植入种植体，作为支抗。前牙通过正畸回到理想的位置，根据需要行正畸牵引，增大软硬组织的量。从长远看，为了依照计划进行桥体修复，尽可能做即刻种植。种植体功能负重后，在预设定为桥体的部位，通过根留置术把之前以正畸牵引获得的组织保持下来。计划看起来很好，但是实际的正畸治疗并不简单。

上下磨牙区都有种植体，可以作为很好的支抗。首先，把下颌前磨牙直立，同时确定下颌前牙的位置，上颌前牙依据下颌前牙情况来排牙。然后，上颌前磨牙之前的牙均向后移动，同时正畸医生考虑牙体移动，所以前牙部分施加压低的力量。最后，靠正畸牵引使牙槽骨向冠向增量，再之后安排拔牙，植入种植体。于是正畸当中出

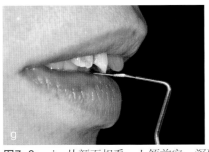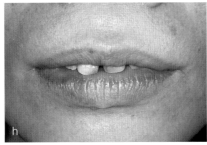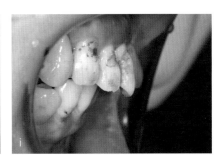

图7-8g~i 从颜面相看，上颌前突，深覆盖。

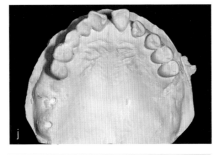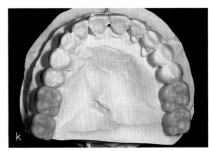

图7-8j，k 定下种植体的位置。

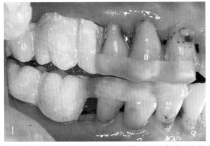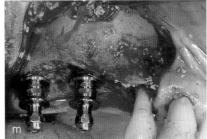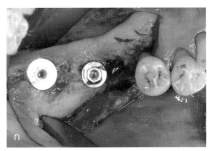

图7-8l~n 尽可能按照排牙后确定的位置准确地植入种植体。

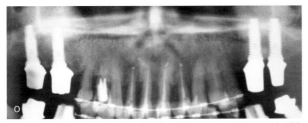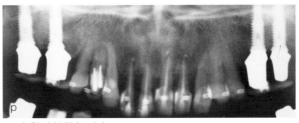

图7-8o，p 正畸牵引前后的曲面断层片，牙槽骨冠向增加的量与正畸牵引的量相对应。

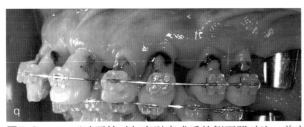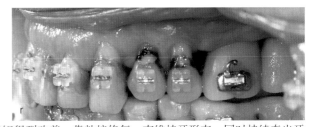

图7-8q，r 正畸开始时与牵引完成后的侧面照对比。前突与转矩得到改善。靠粘接修复一直维持牙形态，同时持续牵出牙齿。在探诊深度正常的前提下，软组织水平向冠向增加。

现了往后方移动的牙齿先被压低，然后再被牵引出来，这样相反移动的过程。

按照治疗计划，根据附着丧失的程度进行正畸牵引，获得兼具美学与功能的效果。

最终按计划完成整个治疗过程，通过牵引方法弥补附着丧失量，获得兼具美观与功能的效果。

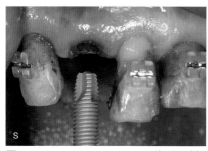
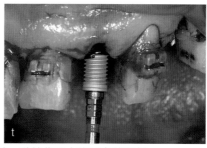
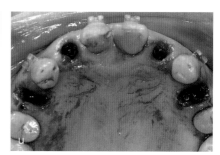

图7-8s~u 14、12、22、24拔牙即刻种植。种植位置在拔牙窝偏腭侧。

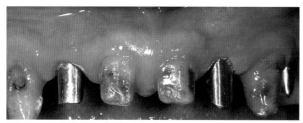

图7-8v 种植体上安装最终修复基台。软组织形态得以保持。探诊深度正常。正畸牵引过的前牙维持了近一年。

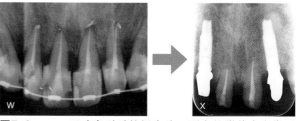

图7-8w，x 正畸牵引后的根尖片。原有的附着丧失靠正畸牵引得到补偿，骨下袋也消失了。

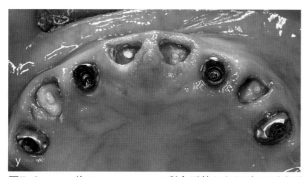
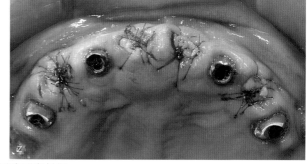

图7-8y，z 将13、11、21、23剩余牙体组织调磨至平齐骨缘，用胶原塞封闭。

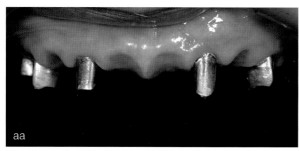
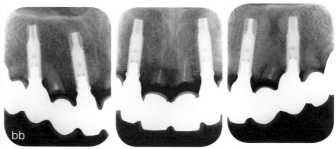

图7-8aa 半年后的状态。软组织完全封闭需要3个月以上的时间。桥体位置使用了根留置术，可以维持很好的软组织形态。如果是改用拔牙位点保存，则无法维持中切牙间的龈乳头形态。

图7-8bb 治疗后上颌前牙区的根尖片，可见埋置的牙根成功地维持了骨高度。

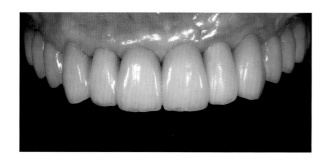

图7-8cc 尽管初诊时骨吸收范围很广，但最终修复体呈现自然的牙冠形态，软组织也得到恢复。

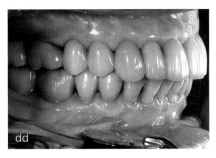
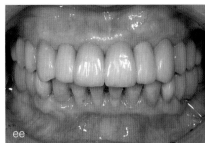
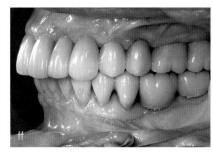

图7-8dd～hh　治疗后，恢复了合适的覆𬌗覆盖关系。牙列及其与牙槽骨交界处自然移行。从咬合面看牙弓形态协调。侧面照可见良好的咬合关系。尖牙发挥了引导作用。

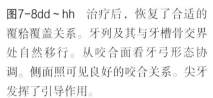
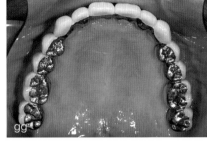
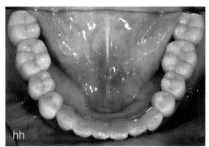

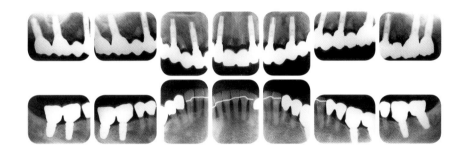

图7-8ii　治疗后的根尖片。

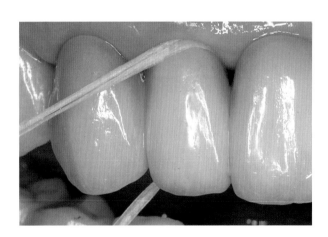

图7-8jj　治疗结束3年后，每月定期牙周维护治疗。对于牙周病高危患者来说，密切的牙周维护尤其重要。

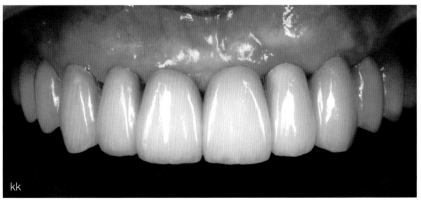
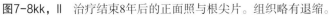
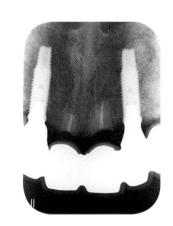

图7-8kk，ll　治疗结束8年后的正面照与根尖片。组织略有退缩。

273

3. 总结

种植技术曾改变了缺失牙修复的概念。但是，大多情况下，患者的疾病不能只靠修复缺失牙来解决。牙齿位置异常就是其中之一，它还可能是造成牙缺失的一个因素。牙缺失后，可能会引发牙齿的病理性移位。很多时候我们都应该考虑是否在正畸治疗的基础上，实施种植修复治疗。

为了能有效发挥种植与正畸两个专科联合的优势，首先要求治疗团队内充分沟通，尽力设定出切实可行的治疗目标并为此制订周密的治疗计划。考虑到美观要求、牙冠宽度，在治疗方案中可以采用修复效果较好的桥体。从初期治疗、排齐、种植和临时修复，到最终修复，应事先充分思考各步骤的顺序。实际治疗中，对各个治疗阶段也需要进行再评估，做出相应的修正。长远来看，需要多学科联合时，医生应尽最大努力，为患者提供合适治疗。

参考文献

[1] Daftary F, Mahallati R, Bahat O, Sullivan RM. Lifelong craniofacial growth and the implications for osseointegrated implants. Int J Oral Maxillofac Implants 2013; 28(1):163-169.

[2] Odman J, Lekholm U, Jemt T, Thilander B. Osseointegrated implants as orthodontic anchorage in the treatment of partially edentulous adult patients. Eur J Orthod 1994 Jun; 16(3):187-201.

[3] Van Roekel NB. Use of Brånemark system implants for orthodontic anchorage: report of a case. Int J Oral Maxillofac Implants 1989 Winter; 4 (4):341-344.

[4] Roberts WE, Smith RK, Zilberman Y, Mozsary PG, Smith RS. Osseous adaptation to continuous loading of rigid endosseous implants. Am J Orthod 1984 Aug; 86(2):95-111.

[5] Roberts WE, Nelson CL, Goodacre CJ. Rigid implant anchorage to close a mandibular first molar extraction site. J Clin Orthod 1994 Dec; 28(12):693-704.

[6] Roberts WE. When planning to use an implant for anchorage, how long do you have to wait to apply force after implant placement? Am J Orthod Dentofacial Orthop 2002 Jan; 121(1):14A.

[7] Salama H, Salama M. The role of orthodontic extrusive remodeling in the enhancement of soft and hard tissue profiles prior to implant placement: a systematic approach to the management of extraction site defects. Int J Periodontics Restorative Dent 1993 Aug; 13(4):312-333.

[8] Amato F, Mirabella AD, Macca U, Tarnow DP. Implant site development by orthodontic forced extraction: a preliminary study. Int J Oral Maxillofac Implants 2012 Mar-Apr; 27(2):411-420.

[9] Funato A, Salama MA, Ishikawa T, Garber DA, Salama H. Timing, positioning, and sequential staging in esthetic implant therapy: a four-dimensional perspective. Int J Periodontics Restorative Dent 2007 Aug; 27(4):313-323.

[10] Kokich VG. Managing complex orthodontic problems: the use of implants for anchorage. Semin Orthod 1996 Jun; 2 (2):153-160.

[11] Smalley WM. Implants for tooth movement: determining implant location and orientation. J Esthet Dent 1995; 7 (2):62-72.

[12] Blanco Carrión J1, Ramos Barbosa I, Pérez López J. Osseointegrated implants as orthodontic anchorage and restorative abutments in the treatment of partially edentulous adult patients. Int J Periodontics Restorative Dent 2009 Jun; 29(3):333-340.

[13] Heij DG, Opdebeeck H, van Steenberghe D, Kokich VG, Belser U, Quirynen M. Facial development, continuous tooth eruption, and mesial drift as compromising factors for implant placement. Int J Oral Maxillofac Implants 2006; 21(6):867-878.

[14] Nozawa T, Sugiyama T, Yamaguchi S, Ramos T, Komatsu S, Enomoto H, Ito K. Buccal and coronal bone augmentation using forced eruption and buccal root torque: a case report. Int J Periodontics Restorative Dent 2003 Dec; 23(6):585-591.

[15] Korayem M1, Flores-Mir C, Nassar U, Olfert K. Implant site development by orthodontic extrusion. A systematic review. Angle Orthod 2008 Jul; 78(4):752-760.

[16] Mankoo T1, Frost L. Rehabilitation of esthetics in advanced periodontal cases using orthodontics for vertical hard and soft tissue regeneration prior to implants - a report of 2 challenging cases treated with an interdisciplinary approach. Eur J Esthet Dent 2011 Winter; 6 (4):376-404.

[17] Borzabadi-Farahani A1, Zadeh HH. Adjunctive orthodontic applications in dental implantology. J Oral Implantol 2013 Oct 31.

[18] Salama M, Ishikawa T, Salama H, Funato A, Garber D. Advantages of the root submergence technique for pontic site development in esthetic implant therapy. Int J Periodontics Restorative Dent 2007 Dec; 27(6):521-527.

第**8**章

基于4D概念的无牙颌
种植修复治疗
—应用计算机辅助手术—

4-D Concept Implant Therapy for Edentulous jaw
—Clinical Application of Computer Guided Surgery—

虽有余留牙，但最终难免成为无牙颌的患者，或已处于无牙颌状态的患者，都
会面临活动修复与固定修复的选择。两者有明显的差异。如果患者选择种植修复，
医生可以运用计算机辅助手术，对种植体植入位置进行模拟预览，然后思考种植体
的负重时机。是即刻负重，还是延期负重？以下将论述我们的想法和技巧。

1. 前言

我们在第1章讲述了现代种植修复的三个要求：

①尽量微创，并且短时间内恢复美观和功能。

②尽量恢复接近自然美的外观，恢复患者心理和社交活动的自信。

③结合患者的年龄特征，让种植体陪伴患者终生，有效行使功能。

笔者在前一部著作里启用"4D概念的种植修复治疗"这个名字。它意味着种植治疗时应侧重考虑第②项要求，关注拔牙、软硬组织增量、种植体植入等操作的时机对于恢复美观的影响。应尽可能地保留余留牙，让种植修复体与余留牙能协调且长期共存。但有时候为了达成这个目标，治疗计划会变得更复杂，治疗时间也会延长。

近年，我们面对老龄化社会的来临，种植修复治疗时决定余留牙是保存还是拔除，更多要优先考虑第①与第③项要求（病例8-1）。CT普及后，三维影像诊断成为种植前检查中一项不可或缺的技术[1-3]。与此同时，模拟软件的开发与数据库的建立，促成了"计算机辅助手术"，医生能借此最大限度地利用剩余骨量。这项技术现在也已得到普及[4]。

本章节将扩展"4D概念下的种植修复治疗"的理论框架，围绕无牙颌病例，讨论如何借助"计算机辅助手术"开展不翻瓣种植、即刻负重、延期负重等。

病例8-1 使用导板手术，实现即刻负重，恢复功能的病例（图8-1）

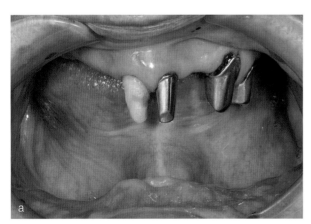
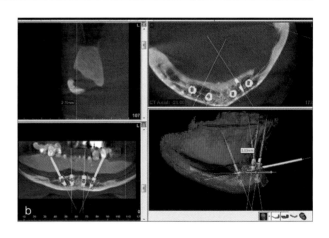
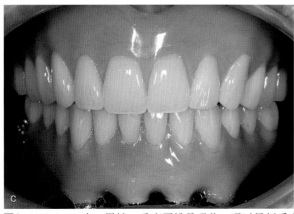
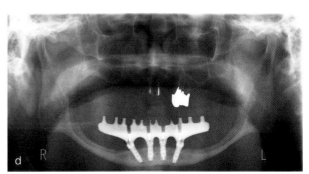

图8-1a~d　86岁，男性。重度牙槽骨吸收，通过导板手术，实现即刻负重，恢复咀嚼功能。

2. 无牙颌修复设计的分类

表8-1对无牙颌的修复设计做了分类。分为患者可摘式和术者可摘式的修复。

第一类，患者可摘式修复体——属于种植体-黏膜混合支持式的修复设计。代表有locator、磁性附着体等。而笔者主要使用locator。此外，即使是患者可摘式修复，也有属于种植体支持的类型，将种植体用杆卡等装置连接，杆的顶端与上部的可摘修复体相连接。

第二类，术者可摘式修复体——会使用到不同材料。有的用瓷做修复，有的仅恢复牙冠外形，有的还需恢复牙龈形态。决定的依据是，颌间距离，能否或者是否已采用垂直骨增量技术等。一般来说，使用瓷修复体时，考虑维护期拆卸、修理等因素，应将修复体分为2~3个单位。但此时所需的种植体数量也相应增加[5]。

有一类叫混合支架种植固定义齿（Hybrid Bone Anchored Bridge）。它采用树脂（如硬质树脂、牙龈树脂、人工牙）类材料，多为螺丝固位，种植体数目为4~6颗，这样可降低总成本，从患者角度看性价比更高。近年来，有人开发出全氧化锆修复方案，使用瓷材料做混合支架种植固定义齿的制作成本已比过去更为低廉。有了瓷材料作替代，树脂牙磨耗、着色老化等影响美观的问题得到解决。但是全氧化锆修复体与钛基台连接时，可能会出现远期老化问题，这需要包括并发症在内的长期临床报告予以阐明。

本章节报告的病例所使用的，是使用树脂材料的种植覆盖义齿（以下覆盖义齿简称为IOD），或者使用氧化锆材料的混合支架种植固定义齿（包含冠桥）。

表8-1 无牙颌的修复治疗选择（引用参考文献5，并做改编）

种植体支持的覆盖义齿（可摘）
·种植体-黏膜混合支持式（如：locator、磁附着体、O-ring）。
·种植体支持式（杆卡做上部结构）。
种植体支持的固定义齿
·混合支架种植固定义齿。
·金属烤瓷（钛、钴铬合金）或锆桥，带或不带人工牙龈。

3. 修复设计的选择因素

种植修复设计对整体治疗计划的影响很大，医生应与患者交流协商后决定。这些原则在第1章和第5章已论述，与之相关的因素包括：

· 患者的希望、美观的要求、心理的要求。

· 患者的年龄、全身状况。

· 经济条件。

· 笑线和软组织暴露量。

· 唇部支撑。

· 咬合关系。

· 牙槽骨的形态、缺牙区状态。

· 软组织的形态。

· 是否便于清洁性、患者的清洁能力。

· 发音。

我们要把握患者心中对上述因素的优先次序，在实际临床中为患者提供通俗易懂的信息。

表8-2　根据患者剩余组织的高度，选择修复设计

切端–龈缘	>14mm	11～14mm	<11mm
切端–种植体平台	>17mm	14～17mm	<14mm
修复设计	恢复牙冠及牙龈形态	恢复牙冠及牙龈形态，或者加长临床牙冠	只恢复牙冠形态

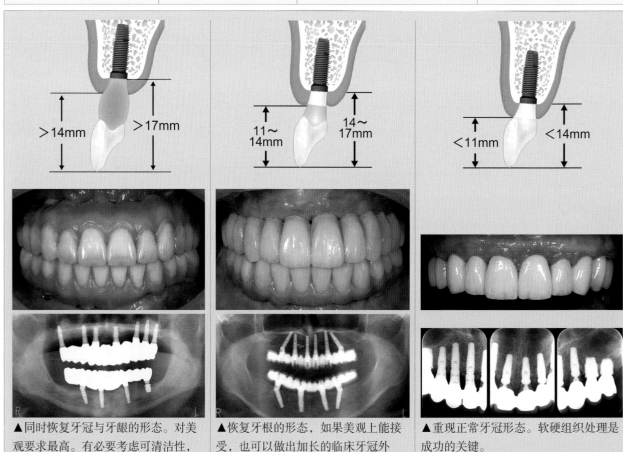

▲同时恢复牙冠与牙龈的形态。对美观要求最高。有必要考虑可清洁性，唇部支撑，发音功能等。

▲恢复牙根的形态，如果美观上能接受，也可以做出加长的临床牙冠外观。

▲重现正常牙冠形态。软硬组织处理是成功的关键。

病例8-2 两个病例展示了评估龈乳头笑线的重要性（图8-2）

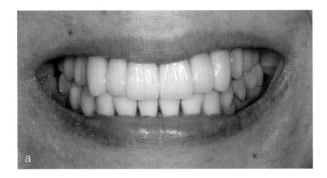 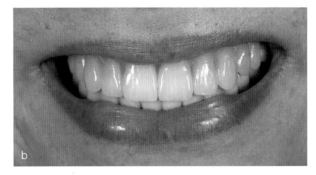

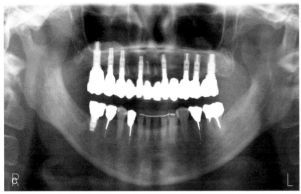 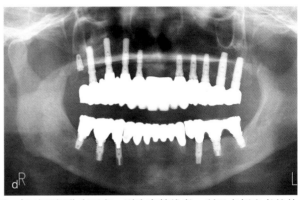

图8-2a~d 两名患者均为低笑线的上颌无牙颌患者，行种植修复。但对于龈乳头而言，则为高笑线者，所以右侧患者的外观更为自然。

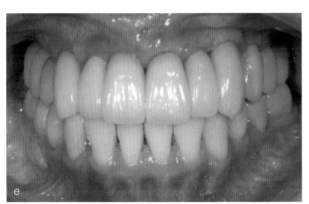 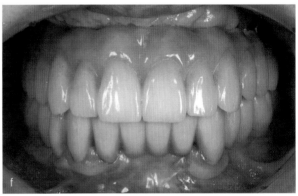

图8-2e，f 口腔内的状态。左侧病例虽然使用冠桥整塑种植体周围组织，但是很难达到与天然牙相同的周围组织形态。如果使用人工牙龈，外观上看起来更健康美观。

1 剩余组织的高度

为了增加软硬组织的量，需要患者付出手术创伤、时间和金钱上的代价，而技术上还存在诸多瓶颈。大面积的垂直骨增量是非常困难的，所以要根据余留组织的高度，设计更易实现的方案。

余留牙槽嵴高度、笑线以及龈乳头笑线都是决定修复设计的重要因素[6]（表8-2，病例8-2）。

2 唇部支持

总义齿不但可以修复失牙，还可以恢复牙槽嵴的三维缺损。对于种植固定修复体，也可通过粉色材料部分来弥补垂直向的组织吸收，恢复龈

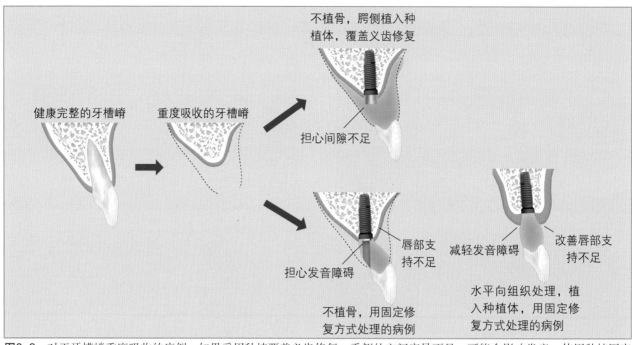

图8-3　对于牙槽嵴重度吸收的病例，如果采用种植覆盖义齿修复，舌侧的空间容易不足，可能会影响发音。使用种植固定义齿修复时，如果不做组织增量，唇部的支撑不足，可能出现发音障碍等问题。此时进行水平向组织增量，能一定程度改善这些问题。

病例8-3 组织增量术改善唇部支持不足的病例（图8-4）

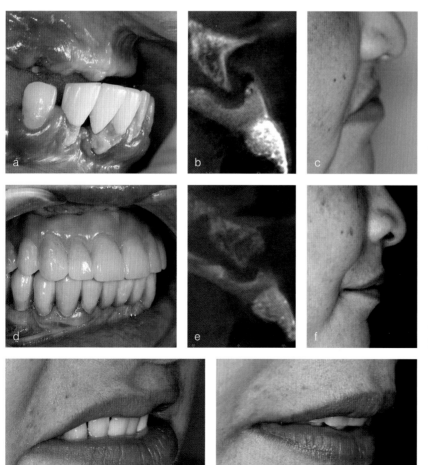

图8-4a ~ c　前面提到过这一病例。初诊时见重度牙槽骨吸收，咬合为Ⅲ类关系，唇支持严重不足。

图8-4d ~ f　牙槽嵴水平骨增量，采用人工牙龈的修复体，获得良好的唇部支撑。

图8-4g，h　静息时切端显露适当。

病例8-4 因为口唇部较厚，不会出现唇支持不足的病例（图8-5）

图8-5a，b　25、35咬合关系看，咬合高度并未明显丧失。对侧磨牙关系为重度的Ⅲ类关系。达到合适的切牙轴向之前，要重建牙槽嵴是非常困难的，此时就会担心患者的唇支持不够。

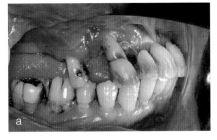
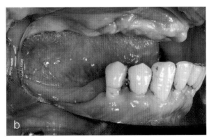

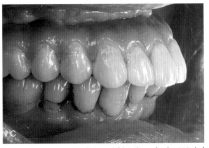
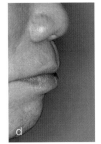
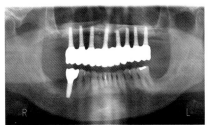

图8-5c，d　因为口唇较厚，未发现唇支持不足。　　　　　图8-5e　术后的曲面断层片。

乳头。如果水平向骨吸收严重，修复体对唇部支撑可能不足（**图8-3**）。剩余牙槽嵴高度越高，修复体唇支持不足的风险就越大。就是说，在种植固定修复的病例当中，种植牙冠和牙龈部分可以通过人工材料修复，但是如果存在植入位置牙槽骨唇侧骨量不足的情况，则要通过外科方法增量。如果牙槽嵴的高度与宽度丧失，缺损部分可以全用人工材料修复，但是如果牙槽嵴发生水平向的缺损，则须探讨是靠可摘义齿的基托加以补偿，还是通过外科手段对组织进行修复（**病例8-3**）。

一方面，口唇的厚度也很重要。大多数情况下，口唇较厚，不会使人感觉到唇部支撑不足（**病例8-4**）。而另一方面，有的患者的鼻唇沟非常清晰，患者期待通过口腔内的治疗方法来实现高难度的目标（使鼻唇沟变浅），这时与患者就治疗目标所进行的讨论就显得至关重要（**病例8-5**）。

3　功能要素

因为骨吸收往往是从颊侧开始的，水平向吸收越大，种植体植入位置越偏向舌侧。如果植入位置过于偏舌侧，就会担心发音受阻、颊舌咬

伤。如果未来修复体过于向颊侧突出，可能会引起发音障碍、咬颊、清洁困难等问题[7]。多数情况下，通过调整种植体植入的角度与深度，并且调整修复体形态，可以避免这类问题。如果没能解决这些问题，患者功能与美观受损，可能对种植修复产生失望（**病例8-6**）。

4　治疗流程

全口种植修复大约分为三种情况：

①如果患者正在佩戴总义齿，或者佩戴接近总义齿的大范围可摘局部义齿，可以采用即刻负重，并且同期做水平向骨增量。如果不能即刻负重，应尽量延迟佩戴术后义齿的时间，如果必须佩戴，则应把水平骨增量术区相应的义齿基托区域磨除，限制日常使用，等待术区愈合。但这样患者在治疗期间的舒适度会下降。

②如果可以制作过渡性桥修复时，应该利用余留牙支撑临时义齿，在缺牙区行必要的组织增量术，逐步过渡到种植体支持的义齿修复。用此方法也可以实现缺牙区垂直向组织增量，安装功能与美观良好的修复体。即使是没有可摘局部义齿使用经验的

病例8-5 费尽心思想要改善容貌的病例（图8-6）

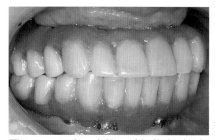

图8-6a 80岁，女性。希望能告别长年使用的活动义齿，选择了种植体支持的固定义齿修复。这是戴临时修复体的口内照片。

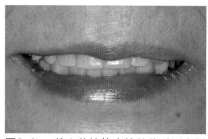

图8-6b 戴入种植体支持的临时固定桥后的正面照。患者对样貌不满意。

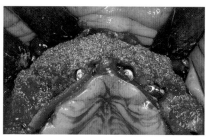

图8-6c 种植体植入时盖交联型胶原膜，做了大量植骨。但是，患者对术后的容貌并不满意。

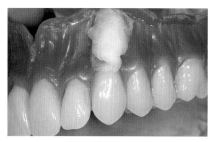

图8-6d 试戴评估桥时，患者希望将23处做得丰满一些。

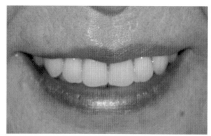

图8-6e 戴评估桥时的样貌，患者希望消除鼻唇沟。与改变唇支持相比，患者更希望鼻唇沟变浅。术者尽量地向患者解释，单靠口腔内的处置很难达到目的。

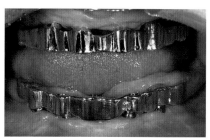

图8-6f 使用杆式附着体连接种植体。要确保在有限的垂直空间内，能容纳义齿的中间部件，需要采用模拟技术。

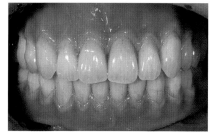

图8-6g 完全由种植体支持的覆盖义齿。

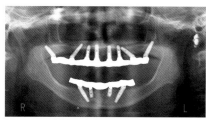

图8-6h 导板引导下，在余留骨内倾斜植入种植体。

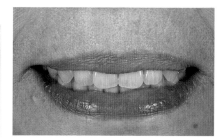

图8-6i 患者对治疗后的美观效果和咀嚼功能相当满意（义齿制作：奥森健史）。

病例8-6 上颌安装种植体支持的固定式桥修复体15年后（图8-7）

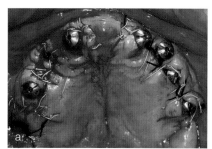

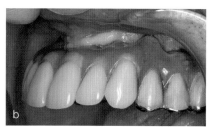

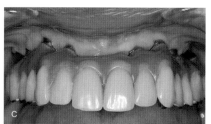

图8-7a～c 这是上颌戴入种植体支持的固定桥修复体15年随访的病例。上颌为无牙颌，在余留牙槽骨内植入种植体。当时没有使用计算机辅助的手术。最终修复体安装后，上颌前牙区过度直立。患者虽然摆脱了活动义齿带来的不便，对结果也较为认可，但是有时仍会诉求功能与美观方面的不满。像这样的病例，术前的充分沟通是十分重要的。

病例8-7 临时桥的基牙拔除后即刻种植、即刻负重的病例（图8-8）

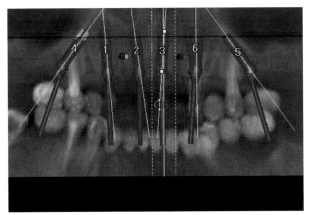

图8-8a　为了沿上颌窦前壁倾斜植入种植体，需要拔除支持临时桥的基牙。

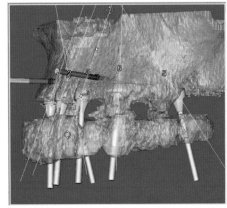

图8-8b　根据术前设计，使用角度基台，能制作螺丝固位的修复体。

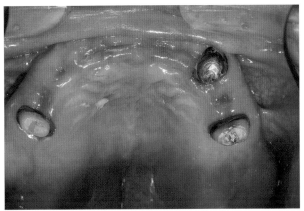

图8-8c　3颗基牙支持临时桥。

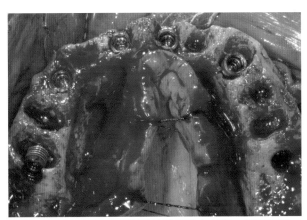

图8-8d　在双侧第二前磨牙的拔牙窝内备洞、贯穿骨壁，行即刻种植。

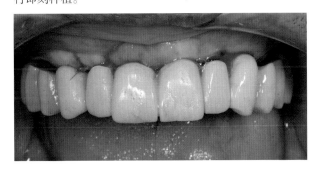

图8-8e　戴入临时桥。

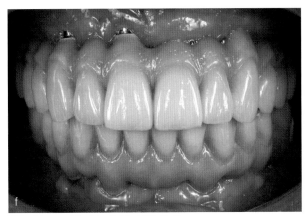

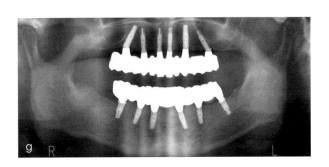

图8-8f，g　治疗结束后6年的状态。

病例8-8 上颌无牙颌病例，出于唇部支撑的考虑，选择覆盖义齿修复（图8-9）

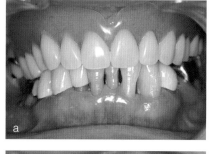
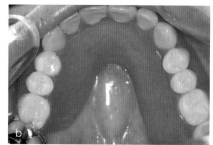
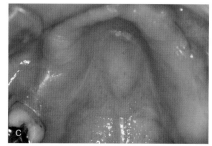
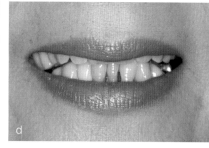

图8-9a～d 患者主诉为美观与咀嚼功能受损。希望上颌做种植体支持的固定义齿修复。下颌前牙区伸长，上颌前牙区牙槽嵴吸收，牙龈松软。制订治疗计划时，向患者充分告知固定义齿与覆盖义齿各自的优缺点。固定修复的缺点是颜面部鼻底下方的口唇会有塌陷，发音方面可能会有障碍。而覆盖义齿在这方面的风险较少，但是属于可摘义齿[8]，维护时需要更换locator的阴部件与阳部件。患者最后选择了覆盖义齿[9]。

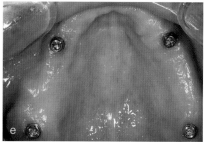
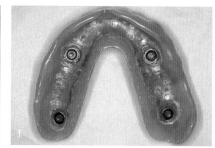
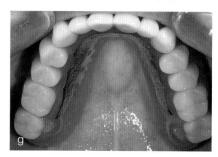
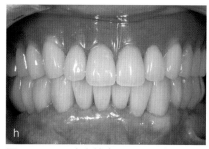
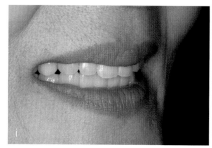
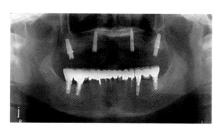

图8-9e～j 治疗结束时，上颌使用locator，制作覆盖义齿，不覆盖腭穹隆。

患者，由于治疗期间咀嚼功能未受明显影响，患者就较容易接受。然而，治疗时间和就诊次数也会增加。

③即刻种植与负重：在一些病例，拔除支持临时桥的基牙后，即刻种植。若条件允许则做即刻负重，从而缓解治疗期间的咀嚼功能受限（病例8-7）。如果不能即刻负重，患者就要换戴大体积、固位力差、使用困难的活动义齿。

种植后有几个月的功能维持期，对患者来说，这段时期可能会影响到他们对修复设计的选择。因此，即使患者强烈希望选用固定修复以摆脱活动义齿，也应从前文所述的剩余骨量、唇支持、发音、清洁的便利性、手术创伤等方面综合考虑，像上文所说的，有的病例可能会更换为覆盖义齿修复（病例8-8）。如果将来的自我清洁难度大，也可以考虑更换成种植覆盖义齿。

为上颌无牙颌患者做种植治疗时，应充分说明上述事项，告知患者固定与活动义齿各自的优缺点，与患者协商最终方案。

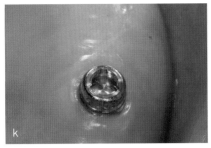
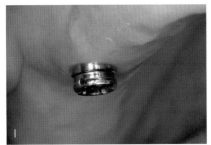
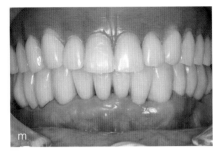
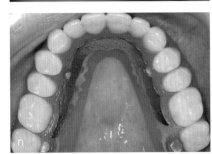

图8-9k~n 上颌磨牙区用e-Max。修复后的颜面与口唇部充分协调。修复体戴入7年后。目前，仍使用良好，其间locator阴部件更换过3次，7年后阳部件更换过1次。

4. 计算机辅助手术的手术导板类型

随着种植治疗的普及，复杂病例数量也逐渐增加。不正确的植入会增大种植体的失败率。随着计算机辅助技术的普及，种植手术可以避开上颌窦、各种血管神经等重要结构，也使得不翻瓣手术变成可能。手术导板分为黏膜支持式、牙支持式和骨支持式。对笔者团队而言，现阶段基本上不使用牙支持式导板，而是在技工中心制作的诊断蜡型，在此基础上制作手术导板（图8-10）。

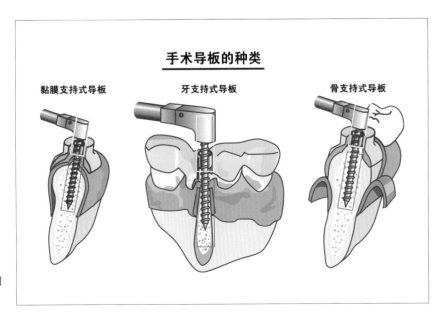

图8-10 手术导板分为黏膜支持式、牙支持式和骨支持式三种（图改编自Zimmer-Biomet Navigator系统手册）。

1 计算机辅助手术的优点与注意事项（表8-3）

计算机辅助手术的优点包括，能在软件上实现以修复为导向的种植设计，依此生产出手术导板，提高种植体植入位置的精确度，缩短手术时间，最大限度地利用剩余骨量，降低手术创伤。如果实行即刻负重，早期就能恢复功能。这对于高龄、有全身疾病的患者而言，使用计算机辅助手术是有利的（病例8-1、病例8-9）。

表8-3　计算机辅助手术的优点与注意事项

优点	注意事项
·在软件上实现修复为导向的种植。 ·按计划生产出手术导板。 ·依靠导板准确植入种植体。 ·缩短外科手术时间。 ·最大限度地利用剩余骨量，降低手术创伤。 ·实现即刻负重，早期恢复功能，避免可摘式的临时修复。 ·安全性更高。 ·获得美观。	·导板戴入后，手术空间减少。 ·术前模拟植入的位置与实际植入的位置之间有误差。 ·由于植入位置误差导致解剖结构损伤的风险。 ·灼伤风险。 ·初期稳定性的误判。

病例8-9 使用黏膜支持式导板，翻瓣、植骨、植入种植体、即刻负重的病例（图8-11）

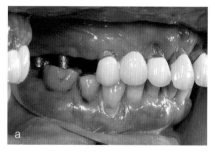
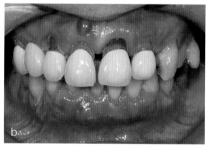
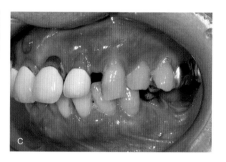
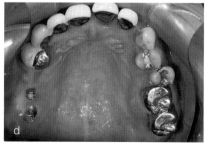
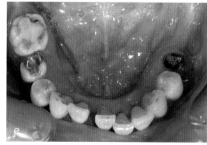
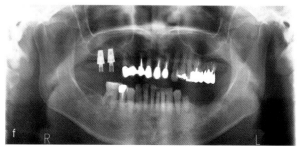

图8-11a～f　以种植体为支抗，对上颌进行正畸治疗。比较了牙周治疗能恢复的效果，最终选择了上颌的全牙弓种植修复。

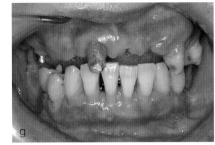

图8-11g, h 利用余留牙与已存在的种植体，靠过渡修复体维持功能，并做下一步诊断。

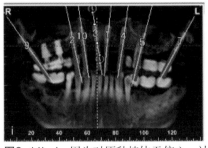
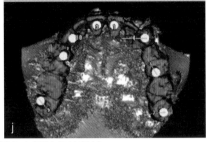

图8-11i, j 因为对原种植体无信心，计划在上颌结节处种植。

图8-11k 切端到种植体肩台间有15mm间距，计划修复体沿用长牙冠的形态。

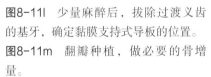

图8-11l 少量麻醉后，拔除过渡义齿的基牙，确定黏膜支持式导板的位置。

图8-11m 翻瓣种植，做必要的骨增量。

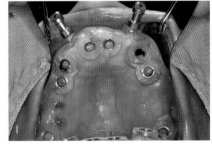
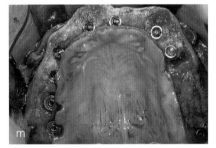

使用计算机辅助手术，可以应用动态捕捉实时导航，也可以用现在已很普及的导板手术。导板可以分为引导到扩孔钻备洞这一步的半程导板，以及引导至植入种植体这一步骤的全程导板。如果选用全程导板系统，植入时种植体与骨的关系无法通过肉眼判断，但可以通过这一系统对种植体的深度和内部抗旋结构的位置进行精密规划。然而，如果使用过程中存在误差，术者很难知道。如果术中必须更换种植体，使用导板比自由手更难改变钻针备洞的轨道，术后愈合变难。

前面提到手术导板分为黏膜支持式、牙支持式和骨支持式三类。与牙支持式相比，另外两种导板容易出现实际种植位置偏差[10]。如果选择黏膜支持式的导板，导板在黏膜表面就位时容易出现偏差，还有因为开口度的问题导板就位困难。只要是计算机辅助的引导手术，就有可能因为导板导环与钻针间的间隙以及骨质硬度因素，使备洞产生偏差。所以要注意到，非翻瓣植入时偶而也会发生血管、神经、上颌窦，邻牙等重要部位

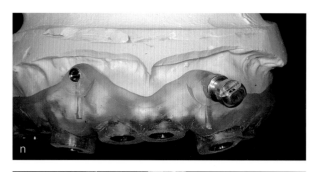

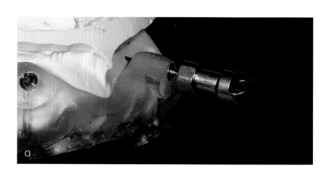

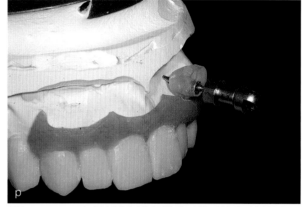

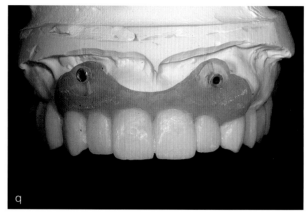

图8-11n~q　把导板的固位钉转移到模型的临时桥外壳上。

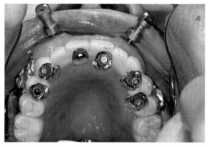

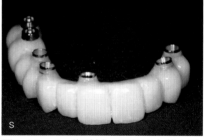

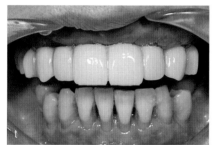

图8-11r　以导板固定钉孔作为基准，在口腔内固定临时桥外壳，把种植体上方的临时圆柱外环粘到临时桥外壳上。

图8-11s，t　临时桥，以及口内戴入时。

的损伤[11-12]。做导板手术时，一般都使用导环比较长的导板，应使用厂商推荐的转速，为了防止骨灼伤需充分地注水冷却和排水[13]，如果用了切削效率高的钻针系统，则不需注水，在50rpm的转速下植入种植体。如果使用导板至植入种植体这一步，导管与种植体如有摩擦会发生扭矩，让术者产生初期稳定性良好的错觉。

但是实际上，初期稳定性并不理想。ISQ并未达到确保获得良好的初期稳定性的数值时，如果原计划有即刻负重时，就要特别注意了。

所以，很多时候要根据临床实际，完成种植体植入的定点和初步窝洞预备后，放弃导板，采用直视下备洞、结合手感的判断，植入种植体。

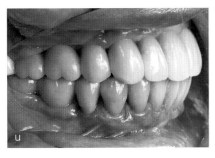
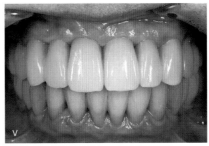
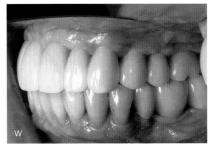
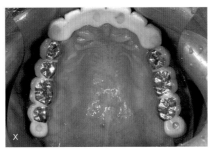
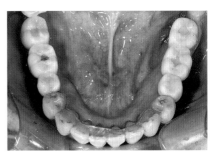
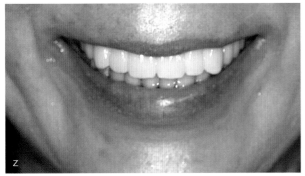
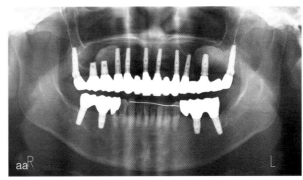

图8-11u~aa 治疗结束后，不出所料临床牙冠稍长，但是患者对美观与功能很满意。以种植体为支抗，通过正畸压低下前牙。

5. 计算机辅助手术的应用实例

1 应用黏膜支持式的导板，不翻瓣种植

不翻瓣种植时会使用黏膜支持式的导板。它最大的优点是可以微创完成种植体植入手术[14-15]。然而，如果需要植骨或软组织移植，就会变得艰难。那么，什么样的病例适合用这个方法呢？笔者认为主要在上颌无牙颌做种植覆盖义齿的病例上适用。理由是种植后，还需要再次戴入活动义齿。虽然需要对种植部位做缓冲，但缓冲范围尽可能小，术后即可马上戴用义齿。覆盖义齿对种植体的轴向有要求，最好摘戴义齿方向与种植体长轴同向。遇到上述病例时，使用计算机辅助手术能发挥其最大优点（病例8-1）。

前文提到，术者在手术时必须认识到导板就位和种植体植入时可能出现的误差。临床上固定导板后，可以加拍一次CT，以确认套管方向是否与术前设计一致，是否能安全地植入。仔细确认每一步操作是否引起组织裂开与穿孔，小心地完成种植体的植入。

2 应用黏膜支持式导板进行翻瓣种植

进行不翻瓣种植的条件时：植入位置周围有

病例8-10 骨量不足时，沿上颌窦前壁和上颌结节倾斜植入种植体的病例（图8-12）

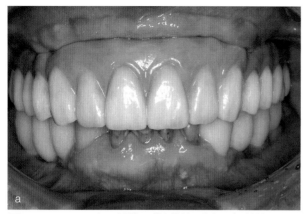 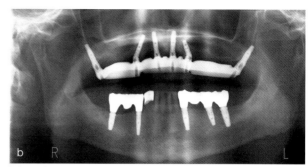

图8-12a，b　65岁，男性。使用导板手术，倾斜植入，避免使用窦提升术，早期恢复功能。

角化组织存在。如果角化组织不足，不能用环切法暴露骨面备洞。即使是黏膜支持式导板，也建议在完成固位钉备洞后，暂时摘下导板，做小范围翻瓣术，把角化组织移向种植体颊侧。

对于需要植骨和即刻负重的病例，就必须翻瓣。如果使用骨支持的导板的话，预先制作临时修复体外壳，在已植入的种植体上安装临时部件，让修复体外壳准确地粘固在部件上并非易事。而如果使用黏膜支持式的导板，固定导板用的钉道孔，可以事先定位在模型上，让临时修复体外壳也用同一个固位钉道孔。这样模型到实际口腔的转移会很准确，临床时间也能缩减。

任何情况下，都可以使用黏膜支持式的导板，要尽量降低黏膜受压变形造成的影响，固位钉的设置也要注意（病例8-9）。

③　使用骨支持式导板延期种植

如前文所述，即使是待拔除的患牙，也可以作为临时修复体的基牙。在种植手术和软硬组织增量手术后，到最终戴入修复体前，需要一段过渡修复时间。功能与美观良好的修复体可以在恢复期间发挥作用。这种方式，在前文所述的，以

修复为导向的4D概念下全口无牙颌种植修复上有体现。存在余留牙时，可利用它们引导种植体植入，或用它们固定种植导板。这样就不那么需要骨支持式的导板了。

什么情况下应该使用计算机辅助手术呢？计算机辅助手术可以应用在已经是无牙颌，或虽有余留牙、但终会变成无牙颌的终末期牙列病例上。种植方案制订时评估条件，计划利用上颌结节种植（病例8-10），为了避开上颌窦，进行倾斜植入，最后用冠桥修复，还有前牙区需要准备植入多颗种植体时，应该使用计算机辅助技术。

④　使用骨支持式导板即刻负重

下颌磨牙区有重度骨吸收，为了能完成固定修复，在颏孔前方植入4颗种植体——常规轴向植入2颗种植体，以及为避开颏孔倾斜植入2颗种植体，这就是"All-on-4"的术式。采用这种术式，可以做即刻负重[16-18]。

若使用骨支持式导板倾斜植入，应在术前用模拟软件，倾斜角度为15°～35°，避开颏孔和上颌窦，设定种植体位置，由此制作出导板。实际手术时，以"直视直达"为原则，配合使用导板

病例8-11 使用骨支持式导板进行种植体支持冠桥类修复的病例（图8-13）

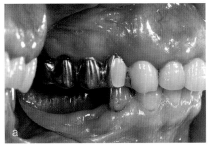
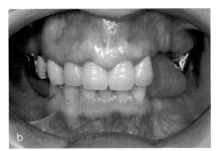
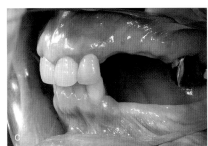

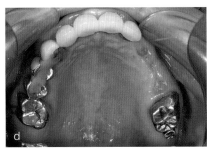
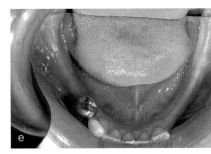
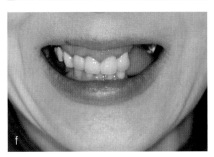

图8-13a～g 54岁，女性。因活动义齿不合适、咀嚼功能障碍，来院就诊。上颌前牙牙数少，若采用正畸、牙周手术等方法保存牙齿，预后不良。与患者商量后，决定拔除上颌余留牙。患者希望能缩短安装临时义齿的时间。

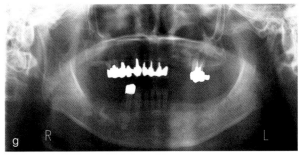

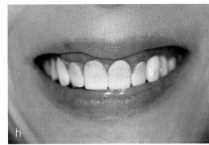
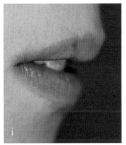

图8-13h，i 不考虑余留牙的位置，按总义齿修复的方法设计上颌牙列。

顺利植入种植体。

此外，如果在使用诊断导板进行评估后，发现植入位置出现了偏差，又或者因为骨的实际条件，需微调整植入位置时，变回常规的种植方式也很简单。倾斜植入种植体后，安装角度复合基台，最终采用一段式螺丝固定的修复方式。螺丝进入方向，应设定在修复体操作和美观方面都允许的范围。而使用冠桥类修复体时，种植体位置要更严密把握。上述要点，在模拟软件上制作方案和应用到计算机辅助手术时，都应有所体现[19]（病例8-11、病例8-12）。

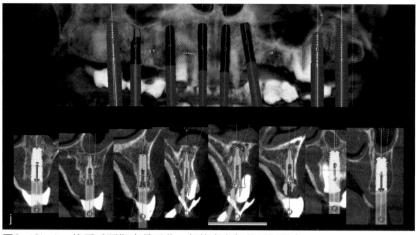
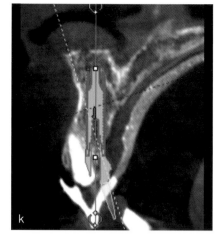

图8-13j，k　拔牙后预期有骨吸收，仍能有良好的牙冠形态。

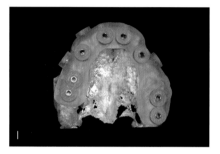
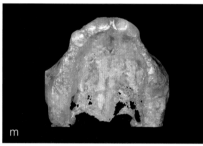

图8-13l，m　用SIMPLANT软件设计制作的先锋钻导板。

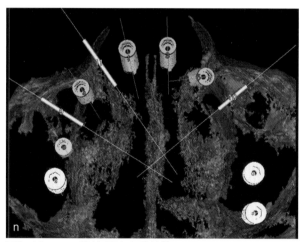
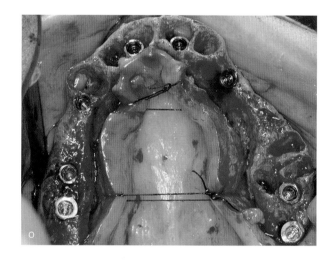

图8-13n，o　按计划植入种植体。

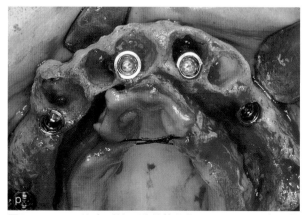
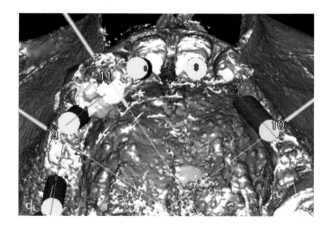

图8-13p，q　注意到植入种植体的位置，不以拔牙窝为依据。

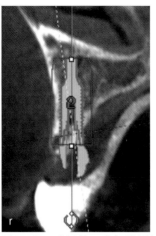
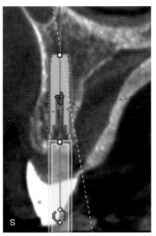
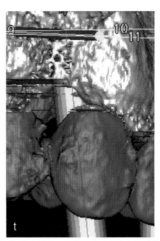
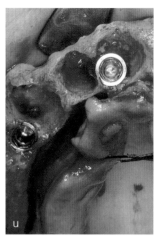

图8-13r　为了使23参与即刻负重，应避开上颌窦植入。因为种植体较长，所以略向近中倾斜。

图8-13s～u　13为了能即刻负重，需达到初期稳定性，应利用牙槽嵴顶的皮质骨，牙冠的近远中径的范围内，尽可能地从远中植入种植体，并注意避开拔牙窝。

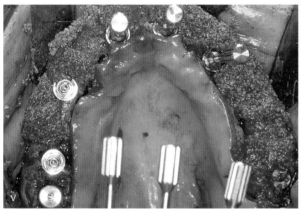
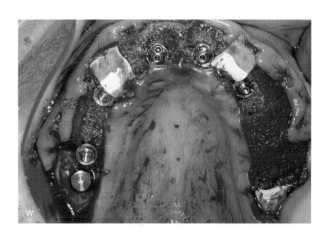

图8-13v，w　在必要的部位行GBR。

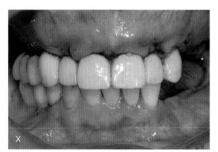
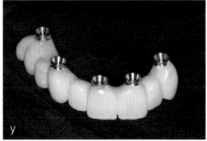
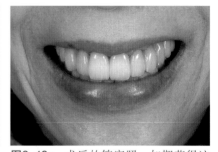

图8-13x，y　图示达到最低限度的美观与功能要求的临时桥修复体。笔者想如果在24、25处使用临时种植体，也能获得不错的效果。

图8-13z　术后的笑容照。如期获得这样的外观。患者相当满意。

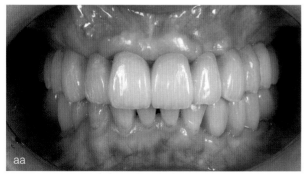
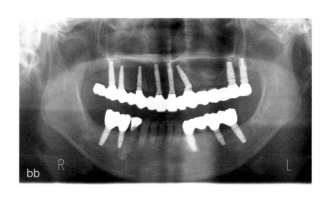

图8-13aa，bb　治疗后3年的状态。

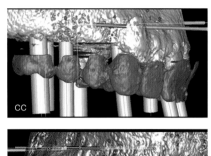
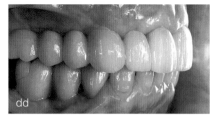
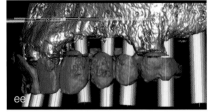
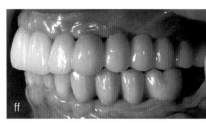

图8-13cc~ff 按计划种植和处理组织，获得的侧面照效果。

病例8-12 应用黏膜支持式导板，在上颌不翻瓣种植的病例（图8-14）

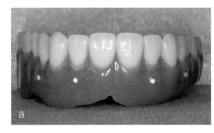
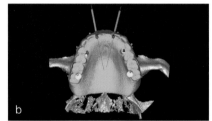
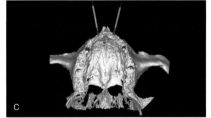
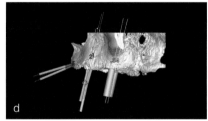

图8-14a~d 在治疗用义齿内放置标记物，做好配对，在模拟软件SIMPLANT上设计种植方案。拟合义齿的摘戴方向，调整种植体的植入平行性。不损坏治疗用义齿的外形，兼顾设计合适的咬合承载点。

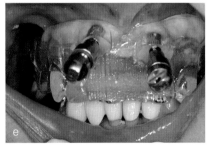
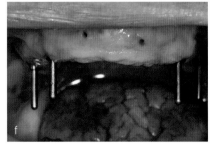

图8-14e，f 用2个固定钉固定黏膜支持式的手术导板，不翻瓣植入种植体。可以见到种植体位置与术前计划大致相同。

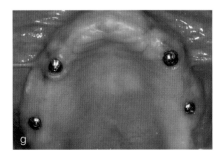
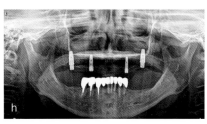

图8-14g，h 植入结束时的咬合面照（g）和曲面断层片（h）。安装临时愈合基台，戴回治疗用义齿。这个方法最大的优点是微创地完成种植手术。

病例8-13 应用骨支持导板，上颌延期负重、下颌即刻负重的病例（图8-15）

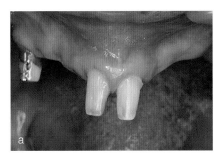
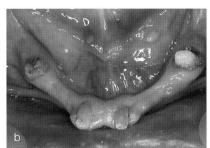

图8-15a，b　经过初步诊断，将上下颌无望保留的牙拔除后的状态。

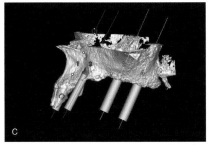
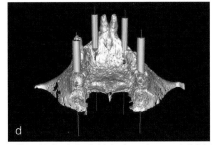
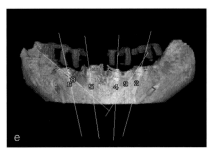

图8-15c～e　上下颌还有3颗牙齿剩余，用模拟软件确定种植方案。由于上颌计划使用种植覆盖义齿，与前述的病例相同，制订方案时考虑义齿摘戴方向，调整4颗种植体的轴向使其平行。下颌余留牙拔除后，远中2颗种植体避开颏孔倾斜植入，前方2颗种植体常规植入，计划即刻负重。

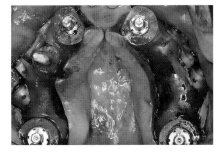
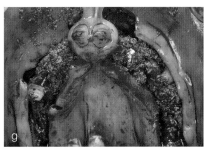

图8-15f，g　利用计算机辅助技术，上颌植入种植体，随后进行水平骨增量。

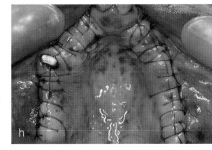
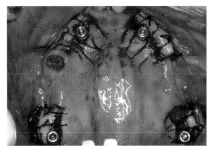

图8-15h，i　种植体植入后，完成缝合时（h）与8个月后二期手术、缝合后（i）。

6. 上颌无牙颌病例以修复为导向的种植，制订治疗计划与实现的外科技巧

　　根据上述理由，我们应对上颌无牙颌病例时，要用到模拟软件，最终可能实现理想的修复体和软组织外形。为了增加植入位置的初期稳定性，可先计划在颊侧位置做水平向骨增量[20]。可以在上颌设计植入临时种植体，完全靠它们支持临时的固定修复体。临时种植体和最终种植体的植入，都可以在骨支持式导板的引导下完成。然后2个月后做软组织手术，同时做早期负重[21]。或

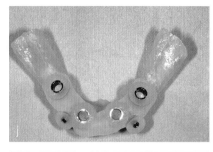
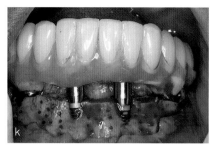

图8-15j，k　使用骨支持式导板的计算机辅助手术，在下颌类似所谓的"All-on-4"的方法，植入4颗种植体，合并GBR术，实现即刻负重。

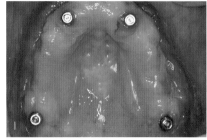
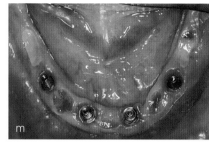

图8-15l，m　上颌用locator基台做种植覆盖义齿修复，下颌用螺丝固位的一段式桥。图片显示安装前与安装时的咬合面。

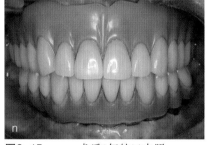
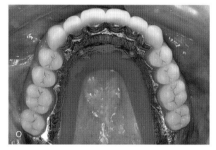

图8-15n～p　术后3年的口内照。

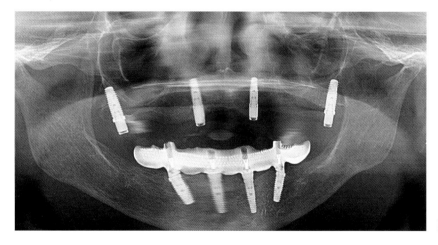

图8-15q　术后3年的曲面断层片。

者后期将固定式临时修复体，从临时种植体支持变更为最终使用的种植体支持。此时，需要将未获得骨结合的临时种植体去除，对于已获得骨结合的种植体，可根据实际需要当作最终种植体使用，或者安装覆盖螺丝让软组织封闭。此方法与**病例8-13**中使用余留牙支持临时修复体的想法类似，只是将余留牙更换为临时种植体而已，笔者将借助**病例8-14**、**病例8-15**做概要性地说明。

病例8-14 应用骨支持式导板、上颌磨牙区倾斜植入、前牙区行GBR、安装螺丝固位的一段式整体桥的病例（图8-16）

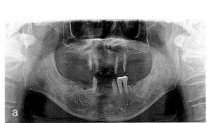
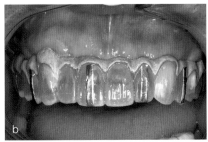
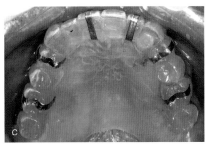

图8-16a～c　根据初诊时的状况，拔除无望保留的牙齿后，拍摄的曲面断层片（a）。根据诊断蜡型制作出放射导板（b，c）。

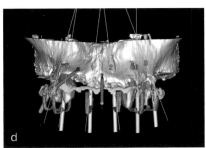
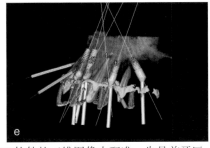
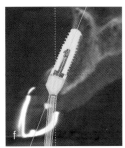

图8-16d～f　将放射导板导入到SIMPLANT软件的三维图像中配准。先是前牙区，从图像上标记的牙颈缘线往内侧3～4mm处设定种植体的位置，这样临床排牙更顺应自然外观。为了使角度复合基台（高3mm）完全放置在黏膜下，则应设计种植体植入至颈缘线根方4～6mm处。磨牙区避开上颌窦斜行植入种植体。变更螺丝孔角度，前牙区的开口位于舌侧面，磨牙区则位于咬合面，全部种植体上部的基台在设计阶段便已确定好，以便能顺利戴入最终修复体。

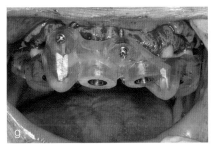
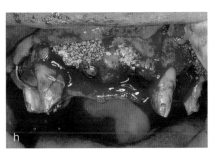
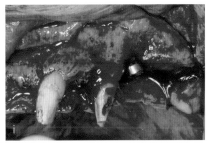

图8-16g～i　本病例中，在放射导板根方约6mm处植入种植体。由于植入深度位于骨缘下2mm植入，所以先安装临时基台，然后植骨。

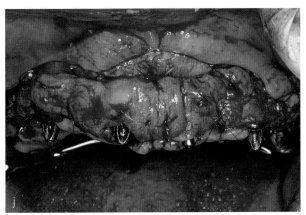
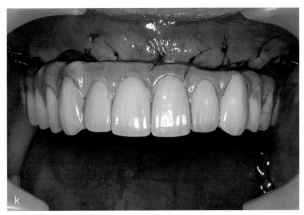

图8-16j，k　种植3个月后，安装基台、做结缔组织移植，安装预先制好的螺丝固位治疗用义齿。

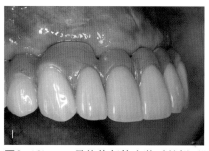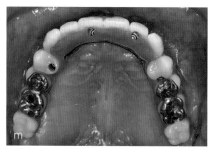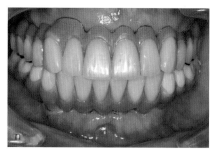

图8-16l～n　最终修复体安装时的侧面照、咬合面照和正面照。前牙区的牙自然移行直立。咬合面照，螺丝孔的位置与设计的大致相同。

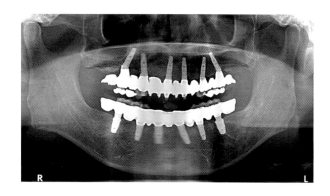

图8-16o　戴入最终修复体时的曲面断层片。

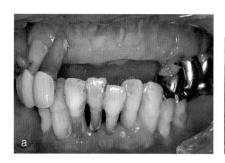

病例8-15 上颌无牙颌使用临时种植体进行即刻负重、同期GBR的病例（图8-17）

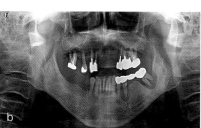

图8-17a，b　因为重度牙周炎，计划将余留牙全部拔除。患者希望做种植体支持的上下固定义齿。

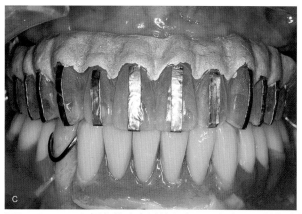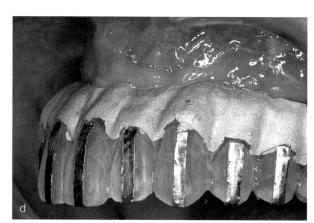

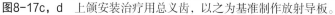

图8-17c，d　上颌安装治疗用总义齿，以之为基准制作放射导板。

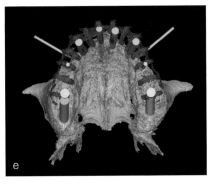

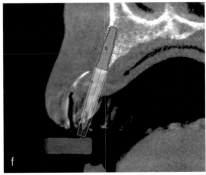

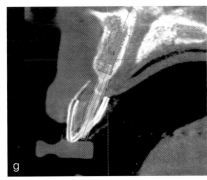

图8-17e~h 在计算机模拟软件上设计最终种植体的位置，如病例8-9那样遵照以修复为导向的种植治疗原则，且尽可能地将种植体安置在原有的牙槽骨内。两侧尖牙处的牙槽嵴很薄。用于即刻负重的种植体，需要植入到切牙孔附近坚硬的皮质骨内，即在原有的骨组织内植入。后方的种植体要植入到上颌结节处。

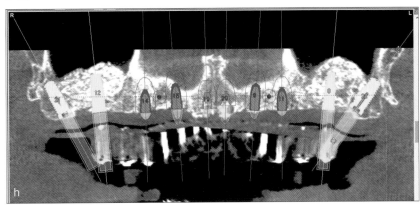

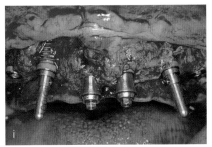

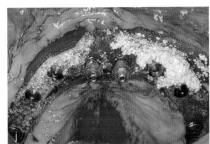

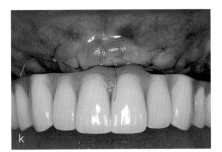

图8-17i~l 应用计算机辅助技术完成手术。在上颌植入6颗最终种植体，其中4颗为用于即刻负重的临时种植体。在骨质薄的地方行GBR，即刻负重。

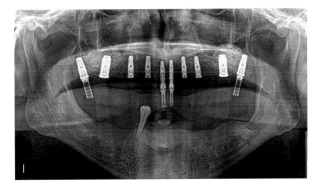

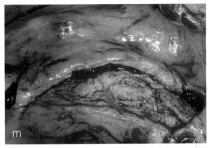

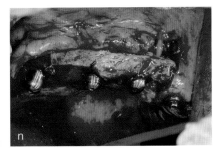

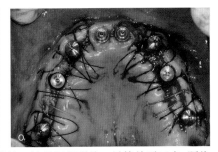

图8-17m~o 种植体植入6个月后，做种植二期，原本颊侧螺纹暴露在骨外的种植体已被骨组织覆盖。尽管前牙区有1颗临时种植体松动，但其余种植体均获得良好的骨结合。之后，对最终负重的4颗前牙区种植体行结缔组织移植。

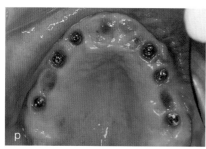
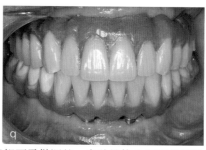
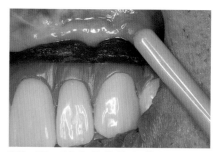

图8-17p，q　螺丝固位的临时修复体的组织面需做调整。当种植体之间距离较近时，则用卵圆形桥体；当种植体之间距离较远时，则尽量将桥体调整成平坦的形态。

图8-17r　试戴最终修复体的评估桥时，要确定组织面与黏膜形态相适应，以及种植体部位可以用牙间隙刷清洁。

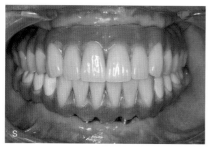
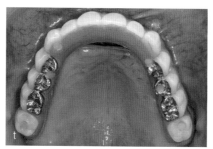
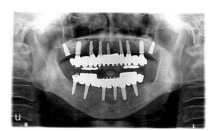
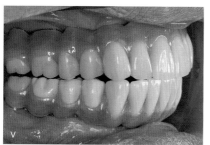
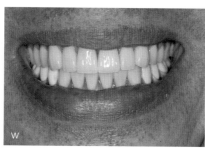

图8-17s～w　戴入最终修复体后的正面照、咬合面照、侧面照和曲面断层片。与口唇部协调，充分满足了美学要求。

7. 使用临时修复体整塑软组织，戴入最终修复体

软组织愈合后，用临时修复体整塑软组织。先要调整义齿，使得种植体周围有足够的可清洁空间。若种植体之间距离较近，则用卵圆形桥体，种植体之间距离较远，则尽量用平坦的形态[22]。只有牙槽嵴做了软硬组织增量术，组织面才能进行这样的调整。

之后最终修复体的制作方法，曾在《QDT别册Digital Dentistry YEAR BOOK 2014》中以"无牙颌患者数字化牙科的应用和选择基准"为题报告过，供读者参考[23]。

8. 总结

我们展示的无牙颌种植病例，大体都是骨与种植体支持的桥修复体病例。上颌无牙颌病例需要重点考量牙槽嵴的条件以及与下颌的关系。除此以外，应该根据总义齿的基础理论，判断种植修复治疗计划能否实现。究竟用覆盖义齿还是固定义齿，也需有周详的考虑。

只有适当地使用计算机辅助技术，才能发挥其作用。了解安全的区域，基于合适的计划，将导板在口腔内正确地就位是关键。

此外，在骨斜面处备洞容易出现误差，操作时需要一定的外科经验。

不能过度迷信计算机辅助手段。使用倾斜植入技术避免植骨，以及不翻瓣种植技术等，并不是为那些缺乏植骨经验和瓣处理能力的术者的提供的"替代方案"。即使采用了计算机辅助技术，也可能会有意外的事情发生，而应对这些事件时，需要相应的外科手法。我们还是要继续钻研，积累经验。

参考文献

[1] Williams MY, Mealey BL, Hallmon WW. The role of computerized tomography in dental implantology. Int J Oral Maxillofac Implants 1992; 7 (3):373 - 380.

[2] Tyndall DA, Brooks SL. Selection criteria for dental implant site imaging:a position paper of the American Academy of Oral and Maxillofacial radiology. Oral Surg Oral Med Oral Pathol Oral Radiol Endod 2000; 89(5):630 - 637.

[3] Harris D, Buser D, Dula K, Grondahl K, Haris D, Jacobs R, Lekholm U, Nakielny R, van Steenberghe D, van der Stelt P; European Association for Osseointegration. E.A.O. guidelines fo the use of diagnostic imaging in implant dentistry. A consensus workshop organized by the European Association for Osseointegration in Trinity College Dublin. Clin Oral Implants Res 2002; 13(5):566 - 570.

[4] BouSerhal C, Jacobs R, Quirynen M, van Steenberghe D. Imaging technique selection for the preoperative planning of oral implants:a review of the literature. Clin Implant Dent Relat Res 2002; 4 (3):156 - 172.

[5] Galluci GO, Morton D, Weber HP, Wismeijer D. Volume 4 Loading Protocols in Implant Dentistry Edentulous Patients. Int J Oral Maxillofac Implants 2008; 23:343 - 352.

[6] Hochman MN, Chu SJ, Tarnow DP. Maxillary anterior papilla display during smiling:a clinical study of the interdental smile line. Int J Periodontics Restorative Dent 2012; 32(4):375 - 383.

[7] Ji TJ, Kan JY, Rungcharassaeng K, Roe P, Lozada JL. Immediate loading of maxillary and mandibular implant-supported fixed complete dentures:a 1 - to 10-year retrospective study. J Oral Implantol 2012; 38 Spec No:469 - 476.

[8] Cavallaro JS Jr, Tarnow DP. Unsplinted implants retaining maxillary overdentures with partial palatal coverage:report of 5 consecutive cases. Int J Oral Maxillofac Implants 2007; 22(5):808 - 814.

[9] Elsyad MA. Patient satisfaction and prosthetic aspects with mini-implants retained mandibular overdentures. A 5 -year prospective study. Clin Oral Implants Res 2016; 27(7):926 - 933.

[10] Ozan O, Turkyilmaz I, Ersoy AE, McGlumphy EA, Rosenstiel SF. Clinical accuracy of 3 different types of computed tomography-derived stereolithographic surgical guides in implant placement. J Oral Maxillofac Surg 2009; 67(2):394 - 401.

[11] Komiyama A, Klinge B, Hultin M. Treatment outcome of immediately loaded implants installed in edentulous jaws following computer-assisted virtual treatment planning and flapless surgery. Clin Oral Implants Res 2008; 19(7):677 - 685.

[12] D'haese J, Van De Velde T, Komiyama A, Hultin M, De Bruyn H. Accuracy and complications using computer-designed stereolithographic surgical guides for oral rehabilitation by means of detal implants: a review of the literature. Clin Implant Dent Relat Res 2012; 14(3):321 - 335.

[13] Yamaba T, Suganami T, Ikebe K, Sogo M, Maeda Y, Wada M. The Evaluation of the Heat Generated by the Implant Osteotomy Preparation Using a Modified Method of the Measuring Temperature. Int J Oral Maxillofac Implants 2015; 30(4):820 - 826.

[14] Valente F, Schiroli G, Sbrenna A. Accuracy of computer-aided oral implant surgery:a clinical and radiographic study. Int J Oral Maxillofac Implants 2009; 24(2):234 - 242.

[15] Van Assche N, van Steenberghe D, Quirynen M, Jacobs R. Accuracy assessment of computer-assisted flapless implant placement in partial edentulism. J Clin Periodontol 2010; 37(4):398 - 403.

[16] Wolfinger GJ, Balshi TJ, Rangert B. Immediate functional loading of Brånemark system implants in edentulous mandibles: clinical report of the results of developmental and simplified protocols. Int J Oral Maxillofac Implants 2003; 18(2):250 - 257.

[17] Maló P, Rangert B, Nobre M. "All-on-Four" immediate-function concept with Brånemark System implants for completely edentulous mandibles:a retrospective clinical study. Clin Implant Dent Relat Res 2003; 5 Suppl 1 : 2 - 9.

[18] Testori T, Del Fabbro M, Szmukler-Moncler S, Francetti L, Weinstein RL. Immediate occlusal loading of Osseotite implants in the completely edentulous mandible. Int J Oral Maxillofac Implants 2003; 18(4):544 - 551.

[19] Capelli M, Zuffetti F, Del Fabbro M, Testori T. Immediate rehabilitation of the completely edentulous jaw with fixed prostheses supported by either upright or tilted implants:a multicenter clinical study. Int J Oral Maxillofac Implants 2007; 22(4):639 - 644.

[20] Salama M, Coachman C, Garber D, Calamita M, Salama H, Cabral G. Prosthetic gingival reconstruction in the fixed partial restoration. Part 2 :diagnosis and treatment planning. Int J Periodontics Restorative Dent 2009; 29(6):573 - 581.

[21] Funato A, Yamada M, Ogawa T. Success rate, healing time, and implant stability of photofunctionalized dental implants. Int J Oral Maxillofac Implants 2013; 28(5):1261 - 1271.

[22] Coachman C, Salama M, Garber D, Calamita M, Salama H, Cabral G. Prosthetic gingival reconstruction in fixed partial restorations. Part 3 : laboratory procedures and maintenance. Int J Periodontics Restorative Dent 2010; 30(1):19 - 29.

[23] 船登彰芳，小田垣亨，新屋茂樹．無歯顎患者におけるデジタルデンティストリーの応用とその選択基準～下顎無歯顎症例にcara I-Bridge システムを応用したボーンアンカードブリッジ～．In:日本デジタル歯科学会(監修)．QDT別冊 Digital Dentistry YEAR BOOK 2014．東京:クインテッセンス出版，2014; 195 - 202.

后 记

回想起来，本书上一版是在2008年10月10日发行的。一个月后，南昌宏、福西一浩、北岛一、石川知弘和我一起成立了"5-D Japan"。至今这个组织仍活跃。成立以来，他们教会我很多东西，南昌宏医生让我对咬合有更深理解，福西一浩医生让我知道组织移植的精彩之处，北岛一医生更让我感受到牙周组织再生术的奥妙。能和他们一起为日本口腔界做出贡献，这是我作为口腔医生的生涯中最珍贵和最有意义的时光。我为他们感到自豪。这个组织的重要活动之一，便是每逢改订版图书出版之时，我们会回顾此前做过的病例、验证我们的想法，与国外同行交流这些信息并展示新的术式。这既是我们的荣誉，也给了我们很好的机会，去重新审视美学区种植修复。我一直铭记在心的是，种植治疗只是修复缺失牙的一种手段，但在这种手段中一定还存在各种各样的选择和理念。我一直想把我过去、现在以及将来的心中所想告诉大家。

医疗中存在各种各样的治疗方法和理念。

我们不好说孰是孰非。我们都需要付出很多的时间。这既需要作为术者的医生的刻苦钻研，也需要接受治疗的病患的牺牲，有了两者的合作，才能终有所获。医疗是向着明天和未来进发的。即使面对矛盾，也应一边改善，一边向前。

相反，也有人想回到过去，认为过去的治疗方针和理念是极好的。当然，我不想否定过去，只是认为抱着回到过去的想法，就得把今天的东西推翻才可如愿。医疗是累积经验技术与知识，酝酿出新的可能性的过程。

时针不会逆转。靠回到过去来实现理想的例子，未有所闻。

即使有矛盾，我们也要相信更好的明天，向前进。

最后，谨向一起工作10年光景的"5-D Japan"的全部指导老师和支持者们，还有支持我们日常临床工作的海滨（なぎさ）齿科诊所、石川齿科的全体工作人员，还有支持我所有工作、一直温暖地守护在我身边的家人，致以衷心的感谢。向为我们制作修复体的KN牙科技工室的中岛清史老师、自然陶瓷技工室的上林健老师、海滨（なぎさ）齿科诊所的新屋茂树老师、已故的石川齿科高林寿美江女士、Dental Alpha的全体成员致以真诚的谢意。值此本书发行之际，感谢给予我们这次机会的日本精萃出版社的北峰康充和多田裕树二位先生。

船登彰芳

2018年9月